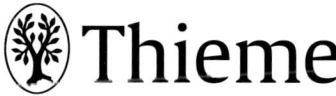

Teilhaben!

Neue Konzepte der NeuroRehabilitation –
für eine erfolgreiche Rückkehr in Alltag und Beruf

Wolfgang Fries, Heliane Lössl, Steffi Wagenhäuser

Mit Beiträgen von
C. Bauer, S. Fischer, G. Lamprecht, N. Lojewski,
K. Ortner, C. Petersen, C. Pott, M. Rehbein,
I. Scholler, K. Schwenk-Eschenlohr, S. Seiler

105 Einzeldarstellungen
18 Tabellen

Georg Thieme Verlag
Stuttgart · New York

*Bibliographische Information
Der Deutschen Nationalbibliothek*

Die Deutsche Nationalbibliothek verzeichnet diese Publikation in der Deutschen Nationalbibliographie; detaillierte bibliographische Daten sind im Internet über http://dnb.d-nb.de abrufbar

Wichtiger Hinweis: Wie jede Wissenschaft ist die Medizin ständigen Entwicklungen unterworfen. Forschung und klinische Erfahrung erweitern unsere Erkenntnisse, insbesondere was Behandlung und medikamentöse Therapie anbelangt. Soweit in diesem Werk eine Dosierung oder eine Applikation erwähnt wird, darf der Leser zwar darauf vertrauen, dass Autoren, Herausgeber und Verlag große Sorgfalt darauf verwandt haben, dass diese Angabe **dem Wissensstand bei Fertigstellung des Werkes** entspricht.

Für Angaben über Dosierungsanweisungen und Applikationsformen kann vom Verlag jedoch keine Gewähr übernommen werden. **Jeder Benutzer ist angehalten**, durch sorgfältige Prüfung der Beipackzettel der verwendeten Präparate und gegebenenfalls nach Konsultation eines Spezialisten festzustellen, ob die dort gegebene Empfehlung für Dosierungen oder die Beachtung von Kontraindikationen gegenüber der Angabe in diesem Buch abweicht. Eine solche Prüfung ist besonders wichtig bei selten verwendeten Präparaten oder solchen, die neu auf den Markt gebracht worden sind. **Jede Dosierung oder Applikation erfolgt auf eigene Gefahr des Benutzers.** Autoren und Verlag appellieren an jeden Benutzer, ihm etwa auffallende Ungenauigkeiten dem Verlag mitzuteilen.

© 2007 Georg Thieme Verlag KG
Rüdigerstraße 14, D-70469 Stuttgart
Unsere Homepage: http://www.thieme.de

Printed in Germany

Satz: Sommer Druck, Feuchtwangen
Gesetzt in: 3B2, Vers. 7.51f/W
Druck: Grafisches Centrum Cuno, Calbe
Umschlaggestaltung: Thieme Verlagsgruppe
Zeichnungen: Barbara Gay, Stuttgart

ISBN 978-3-13-142621-5   1 2 3 4 5 6

Geschützte Warennamen (Warenzeichen) werden **nicht** besonders kenntlich gemacht. Aus dem Fehlen eines solchen Hinweises kann also nicht geschlossen werden, dass es sich um einen freien Warennamen handelt.

Das Werk, einschließlich aller seiner Teile, ist urheberrechtlich geschützt. Jede Verwertung außerhalb der engen Grenzen des Urheberrechtsgesetzes ist ohne Zustimmung des Verlages unzulässig und strafbar. Das gilt insbesondere für Vervielfältigungen, Übersetzungen, Mikroverfilmungen und die Einspeicherung und Verarbeitung in elektronischen Systemen.

Geleitwort

Der große Neurologe Kurt Goldstein schrieb 1919 über die Behandlung hirnverletzter Soldaten: „Ganz im Allgemeinen soll aber über der Arbeit der Hirnverletzten der Grundsatz stehen: Möglichst keine bloße Beschäftigung, sondern richtige Berufsarbeit". Er führte daher, modern gesprochen, Belastungserprobungen durch, indem die Soldaten in Werkstätten und Betrieben arbeiteten. Den holistischen Ansatz in der Neurorehabilitation vertrat bereits Viktor von Weizsäcker (1948) mit den Worten: „Diese Lebensganzheit muss derjenige fördern, welcher zu einem ärztlichen Erfolg bei Hirnverletzten beitragen will."

Das Modell einer nahtlosen Verbindung zwischen stationärer und ambulanter Neurorehabilitation fand bis in die späten 90er-Jahre nur wenige Anhänger.

Der Schwerpunkt blieb auf der stationären Behandlung, deren kurzfristige Erfolge unbestreitbar sind. Die langfristige Wirksamkeit wird durch aktuelle Forschungsergebnisse jedoch infrage gestellt. Dieses Buch zeigt auf, wie eine Brücke zwischen der stationären und ambulanten Rehabilitation gebaut werden kann. Es wird eine Vielzahl von neuen und originellen Interventionen beschrieben, die vermitteln, wie Menschen mit einer neurologischen Behinderung ihr Leben zu Hause und im Beruf erfolgreich meistern.

Die Einführung der Internationalen Klassifikation der Funktionsfähigkeit, Gesundheit und Behinderung (ICF) durch die Weltgesundheitsorganisation im Jahr 2001 hat die Entwicklung hin zu einer alltagsbezogenen, wohnortnahen Rehabilitation bestärkt.

In dem Konzept der ICF steht nicht mehr die Verbesserung von Funktionen oder Symptomen im Mittelpunkt, sondern die Teilhabe am Leben in der Gesellschaft.

Schon lange vor der Einführung der ICF gehörte das Team um Wolfgang Fries zu den Pionieren der ambulanten Neurorehabilitation im deutschsprachigen Raum. Sie vertraten das Konzept einer, wie Ylvisaker es nennt, „kontext-sensitiven Neurorehabilitation".

Dieses Buch zeigt überzeugend, wie das Konzept der ICF in die klinische Rehabilitation umgesetzt werden kann. Eine interdisziplinäre Sicht auf die alltagsbezogenen Einschränkungen des Patienten ergänzt fachspezifische Therapien an Einzelproblemen. Mit der fachübergreifenden Arbeit in Projektgruppen werden, ganz im Sinne der Vorkämpfer der Neurorehabilitation, alltagsorientierte Lösungsstrategien erarbeitet.

Dieses Buch heißt „Teilhaben!", und es lädt in der Tat die Leser ein, an vielen spannenden Projekten teilzuhaben. Es ist zu hoffen, dass auch diejenigen, die im Gesundheitswesen etwas zu sagen haben, hier Argumente für richtige Entscheidungen finden.

Januar 2007

S. Freivogel, Gailingen
P. Frommelt, Schaufling
H. Niemann, Bennewitz

Anschriften

Herausgeber

Professor Dr. med. Wolfgang Fries
Arzt für Neurologie
Pasinger Bahnhofsplatz 4
81241 München

Heliane Lössl
Institutstr. 21
81241 München

Steffi Wagenhäuser
Schleißheimer Str. 85
80797 München

Mitarbeiter

Claudia Bauer
Hildeboldstr. 22
80797 München

Dr. Sonja Fischer
Radeckestr. 5
81245 München

Gerlinde Lamprecht
Gabelsbergerstr. 15
96050 Bamberg

Nicole Lojewski
Brugger 3
86495 Eurasburg

Katja Ortner
Möhlstr. 34
81675 München

Christa Petersen
Stefan-George-Ring 45
81929 München

Claudia Pott
Drosselweg 6
82061 Neuried

Mascha Rehbein
Sommerstr. 15
81543 München

Ingrid Scholler
Haydnstr. 2
80336 München

Karin Schwenk-Eschenlohr
Feichthofstr. 55
81247 München

Sigrid Seiler
Fraunhoferstr. 30
80469 München

Vorwort

Kaum etwas verändert die neurologische Rehabilitation so weit reichend wie die Forderungen nach evidenzbasierten Therapieverfahren einerseits und die seit Juli 2001 im Sozialgesetzbuch IX verankerte Einführung der Forderung nach „Teilhabe" als höchstem Rehabilitationsziel andererseits und die damit verbundene Einführung der „International Classification of Functioning" (ICF, WHO 2001) zur Beschreibung und Bewertung des Rehabilitationsprozesses. Aufgabe ist jetzt nicht mehr nur, die durch neurologische Erkrankung oder Verletzung beeinträchtigte Funktion zu verbessern, sondern darüber hinaus dem betroffenen Menschen die aktive und selbstbestimmte Teilnahme am Leben in der Familie, der sozialen Gemeinschaft und dem Berufsleben wieder zu ermöglichen, „...und zwar unabhängig von der Ursache der Behinderung", so der Gesetzestext. Dieser fundamentale Paradigmenwechsel fordert nicht nur Therapeuten und Ärzte in bisher ungekannter Weise heraus. Bewährte oder zumindest lange angewandte Therapieverfahren sind plötzlich zu hinterfragen. In der Beurteilung von Therapieerfolg müssen sie sich jetzt auf so ungewohnte und noch unscharf definierte Kriterien wie „Teilhabeverbesserung" stützen, statt wie bisher auf gut messbare, in FIM- oder Barthel-Punkten ausdrückbare Funktionsverbesserung zurückgreifen zu können. Auch Patienten müssen sich umstellen, wenn von ihnen nun mehr Selbstverantwortung für die Fortschritte in der Rehabilitation verlangt wird (Stähler 2005) und sie sich nicht mehr nur „behandeln" lassen können. All dies ist inzwischen geltendes (Sozial-)Recht und wird von den Kostenträgern der Rehabilitation zunehmend eingefordert – wenn auch häufig unter der sicherlich nicht zutreffenden Erwartung (Stähler 2005), Rehabilitation dadurch billiger zu bekommen.

In Zeiten des Umbruchs braucht es Anstöße, manchmal auch Provokationen. Die hinter dem Gesetzestext stehende Philosophie einer Rehabilitation zur Teilhabe (Steinke und Heinke, 2002) eignet sich hervorragend für moralisch hoch stehende Erklärungen, eilt ihrer Umsetzung in der Praxis aber weit voraus. Zum Beispiel heißt es im „Bericht der Bundesregierung über die Lage behinderter Menschen und Entwicklung ihrer Teilhabe" vom Dezember 2004: Rehabilitation hat *„das Ziel, die vollständige Teilhabe behinderter Menschen am Leben in der Gesellschaft zu verwirklichen. Dieses Ziel kann nur erreicht werden, wenn behinderte Menschen dabei unterstützt werden, ihr Leben selbstbestimmt und eigenverantwortlich zu gestalten, und wenn Hindernisse, die ihren Teilhabechancen im Wege stehen, beseitigt werden"* (Deutscher Bundestag 2004). Ein hehrer Anspruch! Jedoch fehlen noch weitgehend Konzepte und Anweisung, wie sich eine solche Teilhabe-Philosophie in den klinischen Alltag umsetzen lässt. in Zeiten knapper werdender Ressourcen verschlechtern sich eher die Rahmenbedingungen, statt einen neuen Aufschwung zu ermöglichen. Auch fehlt, um Teilhabe-orientierte Rehabilitation erfolgreich zu praktizieren, bislang eine flächendeckende rehabilitative Versorgung ambulant und wohnortnah (Koch und Morfeld, 2004), nämlich dort wo Teilhabe stattfindet. Keine günstigen Voraussetzungen für neue Konzepte!

Wir wollen daher die Diskussion in Gang setzen, indem wir unsere Ideen, Erfahrungen und auch unsere konkreten Vorgehensweisen zur Verbesserung der Teilhabe von Menschen mit erworbenen Hirnschädigungen in der ambulanten neurologischen Rehabilitation in dem vorliegenden Buch zusammengefasst haben. Dieses Buch ist ein Gemeinschaftswerk des gesamten Teams. Die hier vertretenen Konzepte wurden gemeinschaftlich entwickelt. In den einzelnen Beiträgen versuchen wir darzulegen, wie wir die Aspekte der Selbstbestimmtheit und der Teilhabe im therapeutischen Alltag der ambulanten neurologischen und neuropsychologischen Rehabilitation umsetzen. Wo wir uns auf wissenschaftlich gesicherte Erkenntnisse stützen können, verweisen wir auf unsere Quellen. Ansonsten berichten wir über Vorgehensweisen und therapeutische Verfahren, die wir ganz pragmatisch im Alltag entwickelt haben. Dabei versuchen wir die Gründe und Argumente für eine bestimmte Vorgehensweise transparent und nachvollziehbar zu machen.

Insofern ist dieses Buch auch kein „Kochbuch", in dem verbindliche, immer gelingende Rezepte versammelt sind, die einfach nachzukochen wären. Andere Rahmenbedingungen, andere therapeutische Erfahrungen und/oder Einstellungen mögen vielleicht zu anderen Problemlösungen führen. Wichtiger ist uns, die Grundideen für eine teilhabeorientierte Therapie zu vermitteln und die konzeptionellen Wege, wie wir diese Ideen umsetzen. Aber auch deren Grenzen sind zu diskutieren.

Eine große Schwierigkeit in der Vermittlung von Fachwissen und in der Kommunikation zwischen Therapeuten resultiert erfahrungsgemäß aus der relativen Unschärfe und Ungenauigkeit, mit der fachliche Begriffe im therapeutischen Alltag – vor allem zwischen verschiedenen Disziplinen! – verwendet werden. Um Missverständnisse zu vermeiden und Fehlinterpretationen vorzubeugen, haben wir in dem beigefügten Glossar alle häufig verwendeten Begriffe in ihrem wissenschaftlichen und klinischen Zusammenhang erklärt und sie – soweit möglich – in die Terminologie der ICF eingeordnet.

Das Buch wendet sich an Physio- und Ergotherapeuten gleichermaßen wie an Therapeuten aller anderen Fachbereiche, an Sprachtherapeuten, Neuropsychologen und Ärzte. Wir hoffen mit unseren Ausführungen auch vermitteln zu können, dass die teilhabebezogene Rehabilitation *immer* einen interdisziplinären Teameinsatz *aller* Fachbereiche erfordert und oft die traditionellen Grenzen zwischen ihnen sprengt.

Zuletzt ein Wort zum Geschlecht: Für eine leichtere Lesbarkeit und aus Gründen der Praktikabilität haben wir in der Regel die männliche Form gewählt. Gemeint sind natürlich immer beide Geschlechter gleichermaßen.

Wir sind dem Thieme-Verlag und der Programmplanerin Frau R. Haarer-Becker zu großem Dank verpflichtet, die Idee zu diesem Buch so vorbehaltlos aufgenommen und uns in der Umsetzung kontinuierlich und nachhaltig unterstützt zu haben. Besonderer Dank gilt außerdem Frau Marianne Fries, Wiesbaden, für das sorgfältige Lektorat und Frau S. Ostertag für ihre Hilfe und Anregungen mit den Grafiken. Zahlreiche Kolleginnen und Kollegen haben uns mit kritischen Anmerkungen und Anregungen unterstützt. Für hilfreiche Kommentare und Kritik beim Lesen früherer Fassungen einzelner Kapitel sind wir S. Freivogel, C. Wendel, P. Frommelt und P. Reuther sehr verbunden. An erster Stelle steht jedoch der Dank an alle Patienten, die uns angeregt und herausgefordert haben, den Blick für ihre Teilhabe am Leben in der Gemeinschaft zu schärfen und die uns geholfen haben, die hier vorgestellten therapeutischen Strukturen zu entwickeln.

München, Januar 2007
W. Fries, H. Lössl, S. Wagenhäuser
(Herausgeber)

Literatur

Deutscher Bundestag Bericht der Bundesregierung über die Lage behinderter Menschen und Entwicklung ihrer Teilhabe, Drucksache 15/4575, 16.12. 2004.

ICF – International Classification of Functioning, Disability and Health. Geneva: World Health Organization; 2001.

Koch U, Morfeld M. Weiterentwicklungsmöglichkeiten der ambulanten Rehabilitation in Deutschland. Rehabilitation. 2004;43:284–95.

Stähler T. Wichtige Handlungsprinzipien von Rehabilitation und Teilhabe. In: Bundesarbeitsgemeinschaft für Rehabilitation (Hrsg.) Rehabilitation und Teilhabe. Wegweiser für Ärzte und andere Fachkräfte der Rehabilitation. Köln: Deutscher Ärzte-Verlag; 2005:S. 24–7.

Steinke B, Heinke W. SGB IX – Magna Charta einer funktionalen Teilhabephilosophie. Rehabilitation. 2002;41:343–7.

Inhalt

1 Rehabilitation zur Teilhabe: Eine Standortbestimmung ... 1
Wolfgang Fries

1.1 Folgen der Hirnschädigung ... 1
1.2 Modell der funktionalen Gesundheit: ICF ... 1
1.3 Umsetzung in eine Teilhabe-orientierte Rehabilitation ... 2
1.4 Aufgaben für den klinischen Alltag ... 4

2 Reha-Philosophie: Konzepte und Strukturen für eine Teilhabe-orientierte ambulante wohnortnahe Rehabilitation ... 7
Wolfgang Fries

2.1 Konzepte einer Teilhabe-orientierten Rehabilitation ... 7
2.1.1 Worum geht es? ... 7
2.1.2 Umsetzung des Teilhabe-Gedankens in Rehakonzepte ... 8
2.1.3 Ziele von Rehabilitation und Teilhabe ... 8
2.1.4 Wichtige Handlungsprinzipien in der Rehabilitation ... 10
2.1.5 Wirksamkeit ganzheitlicher, Teilhabe-orientierter Rehabilitation ... 11
2.2 Umsetzung der Reha-Philosophie in Struktur und Prozess ... 12
2.2.1 Struktur ... 12
2.2.2 Prozess ... 13
2.2.3 Transfer der Therapie in eine erfolgreiche Teilhabe ... 15
2.3 Grenzen ... 15

3 Üben oder Anpassen? Therapeutische Entscheidungen (Clinical Reasoning) in der Teilhabe-orientierten Rehabilitation ... 17
Wolfgang Fries, Claudia Pott, Nicole Lojewski

3.1 Worum geht es? ... 17
3.2 Möglichkeiten und Grenzen therapeutischer Intervention ... 18
3.2.1 Prinzipien des funktionellen Übens ... 18
3.2.2 Grenzen des funktionellen Übens ... 21
3.2.3 Kompensation ... 23
3.2.4 Anpassen ... 24
3.3 Entscheidungen über Behandlungsstrategien im klinischen Alltag – Clinical Reasoning ... 26

4 Erkrankungsfolgen wahrnehmen und akzeptieren Wege zur Krankheitsbewältigung ... 29
Claudia Bauer, Sonja Fischer, Sigrid Seiler, Wolfgang Fries

4.1 Worum geht es? ... 29
4.2 Störungsbewusstsein und Krankheitsbewältigung ... 30
4.2.1 Störungsbewusstsein ... 30
4.2.2 Krankheitsbewältigung ... 33
4.2.3 Bedeutung von Störungsbewusstsein und Krankheitsbewältigung für die Teilhabe ... 37
4.3 Therapeutische Interventionen zur Teilhabe ... 37
4.3.1 Pragmatische Anforderungen ... 37
4.3.2 Gruppentherapien zur Förderung von Störungsbewusstsein und Krankheitsbewältigung ... 39
4.4 Grenzen ... 41

5 Mobil im Alltag: Stolpersteine überwinden ... 45
Katja Ortner, Claudia Pott

5.1 Worum geht es? ... 45
5.1.1 Eine wichtige Voraussetzung: posturale Kontrolle ... 45
5.1.2 Sich drehen und wenden – Transfers ... 46
5.1.3 Lokomotion ... 46
5.1.4 Hoch hinaus – Treppensteigen ... 48
5.1.5 „Bewegte Treppe" – Rolltreppe fahren ist nicht leicht! ... 49
5.1.6 Nehme ich das Fahrrad oder den Bus? ... 49
5.1.7 Das bisschen Haushalt und der Sport… – Wozu wir noch mobil sein müssen ... 50
5.2 Mobilität: Evidenzbasierte Therapie ... 50
5.2.1 Training auf der Funktionsebene: Voraussetzungen schaffen ... 50
5.2.2 Laufband, Lokomat und Gangtrainer ... 53
5.2.3 Motomed ... 54
5.2.4 Rhythmisch-akustische Stimulation (RAS) ... 55
5.3 Die große Welt der Hilfsmittel: Stöcke, Stützen, Schienen ... 55
5.4 Mobilitätstraining für die Teilhabe ... 56
5.4.1 Teilhabe-bezogene Diagnostik in der Physiotherapie ... 56
5.4.2 Welche Therapieform? ... 57
5.4.3 Aktivitäten üben: der Weg zur Teilhabe ... 58
5.4.4 Teilhabe üben! ... 60
5.5 Grenzen ... 62

6 Häusliche Lebensführung – weit mehr als Kochen und Putzen ... 65
Mascha Rehbein, Nicole Lojewski

6.1 Worum geht es? ... 65
6.2 Therapiekonzepte für häusliche Selbstständigkeit ... 66
6.3 Diagnostik ... 67
6.4 Entscheidungsgrundlagen für die Therapie ... 68
6.5 Konkrete Übungsinhalte ... 70
6.5.1 Verbesserung der Handfunktion ... 70
6.5.2 Selbsttherapien und Haushaltsgruppe: wichtige Bausteine in der Teilhabe-orientierten Therapie ... 73
6.5.3 Teilhabe-bezogenes Üben ... 74
6.6 Wann ist die Therapie häuslicher Lebensführung erfolgreich? ... 76
6.7 Grenzen ... 77

7	„Jeder ist ein KÜNTSLER" – Kreativität als Ressource ... 79
	Christa Petersen

7.1	Worum geht es? ... 79
7.2	Kunsttherapie in der Teilhabe-orientierten Rehabilitation ... 80
7.2.1	Freies, experimentelles Malen ... 81
7.2.2	Malen nach Vorlage ... 81
7.2.3	Malen nach Themen ... 81
7.2.4	Bildnerische Rekonstruktion ... 82
7.2.5	Reizbildcollage ... 82
7.2.6	Malen als Selbstausdruck ... 83
7.2.7	Materialwechsel ... 83
7.3	Gestaltungsprozesse und ihre Veränderungen im Verlauf der Rehabilitation ... 84
7.3.1	Von der Schräglage zur Senkrechten ... 84
7.3.2	So kann die gefühlte Mitte aussehen ... 84
7.3.3	Neuer Handlungsspielraum ... 85
7.3.4	Im Gestalten liegt die Kraft ... 85
7.3.5	Wie das Malen Selbstvertrauen schaffen kann ... 86
7.3.6	„Malen zu sich selbst" ... 86
7.4	Grenzen ... 87

8	Wege aus der Sprachlosigkeit: Kommunikation mit Hindernissen – Mut zum trotzdem Sprechen ... 89
	Gerlinde Lamprecht

8.1	Worum geht es? ... 89
8.2	Gesicherte Therapieverfahren ... 91
8.3	Pragmatische Behandlungsansätze für die Teilhabe ... 92
8.3.1	Kernfragen des therapeutischen Prozesses ... 92
8.3.2	Interaktion Betroffene – Angehörige ... 94
8.3.3	Was braucht man für eine gelungene Kommunikation? ... 94
8.3.4	Wie findet die Umsetzung statt? ... 95
8.4	Grenzen ... 96

9	Bank, Post, Metzgerei: Erinnern, Planen, Organisieren im Alltag – Umgang mit kognitiven Störungen ... 99
	Sonja Fischer, Ingrid Scholler

9.1	Worum geht es? ... 99
9.1.1	Kognitive Beeinträchtigungen im Alltag ... 100
9.1.2	Einfluss emotionaler Störungen ... 103
9.1.3	Behandlung kognitiver Beeinträchtigungen ... 106
9.2	Pragmatische, Teilhabe-bezogene Behandlungskonzepte ... 108
9.2.1	Selbstversorgung ... 109
9.2.2	Häusliche Lebensführung ... 110
9.2.3	Mobilität ... 111
9.2.4	Soziale Beziehungen ... 112
9.3	Grenzen ... 112

10 Alltagstherapie I: Hausbesuch ... 115
Katja Ortner, Nicole Lojewski

10.1 Worum geht es? ... 115
10.2 Hausbesuch ... 116
10.3 Therapie im häuslichen Bereich ... 119
10.4 Grenzen ... 121

11 Alltagstherapie II: Aufgaben lösen im realen Leben – Projektarbeit ... 123
Wolfgang Fries, Sonja Fischer

11.1 Worum geht es? ... 123
11.2 Was ist Projektarbeit? ... 123
11.3 Praktisches Vorgehen ... 124
11.3.1 Projektgruppe Produktivität ... 126
11.3.2 Projektgruppe Kommunikation, Wissenserwerb und -anwendung ... 127
11.3.3 Projektgruppe selbstständige Haushaltsführung und aktive Freizeitgestaltung ... 129
11.3.4 Projektgruppe Mobilität ... 130
11.4 Grenzen ... 131

12 Das soziale Netz I: Angehörige informieren und unterstützen ... 135
Wolfgang Fries

12.1 Worum geht es? ... 135
12.1.1 Situation der Angehörigen ... 135
12.1.2 Interventionen für Angehörige in der Literatur ... 138
12.2 Teilhabe-bezogene Angehörigenarbeit ... 139
12.2.1 Angehörigengespräch einzeln ... 139
12.2.2 Angehörigengespräch im Rahmen des Hausbesuchs ... 140
12.2.3 Infotag ... 141
12.2.4 Angehörigenselbsthilfegruppe ... 141
12.3 Grenzen ... 142

13 Zurück ins Erwerbsleben: Strategien für die berufliche Wiedereingliederung ... 144
Wolfgang Fries, Karin Schwenk-Eschenlohr

13.1 Worum geht es? ... 144
13.1.1 Gesetzliche Rahmenbedingungen ... 144
13.1.2 Medizinische Besonderheiten in der stufenweisen beruflichen Wiedereingliederung ... 146
13.1.3 Berufliche Wiedereingliederung in der wissenschaftlichen Literatur ... 148
13.2 Pragmatisches Vorgehen ... 148
13.2.1 Vorbereitung und Einleitung der stufenweisen beruflichen Wiedereingliederung ... 148
13.2.2 Absprachen mit dem Rehabilitanden ... 150
13.2.3 Therapeutische Unterstützung während der Wiedereingliederungsphase ... 150
13.3 Grenzen ... 153

14	**Das Soziale Netz II: Therapieende – Was dann?** ... 157	
	Claudia Pott	
14.1	Worum geht es? ... 157	
14.2	Möglichkeiten von Aktivitäten nach dem Ende der Rehabilitation ... 158	
14.2.1	Ambulante Nachbehandlung ... 158	
14.2.2	Selbstständiges Training ... 158	
14.2.3	Freizeitgestaltung ... 158	
14.2.4	Ehrenamt ... 159	
14.2.5	Selbsthilfegruppen ... 159	
14.3	Pragmatisches Vorgehen zum Therapieende ... 159	
14.4	Grenzen ... 160	

Glossar ... 161

Sachverzeichnis ... 165

1 Rehabilitation zur Teilhabe: Eine Standortbestimmung

Wolfgang Fries

Behindert ist man nicht; behindert wird man.
(M. F. Schuntermann)

In diesem Kapitel soll umrissen werden, worum es in der Rehabilitation zur Teilhabe geht. Eine zentrale Stellung nimmt dabei die Konzeption der Weltgesundheitsorganisation WHO über die Klassifizierung der *Folgen* von Erkrankung ein. Aus ihr lassen sich Anweisungen für rehabilitative Betrachtung und Therapie ableiten, die in den klinischen Alltag umgesetzt werden müssen.

1.1 Folgen der Hirnschädigung

Das menschliche Gehirn ist zentrales Organ aller Wahrnehmungen, Steuerung von Willkürbewegungen, der Sitz aller kognitiven Leistungen und auch aller Emotionen. Eine Schädigung des Gehirns, z. B. durch Schlaganfall, Schädel-Hirn-Trauma, operativen Eingriff bei Hirntumor oder Blutung führt dementsprechend zu einem Verlust spezifischer Fähigkeiten und Fertigkeiten. So können etwa das Gehen, die Fähigkeit, die Hand einzusetzen, das Sprechen, das Sicherinnern oder andere Fertigkeiten und auch das emotionale Erleben betroffen sein. Es gehört zum Kernwissen der Neurowissenschaften, dass Hirnläsionen entsprechend ihrer Lokalisation zu spezifischen neurologischen und neuropsychologischen Krankheitsbildern und Störungen führen. Die Lehrbücher der Neurologie und Neuropsychologie geben über die Zusammenhänge von Hirnschädigung und speziellen Funktionsstörungen in Sensomotorik, Kognition, Sprache und Emotion Auskunft. Die Auswirkungen von Hirnverletzungen entsprechen jedoch nicht nur neurobiologisch und/oder neuropsychologisch begründeten Regeln der funktionellen Hirnorganisation. Die Hirnschädigung ereignet sich immer auch in einer gelebten Biografie und trifft somit die eigene Konzeption der personalen Identität. Verbunden ist damit in der Regel eine Einschränkung der Selbstständigkeit. Deshalb können die Folgen einer Hirnbeschädigung in ihrem gesamten Ausmaß nur im Kontext der Biografie und der Persönlichkeit des betroffenen Menschen sowie seiner sozialen und beruflichen Lebensumstände erfasst und beurteilt werden. So behindert eine Feinmotorikstörung der linken Hand einen Berufsviolinisten oder eine Büroschreibkraft anders als einen Briefträger. Eine visuelle Wahrnehmungsstörung stellt einen Architekten oder einen Techniker beim Lesen von Bauplänen vor erhebliche Schwierigkeiten. Aufmerksamkeits- und Konzentrationsstörungen sind nicht vereinbar mit einer Akkordarbeit in der elektronischen Leiterplattenbestückung. Die Liste an Beispielen ließe sich beliebig fortsetzen. Wesentlich ist, dass die Folgen der neurologischen Erkrankung in ganz individueller und spezifischer Weise die *Teilhabe* am Leben in der sozialen Gemeinschaft beeinträchtigen. Daher kommt der Rehabilitation nach neurologischen Erkrankungen eine gewisse Sonderstellung zu (Gerdes et al. 2003), denn die Behandlung kann sich nicht nur auf die Übung und Verbesserung allgemeiner funktioneller Fertigkeiten in der Motorik, Kognition oder Sprache beschränken, sondern muss die Selbstbestimmung und Teilhabe des Patienten an seinem individuellen sozialen Leben in allen Bereichen zum Ziel haben, soweit es die gegebenen Bedingungen zulassen – so der in den Sozialgesetzbüchern verankerte Rechtsanspruch des Patienten.

1.2 Modell der funktionalen Gesundheit: ICF

Um die Komplexität der Folgen neurologischer Erkrankungen angemessen erfassen zu können, bedarf es einer grundsätzlichen Konzeption von Gesundheit, Krankheit und Erkrankungsfolgen. Ein solches Modell der funktionalen Gesundheit hat die Weltgesundheitsorganisation (WHO) entwickelt und inzwischen als verbindlich verabschiedet und zwar weltweit. Mit der Internationalen Klassifikation der Funktionsfähigkeit, Behinderung und Gesundheit (ICF – International Classification of Functioning, Disability and Health, WHO 2001) hat die WHO ein Instrument vorgelegt, mit dem die *Folgen* von Erkrankung oder Verletzung auf Köperstrukturen und -funktionen, auf Aktivitäten und auf Teilhabe am

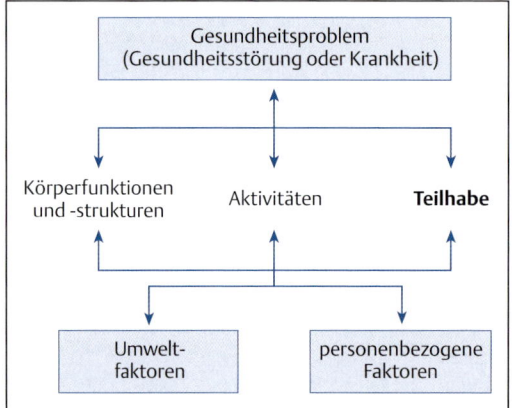

Abb. 1.1 Konzeption von Körperfunktionen, Aktivitäten und Teilhabe in dem Modell der Funktionalen Gesundheit der WHO.

Leben in der Gesellschaft erfasst werden können. Die ICF stellt darüber hinaus ein Modell für die komplexen wechselseitigen Zusammenhänge zwischen einem Gesundheitsproblem einer Person und ihren Kontextfaktoren in Bezug auf Person und Umwelt zur Verfügung (**Abb. 1.1**). Diese Konzeption der komplexen Bedingung von Teilhabe ist als verbindlich in die Sozialgesetzgebung, vorrangig in das Sozialgesetzbuch IX, aufgenommen worden (Hüller und Schuntermann 2005).

Ausgangspunkt ist die Erkrankung oder Gesundheitsstörung, die nach der International Classification of Diseases (ICD 10) erfasst wird. Zentrale Neuerung bei diesem Modell ist es, die Auswirkungen der Erkrankung auf die Körperfunktionen, die Aktivitäten und auf die *Teilhabe* eines Menschen parallel zueinander und nicht in hierarchischer Abfolge aufeinander zu beschreiben. Das heißt, dass die Teilhabe eines Menschen nicht nur infolge der Funktionsstörungen, sondern in komplexer Weise auch durch die Erkrankung selbst, aber auch durch Umweltfaktoren und personenbezogene Faktoren beeinträchtigt werden kann. Zu den Umweltfaktoren gehören physikalische Barrieren (z. B. für Gehbehinderte die Wohnung im 3. Stock ohne Lift), aber auch überfürsorgliche oder überfordernde Angehörige und nicht zuletzt gesellschaftliche Vorurteile gegenüber Behinderten. Bei den personenbezogenen Faktoren – die bislang noch nicht klassifiziert sind! – sind vor allem Motivation, Antrieb, Flexibilität und Umstellungsfähigkeit sowie das Ausmaß an Depression von Bedeutung. Die multifaktoriellen Ursachen und Bedingungen für die Störungen der Teilhabe können mithilfe der ICF erfasst

werden und müssen in die Behandlungskonzepte der Rehabilitation eingehen. Denn letztendlich ist entscheidend, ob der erkrankte oder verletzte Mensch nach der Rehabilitation – im Rahmen seiner Möglichkeiten – wieder am sozialen Leben teilnimmt, und nicht, ob er es im Prinzip wieder könnte. Allein an der konkreten Umsetzung, in der Sprache der ICF „Performanz" genannt, sind der Erfolg und die Wirksamkeit von Rehabilitation zu messen.

1.3 Umsetzung in eine Teilhabe-orientierte Rehabilitation

Wie aber lässt sich diese Konzeption in reale und konkrete Behandlungskonzepte und vor allem in den realen Rehabilitationsalltag umsetzen? Ausgangspunkt der Behandlung ist eine sorgfältige Befunderhebung. Diese hat sich bisher immer auf die möglichst genaue Erfassung von Defiziten und Funktionsstörungen – jeweils im Fachbereich – bezogen. Wenn aber die Aufgabe darin liegt, den erkrankten Menschen zu befähigen, an seinem sozialen und gegebenenfalls auch beruflichen Leben wieder teilzunehmen, wird die wichtigste Aufgabe sein müssen, neben den Funktionsdefiziten die weiteren Faktoren aufzuspüren, die zur Behinderung beitragen. Denn nicht nur die Konzeption der WHO zur funktionalen Gesundheit, sondern auch eine Fülle von wissenschaftlichen Untersuchungen in unterschiedlichen Fachbereichen kommen zu dem Ergebnis, dass „Behinderung", d. h. Einschränkung in der Teilhabe am gesellschaftlichen Leben, sich nicht linear aus der Art und dem Ausmaß der Funktionsstörung oder Organschädigung ergibt. Vielmehr tragen innere und äußere Kontextfaktoren oft entscheidend dazu bei.

> **Fallbeispiel:** Ein damals 32-jähriger Bankangestellter erlitt einen schweren Schlaganfall durch einen rechtshemisphärischen Hirninfarkt. Trotz ausgeprägter spastischer Hemiparese links, die ihn zu einem funktionellen Einhänder machte, wollte er unbedingt in seine Tätigkeit in einer 2-Mann-Filiale einer kleineren regionalen Bank zurück. Der Geschäftsführer befürchtete jedoch, dass sich die Beschäftigung eines so schwer Behinderten nachteilig auf die Geschäfte in dieser Filiale und vielleicht sogar auf das Ansehen der Bank auswirken könnte – „... ich kann doch so einen Krüppel nicht an den Tresen stellen".... So konnte eine stufenweise berufliche Wiedereingliederung nur gegen erheblichen Widerstand eingeleitet werden.

1.3 Umsetzung in eine Teilhabe-orientierte Rehabilitation

Dabei sind die Behinderungsfaktoren von besonderer Bedeutung, oft auch von besonderer Komplexität, die in der Person des betroffenen Menschen begründet sind z. B. in seiner Persönlichkeit, seiner Flexibilität oder Umstellungsfähigkeit, oder auch in seinem Ehrgeiz und Stolz.

Die Betrachtungsweise hat sich also von einer „bottom-up"-Betrachtungsweise, die unterstellt, dass die Behinderung sich gewissermaßen linear aus der Funktionsstörung erklärt, zu einer „top-down"-Betrachtungsweise verändert, die von den konkreten Veränderungen in der Teilhabe am sozialen Leben ausgeht und deren komplexe, multifaktorielle Bedingungen zu erforschen hat (**Abb. 1.2**).

Die Frage lautet: „*Wo* **liegt die Behinderung?**" Um adäquate Behandlungskonzepte entwickeln zu können, müssen auch Messinstrumente entwickelt werden, um Behinderungsfaktoren *zusätzlich* zu den funktionellen Defiziten zu erfassen. Hier nimmt die Einschränkung in der Wahrnehmungsfähigkeit für die Erkrankungsfolgen (Awareness, s. Kap. 4) eine zentrale Rolle ein – unabhängig davon, ob sie psycho-reaktiv oder direkt durch die Hirnschädigung bedingt ist – und behindert den Rehabilitationsprozess wie auch die soziale und berufliche Reintegration erheblich (Fischer et al. 2004; Sherer et al. 1998; Prigatano und Schacter 1991).

Eine Hirnschädigung hat durch den Verlust spezifischer motorischer, kognitiver oder emotionaler Fähigkeiten und Fertigkeiten häufig eine erhebliche Kränkung des Selbstideals der betroffenen Person zur Folge. Denn das Selbstideal definiert sich genau über die uneingeschränkte Verfügbarkeit seiner Fähigkeiten und Fertigkeiten, und die Person bezieht daraus ihre Identität (Heel 2004). Diese Kränkung des Selbstideals führt dazu, dass der betroffene Mensch sich mit den Schädigungsfolgen, das heißt dem Verlust von Fähigkeiten und Fertigkeiten, nicht wirklich auseinandersetzen kann. Um diese Kränkung zu bewältigen, mag er dazu neigen, die Funktionsstörung nach außen so zu kaschieren, als ob sie gar nicht vorläge oder sie direkt zu leugnen. Umgekehrt kann eine vorhandene, übergenaue Störungswahrnehmung, die nicht in eine Akzeptanz eingebettet ist, zu einer überproportionalen, außerordentlich schmerzhaften Repräsentanz von Verlust und Defekt im Bewusstsein führen. Ihre einzige Bewältigungsmöglichkeit besteht dann darin, alle Situationen oder Anforderungen, die den Mangel offenkundig machen würden, konsequent zu vermeiden. Als eine weitere häufige Folge der Hirnschädigung, sowohl direkt, quasi neurologisch, oder als psychische Reaktion treten Angst und Depression auf (Carson et al. 2000, Godfrey et al. 1993), die den Menschen hindern, an seinem Leben teilzunehmen. Aus der Kränkung des Selbstideals (Klonoff und Lage 1991), aber auch bedingt durch Angst und Depression kann es sein, dass sich der betroffene Mensch häufig Zielvorgaben setzt, die unerreichbar sind. Als eine Quelle konstanter Enttäuschungen führen sie wiederum zu Vermeidungs- und Rückzugsverhalten.

Fallbeispiel: Frau Albrecht ist eine 45-jährige Diplomkauffrau, die auf einem verantwortungsvollen Posten in der privaten Versicherungswirtschaft tätig ist. Ihr Aufgabengebiet umfasst eine komplexe Schadenssachbearbeitung. Nach einem Schlaganfall durch einen linkshemisphärischen ischämischen Hirninfarkt im Versorgungsgebiet der mittleren Hirnarterie links war sie nach Ablauf der stationären Rehabilitation weitgehend wiederhergestellt mit nur noch äußerst diskreten Wortfindungsstörungen sowie einer leichten Beeinträchtigung der Aufmerksamkeitsleistungen. Ihr Wunsch war, möglichst rasch im Verlauf nach einer nur wenige Wochen

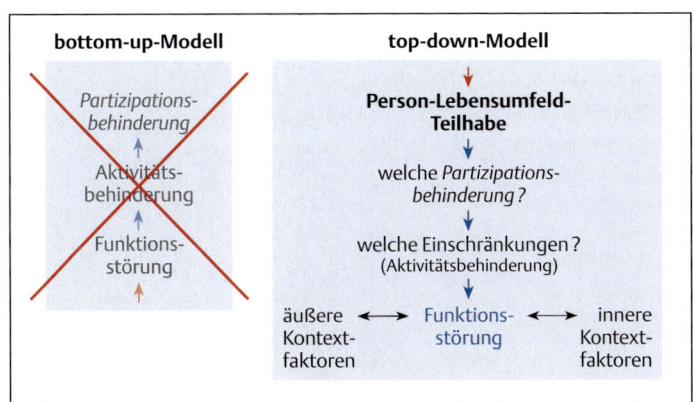

Abb. 1.2 bottom-up-Modell und top-down-Modell.

dauernden stufenweisen Wiedereingliederung wieder in das Erwerbsleben zurückzukehren. Dabei zeigte sich, dass die vorrangige Beeinträchtigung darin bestand, dass Frau Albrecht ihrer Umwelt gegenüber unter allen Umständen den Eindruck vermitteln wollte, sie sei bereits zu 100 % wieder kompetent und leistungsfähig und benötige keinerlei Unterstützung, weder in den zeitlichen noch in den inhaltlichen Vorgaben der Arbeitsbelastung. Mit dieser Selbstvorgabe unterliefen ihr jedoch häufiger Flüchtigkeitsfehler sowie gelegentliche Zahlenverdreher, vor allem bei Ablenkung und Störung im Büro. Die Entscheidung ihres Vorgesetzten, ihr eine „Mentorin" zur Seite zu stellen, mit der sie die Qualität und das Volumen der von ihr erledigten Aufgaben besprechen solle, empfand sie nicht als Unterstützung, sondern als schwere Kränkung. Trotz günstiger äußerer Voraussetzungen in Form eines verständnisvollen Chefs ist die Teilhabe am Erwerbsleben durch die Kränkung des hohen Selbstideals gefährdet, nicht jedoch durch die tatsächlich noch vorliegenden, eher geringfügigen funktionellen Einschränkungen.

Nicht zuletzt behindern die ausgesprochenen ebenso wie die unausgesprochenen Erwartungen der Menschen im Umfeld die Teilhabe, wenn die Erwartungen nicht erfüllt werden (können) – unabhängig davon, ob ihnen eine Über- oder Unterschätzung der Fähigkeiten und Möglichkeiten des betroffenen Menschen zugrunde liegt.

Weitere Beeinträchtigungen für die Teilhabe können aus den Rahmenbedingungen entstehen. Eine Behinderung kann bereits in strukturellen Umständen liegen wie z. B. das Wohnen im dritten Stock ohne Lift, wenn eine schwere Gehbehinderung vorliegt. Starke Belastungen können aus Einschränkungen oder dem Verlust von Fähigkeiten und Fertigkeiten erwachsen, wenn eine Notwendigkeit besteht wirtschaftlich produktiv, d. h. erwerbsfähig

bleiben zu *müssen*, z. B. wegen hoher Verschuldung bei erst kürzlich erworbenem Wohneigentum. Auch der Verlust des Arbeitsplatzes bei Erwerbsunfähigkeit und damit der Verlust der sozialen Stellung kann Behinderung bedeuten.

Solche Vorstellungen einer multifaktoriellen Bedingtheit von Beeinträchtigungen in der Teilhabe am Leben in der Gesellschaft durch Hirnschädigungsfolgen, auch durch prämorbide Persönlichkeit und durch Umweltfaktoren, ist nicht neu sondern wurde bereits 1978 vorgetragen (Lishman 1978).

1.4 Aufgaben für den klinischen Alltag

Häufig zeigt der klinische Alltag, dass es vor allem die personenbezogenen Kontextfaktoren sind, die darüber bestimmen, ob und wie weit das Behandlungsziel, nämlich die soziale Reintegration vor allem im Erwerbsleben erreicht wird. Durch die biografisch geformte Persönlichkeitsstruktur, die Art der sozialen Einbindung des Patienten, ebenso wie durch äußere Umstände wie Wohnsituation, Arbeitsmarktlage, Erwartungen von Familie und Freunden können Hindernisse entstehen, die Gegenstand therapeutischer Intervention werden müssen, wenn das Ziel der Teilhabe erreicht werden soll (Malec 1991; Saeki 2000; Wendel 2003; Fries und Wendel 2005).

Wie allerdings solche Kontextfaktoren standardisiert und in ihrer Gewichtung für die Behinderung valide erfasst werden können, ist unklar. Ein entsprechendes Instrumentarium zur Messung fehlt noch. Es ist oft auch nicht unmittelbar ersichtlich, in welchem Umfang welche dieser Faktoren den betroffenen Menschen an seiner Teilhabe hindern. Es besteht ein komplexes Zusammenspiel zwischen ihnen, und sie sind nicht unabhängig voneinander. Ihr jeweiliger Beitrag zur Behinderung an der Teilhabe erweist sich im Laufe der Rehabilitation erst dann, wenn die Interventionen in reale Lebenssituationen getragen werden und/oder ihr Erfolg hier überprüft wird. Dann treten zentrale, bislang nicht gelöste Fragen auf. Um der Aufgabe gerecht zu werden, den von neurologischer Erkrankung oder Verletzung betroffenen Menschen in der Einschränkung seiner Teilhabe angemessen zu erfassen und daraus Therapieziele abzuleiten, setzen wir ein Erfassungsinstrument ein, das sich aus wichtigen Teilhabedomänen der ICF, spezifischen Aspekten der gesundheitsbezogenen Lebensqualität und Aspekten der Patientenbefähigung zusammensetzt. Das Instrument wurde von der Leitlinienkommission des

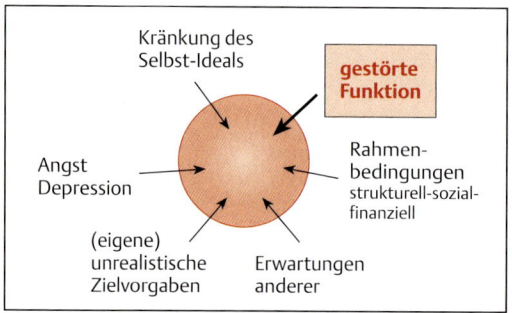

Abb. 1.3 Faktoren, die eine Teilhabe am Leben in der Gesellschaft behindern können.

Bundesverbandes ambulant/teilstationäre Rehabilitation e.V. entwickelt und befindet sich derzeit noch in der Erprobungsphase (Netz 2005). Kriterium war hier, dass die gewählten Domänen, d. h. Kategorien der Teilhabe, ca. 80 % der klinisch relevanten Beeinträchtigungen der Patienten abdecken. Wir haben dieses Instrument ergänzt durch einen Komplex, der die *inneren* Behinderungsfaktoren erfasst, vor allem Motivation und Antrieb, Flexibilität und Umstellungsfähigkeit, Störungseinsicht und -akzeptanz, sowie Depression. Diese Erfassung der Teilhabe erfolgt parallel und in Ergänzung einer fachspezifischen und funktionsbezogenen Diagnostik in allen Therapiebereichen. Aus der Zusammenschau entwickelt das Team einen Therapieplan. Umgesetzt wird dieser Therapieplan dann in Behandlungsstrukturen, die in den nachfolgenden Kapiteln 4 bis 10 beschrieben werden.

Die hier formulierte Konzeption von Teilhabe in praktikable Handlungsanweisungen für die rehabilitative Behandlung umzusetzen, erfordert eine klare Rehaphilosophie (s. Kap. 2) ebenso wie ein multidisziplinäres Team, das bereit ist, die traditionellen Grenzen der Fachbereiche aufzubrechen, dabei aber fachspezifische Kompetenz nicht aufgibt. Den Therapieplan zu erstellen und die konkreten jeweiligen Therapieziele zu formulieren, erfordert interdisziplinäre Besprechungen und Abstimmungen. Indem Teilhabe durch vielfache Faktoren behindert wird, müssen auch entsprechende Fachbereiche am Therapieprozess beteiligt sein. Wenn zum Beispiel das Gehen außer Haus nicht nur durch die spastische Hemiparese behindert wird, sondern zusätzlich durch eine hochgradig beeinträchtigte Aufmerksamkeit, hohe Ängstlichkeit und/oder durch ein starkes Gefühl der Beschämung „behindert" zu wirken, muss auch die therapeutische Intervention diesen Aspekten Rechnung tragen. Teilhabe-bezogene Rehabilitation ist daher nicht einfach nur ein „nettes", derzeit aktuelles Therapieverfahren, sondern erfordert radikales Umdenken in der Teamzusammenarbeit!

Literatur

Carson AJ, MacHale S, Lawrie SM, Dennis M, House A, Sharpe M. Depression after stroke and lesion location: A systematic review. Lancet. 2000;356:122–6.

Deutscher Bundestag. Bericht der Bundesregierung über die Lage behinderter Menschen und Entwicklung ihrer Teilhabe, Drucksache 15/4575, 16.12.2004

Fischer S, Gauggel S, Trexler LE. Awareness of activity limitations, goal setting and rehabilitation outcome in patients with brain injuries. Brain Injury. 2004;18:547–62.

Fries W, Wendel C. Teilhabe am sozialen und beruflichen Leben nach Hirnschädigung: Neue Beiträge zu Prognose und Therapie. In Dettmers C, Weiller C (Hrsg.) Update Neurologische Rehabilitation. Bad Honnef: Hippocampus; 2005:101–12.

Gerdes N, Baum R, Greulich W, Schüwer U, Jäckel WH. Eingangsbelastung der Patient(inn)en und Ergebnisqualität der Rehabilitation nach Schlaganfall. Rehabilitation. 2003; 42, 269–283.

Godfrey HPD, Partridge FM, Knight RG. Course of insight disorder and emotional dysfunctioning following closed head injury: A controlled cross-sectional follow-up study. J. Clin. Exp. Neuropsychol. 1993;15: 503–515.

Heel S. „Mein krankes Organ kann man nicht entfernen". Selbstkonstruktionen und Krankheitskonstruktionen in biographischen Erzählungen nach erworbenen Hirnschädigungen. Dissertation, Naturwissenschaftliche Fakultät der Leopold-Franzens-Universität Innsbruck; 2004.

Hüller E, Schuntermann MF. In: Bundesarbeitsgemeinschaft für Rehabilitation (Hrsg.) Rehabilitation und Teilhabe. Wegweiser für Ärzte und andere Fachkräfte der Rehabilitation. Köln: Deutscher Ärzte-Verlag; 2005:S. 12.

ICF – International Classification of Functioning, Disability and Health. Geneva: World Health Organization; 2001.

Klonoff PS, Lage GA. Narcissistic injury in patients with traumatic brain injury. J. Head Trauma Rehabil. 1991; 6:11–21.

Lishman WA. Organic Psychiatry: The Psychological Consequences of Cerebral Disorders. Oxford: Blackwell Scientific; 1978.

Malec JF, Smigielski JS, DePompolo RW. Goal attainment scaling and outcome measurement in postacute brain injury rehabilitation. Arch Phys Med Rehabil. 1991;72:138–43.

Netz J. Konstruktion und Praxiserprobung einer ICF-orientierten Therapiezielliste und Outcome-Messung in der ambulanten Neurorehabilitation. Neurologie und Rehabilitation. 2005;11:27.

Prigatano GP, Schacter DL. Awareness of deficit after brain injury. Oxford, New York: Oxford University Press; 1991.

Saeki S. Disability management after stroke: its medical aspects for workplace accommodation. Disabil Rehabil. 2000;22:578–82.

Sherer M, Bergloff P, Levin E, High WM. jr., Oden KE, Nick TG. Impaired awareness and employment outcome after traumatic brain injury. J. Headtrauma Rehabil. 1998;13:52–61.

Wendel C. Berufliche Reintegration nach Hirnschädigung. Dissertation. Universität Bremen; 2003. http://elib.suub.uni-bremen.de/publications/dissertations/E-Diss531_wendel.pdf.

2 Reha-Philosophie: Konzepte und Strukturen für eine Teilhabe-orientierte ambulante wohnortnahe Rehabilitation

Wolfgang Fries

Handeln lehrt die Philosophie, nicht reden...
(L.A. Seneca)

In diesem Kapitel werden die Konzepte für eine teilhabebezogene Rehabilitation erörtert, die sich aus den sozialrechtlich verankerten Grundsätzen von Behinderung und Teilhabe ableiten. Die Bundesarbeitsgemeinschaft für Rehabilitation (BAR) hat als Dachorganisation aller Kostenträger Rahmenempfehlungen entwickelt, die für Einrichtungen der medizinischen Rehabilitation verbindlich sind. Die hier dargestellten Grundsätze zur Behandlung nach erworbener Hirnschädigung lehnen sich deshalb eng an diese Ausführungen an.

2.1 Konzepte einer Teilhabe-orientierten Rehabilitation

2.1.1 Worum geht es?

Rehabilitation hat sich lange als pragmatisch und am Erfahrungswissen orientiert verstanden. Trotzdem lag ihr immer ein komplexes Gebäude von Ideen zugrunde, gewissermaßen eine „Philosophie", in der Vorstellungen über das Funktionieren des Menschen eingebettet waren, vor allem über Auswirkungen von Erkrankung und über Wege, wie Erkrankungsfolgen gebessert oder beseitigt werden können. So war Rehabilitation in ihren Anfängen sehr stark vom Gedanken der „Kur" geprägt, also der Vorstellung, dass gute Ernährung, Ruhe und Erholung in schöner Umgebung den „Heilungsprozess" fördern. Pate stand hier das Modell der Tuberkulose und ihrer Behandlung in Sanatorien. In neuerer Zeit entwickelte die Rehabilitation – obwohl sie immer noch unter stationären Bedingungen in landschaftlich schöner Umgebung und gesunden heilklimatischen Verhältnissen weitab von Ballungszentren stationär durchgeführt wird – Übungsprogramme, die nach strukturellen Schädigungen des Gehirns zu funktionellen Verbesserungen vor allem im Bereich motorischer Funktionen führen sollen. Die Idee des schädigungsorientierten Übens dominierte, wenngleich die eingesetzten therapeutischen Verfahren von „Schulen" geprägt waren, die sich auf tradiertes, idiosynkratisches Erfahrungswissen stützen und kaum die rasanten Entwicklungen der Neuro-Wissenschaften in ihre Konzepte integrierten (zur Diskussion der Geschichte der Rehabilitation siehe Frommelt und Katzenmeier 1999). In den USA entstand in Abgrenzung dazu die Konzeption einer holistischen, ganzheitlichen Rehabilitation (siehe Malec 2001). Im Mittelpunkt der Rehabilitation steht hierbei die Auswirkung der Hirnschädigung auch auf die kognitiven Leistungen und auf das subjektive Erleben. Wesentlich für die Therapiekonzeption ist der Aspekt der Krankheitsbewältigung ebenso wie das interdisziplinäre Team als zentrale Behandlungseinheit. Die wesentlichen Grundsätze dieser „Philosophie" sind vor kurzem auch auf Deutsch erschienen (Prigatano 2004).

Generell nimmt die Rehabilitation nach neurologischen Erkrankungen eine gewisse Sonderstellung ein (Gerdes et al. 2003), für die spezifische Strukturen und Behandlungskonzepte notwendig sind. Dies hat der Verband Deutscher Rentenversicherungsträger (VDR) bereits 1991 erkannt: „Neurologische Rehabilitation lässt sich nur schwer mit der Rehabilitation anderer Krankheitsbilder vergleichen. Denn das Hauptproblem liegt darin, dass das wichtigste Organ des Menschen, welches zur Verarbeitung und zur Anpassung an die Erkrankung am meisten gefordert ist, durch die Schädigung selbst betroffen ist. Somit wird eine weit über das normale Maß der Rehabilitation anderer Krankheitsbilder hinausgehende Hilfestellung von außen notwendig" (Verband Deutscher Rentenversicherungsträger, 1991).

2.1.2 Umsetzung des Teilhabe-Gedankens in Rehakonzepte

In dem neunten Sozialgesetzbuch (SBG IX), das im Juli 2001 in Kraft trat, sind alle Gesetze zur Rehabilitation zusammengefasst. Hier wird nicht nur der rechtliche Rahmen für die Rehabilitation abgesteckt. Indem das Gesetzeswerk sich explizit auf das Modell der funktionalen Gesundheit der Weltgesundheitsbehörde WHO, die Internationale Klassifikation von Funktion und Behinderung ICF (siehe Kap. 1) stützt, definiert es auch die Inhalte von Behinderung und Rehabilitation neu (Hüller und Schuntermann, 2005). Der Gesetzgeber entnimmt den Begriff der „Teilhabe" in seiner komplexen Beschreibung aus der ICF und stellt sie in den Mittelpunkt aller Bemühungen in der Rehabilitation. Damit weist er der Rehabilitation eine definierte Rolle in der medizinischen Versorgungslandschaft zu. Rehabilitative Medizin ist demnach klar abzugrenzen von kurativer Medizin. Letztere ist als Krankenbehandlung kausal orientiert – sie behandelt die Erkrankungs*ursachen*. Ihre zentralen Begriffe sind Ätiologie und Pathogenese, d. h. zum einen die Krankheit auslösenden Gründe und zum anderen die Beschreibung der Krankheitsentstehung. Dazu kommt als zentraler Begriff die klinische Manifestation der Erkrankung, d. h. das „Krankheitsbild". Zusammen ergibt sich hieraus jeweils die Diagnose. Ziele der kurativen Medizin liegen darin, die Krankheitsursachen auszuschalten und die Symptome zu lindern und somit die Krankheit zu heilen. Demgegenüber ist die Rehabilitation final orientiert und auf die Krankheitsfolgen ausgerichtet. Ihre zentralen Kategorien sind Funktionsstörungen und Beeinträchtigungen von Aktivitäten, die aus der Schädigung resultieren, sowie Beeinträchtigungen in der Teilhabe, die in komplexer Weise auch von Kontextfaktoren mit bestimmt werden (s. Kap. 1). Rehabilitation ist also auf die Beseitigung oder Verminderung von *Behinderung*, nicht von Krankheit ausgerichtet.

Mit dem Begriff der Teilhabe wurde damit auch der Begriff der Behinderung als die Summe der Faktoren, die der Teilhabe entgegenstehen, neu gefasst. Menschen sind nach § 2 Abs. 1 SGB IX behindert, wenn ihre körperliche Funktion, geistige Fähigkeit oder seelische Gesundheit mit hoher Wahrscheinlichkeit länger als sechs Monate von dem für das Lebensalter typischen Zustand abweichen und daher ihre Teilhabe am Leben in der Gesellschaft beeinträchtigt ist. Sie sind von Behinderung bedroht, wenn die Beeinträchtigung zu erwarten ist. Folgende Übersicht soll helfen, den Begriff der Behinderung von dem Begriff der Krankheit abzugrenzen (s. **Tab. 2.1**):

2.1.3 Ziele von Rehabilitation und Teilhabe

Diese allgemeine Definition von Teilhabe und Behinderung muss umgesetzt werden in Zieldefinitionen und eine konkrete Zielfindung im einzelnen Rehabilitationsfall. Das Sozialgesetzbuch IX benennt in § 4 SGB IX die Ziele der Rehabilitation:

- Behinderungen im Sinne der Definition von § 2 SGB IX abwenden, beseitigen, mindern, ihre Verschlimmerung verhüten oder ihre Folgen mindern.
- Einschränkungen der Erwerbsfähigkeit oder Pflegebedürftigkeit vermeiden, überwinden, mindern oder eine Verschlimmerung verhüten sowie den vorzeitigen Bezug von Sozialleistungen vermeiden und laufende Sozialleistungen mindern.
- Die Teilhabe am Arbeitsleben dauerhaft sichern.
- Die persönliche Entwicklung ganzheitlich fördern oder die Teilhabe am Leben in der Gesellschaft sowie eine möglichst selbstständige und selbstbestimmte Lebensführung ermöglichen oder erleichtern.

Die besondere Stellung von Rehabilitation und Teilhabe und ihre Wichtigkeit im Gemeinwesen drückt

Tabelle 2.1

	Behinderung	Krankheit
Definition	Regelwidriger körperlicher, geistiger oder seelischer Zustand, der den Menschen davon abhält, das Leben eines normalen Menschen zu führen.	Regelwidriger körperlicher, geistiger oder seelischer Zustand, der lediglich ärztliche Behandlung erfordert
Ursprung	angeboren oder erworben	ausschließlich erworben
Dauer	ständiger Zustand	vorübergehender Zustand

sich auch aus in dem gesetzlich verankerten Prinzip des Vorrangs von Leistungen zur Teilhabe vor rein versorgenden Sozialleistungen (§ 8 SBG IX). Es gilt: Rehabilitation/Teilhabe vor Pflege sowie Rehabilitation/Teilhabe vor Rente. Dies gibt der Rehabilitation nicht nur den Stellenwert, sondern auch gewissermaßen ein imperatives Mandat: Es muss alles versucht und unternommen werden, bevor ein behinderter Mensch in seinem Zustand belassen wird und nur noch alimentiert wird. Hier trifft der humanistische Impuls die (gesundheits-)ökonomische Seele des Staates.

Phasenabhängigkeit der Reha-Ziele

Die Teilhabe, die das SGB IX fordert, entspricht der Fähigkeit zum selbstbestimmten Handeln. Allerdings hängen Grad und Umfang der Autonomie von der Schwere der Beschädigung und im Verlauf der Rehabilitation von der jeweiligen Phase der Behandlung ab (Phasenmodell des VDR). Daraus ergeben sich auch unterschiedliche Zielsetzungen für die unterschiedlichen Phasen (siehe **Abb. 2.1**). Die unabhängige, selbstbestimmte Lebensführung (soziale Autonomie) setzt voraus, dass die Körperfunktionen (biologische Autonomie) und die motorischen, kognitiven und emotionalen Fertigkeiten und Aktivitäten (funktionelle Autonomie) bereits weitgehend zurückgewonnen sind, oder ihr Mangel ausreichend kompensiert werden kann. Indem die verschiedenen Stufen in dem obigen Modell nicht nur jeweils andere Ziele mit jeweils ganz unterschiedlichen Behandlungsmethoden verfolgen und auch in unterschiedlich strukturierten Einrichtungen erfolgen (Intensiv-/Früh-Reha-Station, Reha-Klinik, ambulantes wohnortnahes Reha-Zentrum) wird deutlich, dass ambulante wohnortnahe Rehabilitation nicht als eine Fortführung postakuter stationärer Rehabilitation nur unter Wegfall der Betten funktioniert, sondern eine eigenständige Versorgungsform in der neurologischen Rehabilitation ist – mit eigenen Zielen und spezifischen Behandlungsformen (Fries et al. 1996; Schönle et al. 2001; Moorfeld und Koch 2004).

Gerade unter der Zielsetzung einer Teilhabebezogenen Rehabilitation kommt den wohnortnahen Konzepten in der neurologischen Rehabilitation eine besondere – und auch zunehmende – Bedeutung zu. Denn nur diese können aufgrund ihrer Verankerung im Lebensumfeld der Rehabilitanden der Aufgabe einer psychosozialen Reintegration spezifisch Rechnung tragen. Denn die Auswirkungen von Erkrankung oder Verletzung auf die Möglichkeiten, am Leben in der Gemeinschaft teilnehmen zu können, zeigen sich in all ihren Verzweigungen erst, wenn der Betroffene wieder in das familiäre, soziale und berufliche Leben zurückgekehrt ist und daran wieder teilnehmen will. Hier tauchen oft „Probleme" auf, die in dieser Form während des stationären Aufenthaltes noch nicht erkennbar waren.

Beispiele für „Probleme", die erst zu Hause auftreten:

Abb. 2.1 Teilhabe und Autonomie im Phasenmodell

REHA-Stufen	Phasenmodell	Grad der Autonomie	Ziele	Teilhabe
Akutbehandlung	A	biologische Autonomie (Vitalfunktionen)	Unabhängigkeit von Maschinen und dauernder Pflege	
Früh-REHA	B			
postakute stationäre und ambulante REHA	C	funktionelle Autonomie (ADL [Schlucken, Toilettenfähigkeit, Selbstversorgung, Mobilität, Kommunikation])	Unabhängigkeit von Pflege und ständiger funktioneller Hilfestellung	
	D			
ambulante REHA	D	soziale Autonomie (soziale Reintegration einschließlich beruflicher Wiedereingliederung)	unabhängige, selbstbestimmte Lebensführung in der sozialen Gemeinschaft	
	E			

- Vermehrte Müdigkeit
- Erhöhte Lärmempfindlichkeit
- Vermehrte Reizbarkeit
- Mangelnde Initiative
- Schwierigkeiten in der Partnerschaft
- Sozialer Rückzug

Solche Schwierigkeiten können erst hier erfasst und den aus der Erkrankung resultierenden sensomotorischen, kognitiven, emotionalen und/oder kommunikativen Funktionsstörungen zugeordnet werden, oder eben auch äußeren oder inneren Kontextfaktoren. Sie müssen auch hier therapiert werden, d. h. Teilhabe-orientierte Rehabilitation muss wohnortnah stattfinden. Für die wohnortnahe Rehabilitation hat die Bundesarbeitsgemeinschaft für Rehabilitation (BAR) „Rahmenempfehlungen zur ambulanten neurologischen Rehabilitation", Fassung vom Dezember 2005, herausgegeben. Diese gehen grundsätzlich von einem ganzheitlichen Behandlungsansatz aus mit dem Ziel der Minderung oder Beseitigung von „drohenden oder manifesten Beeinträchtigungen in der Teilhabe am beruflichen und gesellschaftlichen Leben" (Bundesarbeitsgemeinschaft für Rehabilitation 2005). Im Hinblick auf die räumliche und personelle Ausstattung sowie auf die Therapiekonzepte und den Therapieumfang fordert die BAR jedoch ein der stationären Rehabilitation qualitativ und quantitativ vergleichbares Leistungsangebot. „Bezugspunkt für das ambulante Modell der BAR sind somit im Wesentlichen die Grundsätze der stationären Rehabilitation" (Koch und Morfeld 2004).

2.1.4 Wichtige Handlungsprinzipien in der Rehabilitation

Um die Konzeption der Teilhabe umzusetzen und die sozialrechtlich verankerten Ziele auch zu erreichen, hat die Bundesarbeitsgemeinschaft für Rehabilitation (BAR) in dem Buch „Teilhabe und Rehabilitation. Ein Leitfaden für Ärzte und andere Professionen" (2005) wichtige Handlungsprinzipien für die Rehabilitation benannt und im Einzelnen ausgeführt:

Ganzheitlichkeit

Der Gedanke der Ganzheitlichkeit wurde durch das Sozialgesetzbuch IX in die Rehabilitation eingeführt und für die Betroffenen als soziales Recht verankert. Rehabilitation, auch stationäre Rehabilitation, soll von einem ganzheitlichen Ansatz ausgehen, der die physischen, psychischen und sozialen Aspekte der Rehabilitation umfasst. Ganzheitlichkeit wird dahingehend definiert, dass – über das Erkennen, Behandeln und Heilen einer Krankheit hinaus – die Erkrankungs*folgen* mit drohenden oder bereits manifesten Beeinträchtigungen in der Teilhabe am beruflichen und gesellschaftlichen Leben berücksichtigt werden müssen. Gleichermaßen müssen die Kontextfaktoren und Risikofaktoren als Voraussetzung für einen bestmöglichen Rehabilitationserfolg im Hinblick auf Integration in Arbeit, Beruf und Gesellschaft erfasst werden.

Finalität

Als wesentliches Handlungsprinzip zur Umsetzung dieser Konzeptionen gilt das Prinzip der Finalität. Damit ist gemeint, dass diejenigen Maßnahmen und Behandlungsmethoden – ebenso wie deren notwendige Finanzierung durch die Sozialleistungsträger – zu ergreifen sind, mit denen die festgelegten Therapieziele erreicht und gesichert werden können. Dies gilt ausschließlich unter dem Gesichtspunkt der Zielerreichung, unabhängig von der *Ursache der Behinderung*, wie der Gesetzestext ausführt (§ 4 Abs. 2 SGB IX). Dieser zentrale Passus in den Bestimmungen hat weit reichende Auswirkungen und stellt ein Kernelement der modernen Reha-Philosophie dar. Für den klinischen Alltag bedeutet diese Bestimmung, dass Rehabilitationsmaßnahmen ausschließlich dem Ziel der Verbesserung von Teilhabe dienen müssen. Die Verbesserung von Funktion an und für sich, das heißt die Verbesserung übungsspezifischer Fertigkeiten in Motorik, Kognition und Sprache ist nur solange gerechtfertigt, als nachgewiesen ist, dass hierdurch die Teilhabe verbessert werden kann. Der Beweis hierfür ist durch die Leistungserbringer der Rehabilitation, das heißt durch Therapeuten und Ärzte zu erbringen. Dies eröffnet die schwierige Diskussion, wie viel Funktionsverbesserung notwendig ist, um Teilhabe zu verbessern (s. Kap. 3). Der Nachweis von Rehabilitationserfolg ist dementsprechend auf der Ebene von Teilhabe zu führen und nicht mehr auf der Ebene von Funktionsverbesserungen. Der Nachweis verbesserter Leistungsscores, motorischer Skalen, Sprachtests oder psychometrischer neuropsychologischer Testverfahren genügt nicht, so lange nicht der lineare und kausale Zusammenhang mit Teilhabe-Verbesserung bewiesen ist. Therapeutische Maßnahmen zur reinen Funktionsverbesserung, oft von Patienten gewünscht ... „ich möchte wieder ganz gesund werden" oder ... „meine Hand soll wieder besser werden" gehören nicht mehr zum Leistungskatalog der Sozialleistungsträger.

■ Selbstbestimmung, Teilhabe und Ressourcenorientierung

Wie Stähler (2005) ausführt, kommt der Selbstbestimmung der Behinderten und von Behinderung bedrohten Menschen sowie ihrer Mitwirkung in der Rehabilitation eine besondere Rolle zu. Denn die Planung von Leistungen zur Rehabilitation hat sich an der Zielsetzung zu orientieren, den Rehabilitanden auf ein weitgehend durch „Normalität geprägtes Leben" vorzubereiten. Eng verknüpft mit dem Normalisierungsanspruch ist das Leitprinzip „Hilfe zur Selbsthilfe". Im Sinne dieses Leitprinzips soll die Rehabilitation die betroffenen Menschen dazu befähigen, ihre Teilhabe (Partizipation) am Leben in der Gesellschaft, das heißt in *allen* gesellschaftlichen Bereichen, selbst bestimmt und aktiv als „Experten in eigener Sache" zu gestalten. Verantwortung für die eigene Person und für die eigene Gesundheit zu übernehmen bedeutet auch, die eigenen Ressourcen zu nutzen und unter Umständen auch das eigene gesundheitsbezogene Verhalten zu verändern.

> „Das Primat der Selbstbestimmung zieht sich wie ein roter Faden durch das SGB IX. Das Gesetz stellt damit eine umfassende Wende in der Stellung behinderter Menschen dar und leitet in der Geschichte behinderter oder von Behinderung bedrohter Menschen einen Paradigmenwechsel ein, der im gesamten Gesundheitssektor Beachtung finden muss. Der Wechsel vollzieht sich weg von der Fürsorge und hin zum Leitbild eines sich selbst bestimmenden, mündigen und eigenverantwortlich handelnden Patienten bzw. Rehabilitanden" (Steinke und Philgus 2005).

Patienten müssen sich also umstellen, wenn sie nun plötzlich auch selbst ein Stück weit Verantwortung für die Fortschritte in der Rehabilitation übernehmen müssen und sich nicht mehr nur „behandeln" lassen können. Aufgrund dieses Paradigmenwechsels müssen sich aber auch Ärzte und Therapeuten umstellen.

■ Komplexität und Individualität

Die BAR stellt fest, dass der Prozess der Rehabilitation und der Teilhabe bei einem von Behinderung bedrohten oder behinderten Menschen komplex ist und stark variieren kann. Daraus folgt, dass Rehabilitation kein einheitliches standardisiertes Verfahren sein kann, das für alle Rehabilitanden gleich abläuft. Ihrer Individualität und ihren jeweiligen besonderen Bedürfnissen ist möglichst weitgehend Rechnung zu tragen, um der Vielfalt möglicher Beeinträchtigungen gerecht werden zu können. Die Zielsetzungen sind im Verlauf der Rehabilitation den unterschiedlichen Stadien anzupassen, zu überprüfen und zu modifizieren (Stähler 2005).

■ Interdisziplinarität

Um dem ganzheitlichen Ansatz gerecht zu werden, braucht es eine enge interdisziplinäre Zusammenarbeit aller Berufsgruppen in der Rehabilitation nach dem Prinzip der Interdisziplinarität und der Teamarbeit (Steinke und Philgus 2005):

> „Vorbedingung für das Gelingen einer konsequenten interdisziplinären Zusammenarbeit sind eine integrative Maßnahmenplanung, die eine Loslösung von starren Berufsrollen, partiell auch die Aufgabe von Hierarchien voraussetzt sowie intensive Kommunikationsprozesse zwischen den verschiedenen innerhalb einer Rehabilitationseinrichtung tätigen Fachkräften und den Personen in verschiedenen Institutionen".
>
> „Weitere Aspekte für das Gelingen der Zusammenarbeit sind unter anderem die Entwicklung einer gemeinsamen Sprache der Teammitglieder anhand der ICF, Basiskenntnisse über die Grundlagenkompetenzen der anderen im Team vereinigten Berufsgruppen sowie eine an der jeweiligen Aufgabenstellung orientierte Regelung der Verantwortlichkeit und des Koordinationsbedarfs" (Steinke und Philgus 2005).

Diese Vorstellung von Interdisziplinarität ist Voraussetzung, um die grundsätzlichen Aufgaben, die sich aus dem Modell der funktionalen Gesundheit der WHO (s. Kap. 1) ergeben, umzusetzen.

2.1.5 Wirksamkeit ganzheitlicher, Teilhabe-orientierter Rehabilitation

Wissenschaftliche Ergebnisse zur Wirksamkeit Teilhabe-orientierter Rehabilitation liegen erst spärlich vor. Einige wenige Untersuchungen in den USA und in England lassen aber erkennen, dass ganzheitliche, interdisziplinäre ambulante wohnortnahe Rehabilitation die Teilhabe am sozialen Leben und das Ausmaß der sozialen Integration signifikant nachhaltiger fördert (Malec 2001; Goranson et al. 2003; Cicerone et al. 2004) als traditionelle funktionsbezogene Rehabilitation. Die Effekte erwiesen sich in der Nachuntersuchung auch noch nach 2 Jahren als haltbar (Powell et al. 2002). Die bisher vorliegenden Instrumente zur Messung von Teilhabe-Störungen, z. B. das Mayo-Portland Adaptability Inventory oder Community Integration Questionnaire erfassen allerdings noch nicht alle Aspekte der Teilhabe, wie sie in der ICF klassifiziert werden. Die ICF selbst ist als Messinstrument noch nicht alltagstauglich (Frommelt und Grötzbach 2005). Außerdem gibt es in den vorliegenden Messinstrumenten, z. B. für Schlaganfall, bislang keine Übereinstimmung hinsichtlich der für das Rehabilitationsergebnis relevanten Domänen. Meist liegt das Schwergewicht auf der Erfassung von Lebensqualität oder Wohlbefinden, oder die Instrumente trennen nicht ausreichend zwischen der Ebene von Funktionsstörungen, Aktivitäten und Teilhabe (Salter et al. 2005). Sie sind im Übrigen für den deutschen Sprachraum noch nicht validiert.

2.2 Umsetzung der Reha-Philosophie in Struktur und Prozess

Für die Umsetzung des Teilhabe-Gedankens und der oben genannten Handlungsprinzipien in die Rehabilitation von Menschen mit erworbenen Hirnschädigungen hat die BAR Rahmenempfehlungen (2005) herausgegeben, die vor allem Merkmale der Strukturqualität für die ambulante Rehabilitation vorgeben und – wenn auch in deutlich geringerer Ausführlichkeit – für die Prozessqualität. Keine Vorgaben werden derzeit zur Ergebnisqualität gemacht. Im allgemeinen Teil dieser Rahmenempfehlungen werden nochmals Grundsätze der Reha-Philosophie aufgeführt. Im Vordergrund stehen die ICF-Orientierung des Rehabilitationsansatzes und die Notwendigkeit, alle Mitarbeiter entsprechend zu schulen. Die Betroffenen Teilhabe-orientiert zu rehabilitieren, verlangt eine wohnortnahe und arbeitsplatznahe Behandlung, da nur so das Lebensumfeld des Betroffenen miterfasst und in die Rehabilitation miteinbezogen werden kann. Nicht zuletzt wird nochmals die Notwendigkeit von interdisziplinärer und transdisziplinärer Teamkompetenz betont. In der nachfolgenden Beschreibung von Indikation, Struktur und Prozess bilden wir im Wesentlichen die Merkmale unserer Einrichtung ab.

Indikationen:
- Schlaganfall
- Schädel-Hirn-Trauma
- neurochirurgische Eingriffe
- zerebrale Hypoxie
- Enzephalitis

2.2.1 Struktur

Die Behandlung wird von einem interdisziplinären Team geleistet.

Fachbereiche im interdisziplinären Team
- Neurologie
- Neuropsychologie
- Physiotherapie
- Ergotherapie
- Sprachtherapie
- Kunsttherapie
- Sozialtherapie
- Dokumentation
- Sekretariat

Zu Strukturmerkmalen, vor allem der ambulanten wohnortnahen Rehabilitation, gehören auch Rahmenbedingungen wie das therapeutische Milieu. In der Konzeption einer ganzheitlichen oder holistischen Rehabilitation nimmt das therapeutische Milieu, d. h. das soziale und emotionale „Klima", in dem die Behandlung stattfindet, eine besondere Rolle ein (s. Prigatano 2004)

Das therapeutische Milieu wird geschaffen durch eine Haltung des Respekts und der Akzeptanz gegenüber den betroffenen Menschen, aber auch von diesen untereinander. Darüber hinaus sind Gruppentherapien, die psychische Stabilität, Selbstwahrnehmung und soziale Verhaltensweisen (Selbstregulation, Kommunikation) fördern, zentrale Bestandteile des Programms. Das Feedback von Therapeuten und Mitpatienten zu Aspekten der Selbstwahrnehmung, Akzeptanz oder dem Gebrauch kompensatorischer Strategien sowie das Erleben von Erfolgen und Erreichen von Zielen schafft ein Milieu, in dem Patienten Integration erfahren und Verantwortung übernehmen können.

2.2.2 Prozess

Diagnostik

Alle Bereiche führen eine fachspezifische Diagnostik zur Erfassung von Funktionsstörungen und Aktivitätsstörungen durch. Sie stützen sich dabei auf wissenschaftlich validierte Messinstrumente oder Skalen. Zur Frage der Beeinträchtigungen von Alltagskompetenz füllen die Betroffenen, ihre Angehörigen und die Therapeuten Fragebögen (Marburger Kompetenz-Skala, MKS) aus, um die Selbsteinschätzung im Vergleich zur Fremdeinschätzung zu erfassen. Eine spezifische Teilhabe-Diagnostik erfolgt interdisziplinär mithilfe der ICF-Therapiezielliste (Netz 2005).

Am Ende der Therapie werden die diagnostischen Untersuchungen zur Erfassung von Funktionen und Aktivitäten in den Fachbereichen wiederholt, ebenso wie die Erfassung der Teilhabe-Leistungen mithilfe der ICF-Therapie-Zielliste (Netz 2005).

Therapiestruktur und Therapieangebote

Die Therapie erfolgt in Einzelbehandlungen, in Gruppentherapien und in Aufgaben, die selbstständig zu lösen sind (Selbsttherapie), sowohl im Bereich von Funktions- und/oder Aktivitätstraining und im Bereich von Teilhabe-Therapie im Rahmen der Projektarbeit (s. Kap. 11).

Bei den **Einzelbehandlungen** liegt in allen Fachbereichen ein Schwerpunkt auf dem funktionellen Üben. Vor allem in den neuropsychologischen Behandlungen, aber auch in den funktionell-motorischen Fachbereichen Physiotherapie und Ergotherapie und in der Sprachtherapie können Teile der Krankheitsbewältigung im Mittelpunkt stehen. Denn die Behandlung selbst zwingt den betroffenen Menschen immer wieder, sich der funktionellen Defizite bewusst zu werden und sich damit auseinander zu setzen. Jeder Patient erhält einen *Primärtherapeuten*. Dessen Aufgabe besteht darin, eine umfassende Teilhabe-bezogene Anamnese zu erheben, Ziele zu vereinbaren, den Therapieverlauf immer wieder mit dem Patienten zu besprechen sowie Wünsche oder Änderungen in der Zielsetzung aufzunehmen. Auch Fragen zu medizinischen Problemen, zu Schwierigkeiten mit Versicherungen oder zur allgemeinen Lebensführung finden hier Platz und können an die zuständigen Fachbereiche weitergeleitet werden. Unabhängig von der direkten Arbeit mit dem Patienten liegt eine wichtige Aufgabe darin, Kontakt mit den Angehörigen aufzunehmen (s. Kap. 12). Wenn der Patient vor der Erkrankung oder Verletzung berufstätig war und wieder in das Erwerbsleben zurück möchte, und dazu auch in der Lage ist, nimmt der Primärtherapeut gemeinsam mit der Sozialtherapeutin Kontakt mit dem Arbeitgeber auf und leitet die berufliche Wiedereingliederung ein (s. Kap. 13).

Gruppenstunden ermöglichen durch die Anwesenheit anderer Personen dem Patienten ein alltagsnäheres, „realistischeres" Umfeld als abgeschirmte Einzelstunden. Zusätzlich erlauben sie, dass sich die Teilnehmer als vergleichbar Betroffene gegenseitig akzeptieren und sich Lösungswege voneinander abschauen. Schließlich fördern Gruppen die soziale Integration und den Zusammenhalt zwischen den Beteiligten. Schuri und Schneider (2002) betonen,

Tabelle 2.2 Angebot an Gruppentherapien

Funktionelles Üben	Aktivitäten und Teilhabe üben	Krankheits-Bewältigung	Prävention
Orientierungsgruppe	Aphasikergruppe	Kompetenztraining	Gesundheitstraining
Gedächtnisgruppe 1,2	Zeitungsgruppe	Integrative Therapie	Entspannungsgruppe
Zahlen/Planen/Logik	Gehtraining	Kunsttherapie	
Wahrnehmungsgruppe	Haushaltsgruppe		
multimodales Lernen	Fahrradgruppe		
Konzentrationsgruppe	Tischtennisgruppe		
Armtrainingsgruppe	Spielegruppe		
Werken	Projektarbeit		
Gleichgewichtsgruppe 1,2	Wiedereingliederungsgruppe		
Sprechtraining			

dass sich Gruppen gut für die Vermittlung allgemeiner Verhaltensregeln und das Üben sozialer Kompetenzen eignen. Dies gilt z. B. für den problemzentrierten Einsatz von Gedächtnisstrategien.

Die Gruppentherapie ermöglicht es, Wirkfaktoren zu nutzen, die in dieser Form in der Einzeltherapie nicht vorhanden sind. Dazu gehört nicht zuletzt die Erfahrung der Patienten, dass sie mit ihrem Leiden nicht alleine sind. Die Wirksamkeit von Gruppentherapien hat sich auch im Bereich des motorischen Lernens zeigen lassen und liegt oft über der des Einzeltrainings (McNevin et al. 2000).

■ Individualisierte, Teilhabe- und alltagsorientierte Ziel- und Behandlungsplanung im Team

Die Zielfindung und die Zielvereinbarung mit dem einzelnen Patienten ist ein Prozess, der in den Stadien der Rehabilitation an Komplexität zunimmt, je stärker die Wiedereingliederung in Familie, Gesellschaft und Beruf in das Zentrum der Behandlung rückt. Während in der Frühphase der Rehabilitation, vor allem bei schwerer Erkrankung oder Verletzung, medizinische Gesichtspunkte die Behandlung bestimmen, nehmen in der Spätphase verschiedene, oft heterogene oder sich widersprechende Faktoren Einfluss auf die Zielfestsetzung (siehe **Abb. 2.2**).

Das SGB IX fordert nicht mehr die Beseitigung von Funktionsstörungen als Ziel der Rehabilitation, sondern die bestmögliche Wiederherstellung von Teilhabe. Hierfür müssen jedoch die medizinischen Möglichkeiten, d. h. die medizinische Prognose, aber auch die fördernden und behindernden Faktoren ebenso wie die Wünsche des betroffenen Menschen abgewogen werden, damit ein konkretes und auch erreichbares Rehabilitationsziel vereinbart werden kann. Bei den Patientenwünschen muss zwischen den ausgesprochenen Behandlungszielen („… meine Hand soll besser werden") und den oft unausgesprochen Wünschen („… die Behinderung der Hand soll für die anderen nicht mehr erkennbar sein") unterschieden werden, d. h. dem Wunsch nach Funktionsverbesserung und dem Wunsch, Stigmatisierung oder Beschämung durch die Behinderung zu vermeiden. Nicht zuletzt spielen hierbei auch die Wünsche und Erwartungen der Angehörigen eine Rolle, ebenso wie die Erwartungen und die Einschätzungen der Therapeuten im Hinblick auf Erfolg und Wirksamkeit von Therapieverfahren. Kontextfaktoren wie die wirtschaftlichen, beruflichen und familiären Umstände beim Patienten nehmen oft entscheidenden Einfluss auf die Festlegung von Therapiezielen. Der vom Kostenträger bewilligte Zeitumfang für rehabilitative Behandlung entscheidet wesentlich darüber, welche Ziele dann auch realistischerweise erreicht werden können.

Bisher sind für den Prozess der Zielfindung und Zielfestlegung Verfahren beschrieben worden, die sich noch nicht an den sozialrechtlichen Vorgaben des SGB IX orientieren, sondern Reha-Ziele heuristisch aus einem Bündel von allgemeinen Lebenszielen festlegen. Diese Verfahren selbst sind jedoch stark formalisiert festgelegt, damit der Grad der Zielerreichung im Verlauf und nach Abschluss der Rehabilitation quantitativ überprüft werden kann (Malec et al. 1991, Beckers et al. 2002; Goldenberg et al. 2001).

■ Verlaufsbesprechung im Team zur Zielerreichung und Therapieanpassung

Das interdisziplinäre Team bespricht in regelmäßigen Abständen den Behandlungsverlauf. Dabei wird überprüft, wie sich die vereinbarten Ziele in den Einzeltherapien, in den Gruppen und vor allem in der Projektarbeit (s. Kap. 11) umsetzen lassen. In der

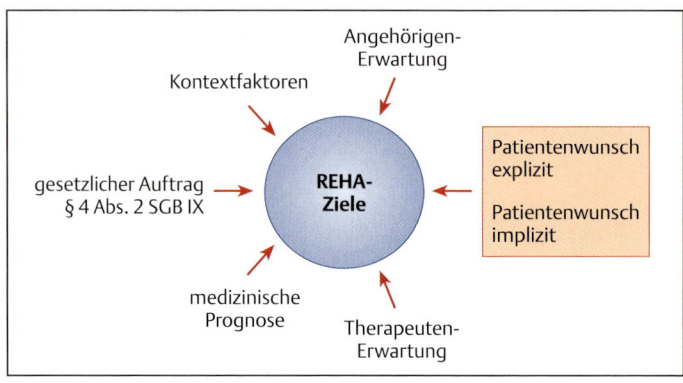

Abb. 2.2 Komplexität der Reha-Ziele.

Besprechung werden auch die Informationen aus den einzelnen Fachbereichen über Motivation, Antrieb und Flexibilität zusammengetragen. Externe und interne Kontextfaktoren, die sich in der Behandlung als hemmend, manchmal aber auch als fördernd herausstellen, gehen in die Bewertung mit ein ebenso wie die Informationen aus den Angehörigengesprächen. Die Verlaufsbesprechung hat daher zum Ziel, die vereinbarten Therapieziele zu überprüfen und gegebenenfalls zu modifizieren. Zu den Aufgaben der Zielmodifikation gehört auch, *rechtzeitig* über die weitere Versorgung, weitere Therapien oder eine berufliche Wiedereingliederung nachzudenken und die dafür notwendigen Schritte einzuleiten. Sofern eine Therapieverlängerung als notwendig erachtet wird, werden hier die notwendigen Argumente für den Verlängerungsantrag zusammengetragen. Das „Clinical Reasoning" (s. Kap. 3) findet hier interdisziplinär statt. Besprechungsablauf und die Dokumentation der Teambesprechung sind in einem vorgegebenen Dokumentationsblatt formalisiert.

Ergebnisdokumentation, Ergebnismessung und Ergebnisbewertung

Das interdisziplinäre Team trägt in der Abschlussbesprechung zusammen, wie weit die vereinbarten Ziele erreicht worden sind. Der Grad der Zielerreichung wird gemeinsam quantitativ eingeschätzt auf einer Schulnotenskala von 1 bis 6. Zu der abschließenden Ergebnisbewertung gehört auch, die Arbeitsbeziehung des Patienten zu den Therapeuten einzuschätzen und den Einfluss fördernder und/oder hemmender Kontextfaktoren zu erfassen. Auch die vereinbarten Nachsorgeregelungen werden dokumentiert.

Über die auf einzelne Patienten bezogene Therapiebewertung hinaus werden als Bestandteil der Ergebnisqualität auch allgemeine Therapiekennzahlen formalisiert erfasst wie z. B. die Anzahl behandelter Patienten, deren demografische Daten (Alter, Geschlecht), ihre Diagnosen, Behandlungsdauer, Grad der Zielerreichung und Anzahl von eingeleiteten beruflichen Wiedereingliederungen. Die Ergebnisse werden in einem Jahresbericht veröffentlicht. Zu speziellen Fragen des Therapieergebnisses („outcome") werden Forschungsprojekte – oft im Rahmen von Promotions-, Diplom- oder Masterarbeiten – durchgeführt, deren Ergebnisse regelmäßig in Fachjournalen veröffentlicht werden.

Teamsupervision

Um die interdisziplinäre therapeutische Arbeit erfolgreich durchführen zu können, bedarf es einer externen Teamsupervision. In der Teamsupervision kommen sowohl Schwierigkeiten in der Arbeit mit Patienten als auch Themen, die das Team untereinander betreffen, zur Sprache, wie zum Beispiel unzureichende Kommunikation, Abgrenzung in der interdisziplinären Arbeit, Konflikte im Team oder Arbeitsunzufriedenheit. Teamsupervision findet bei uns alle vier Wochen für zwei Stunden statt.

2.2.3 Transfer der Therapie in eine erfolgreiche Teilhabe

Ziel der Behandlung ist es, dass die Patienten die in der Behandlung erlernten Strategien und Fertigkeiten erfolgreich in ihren Alltag und damit in ihre Teilhabe umsetzen können. Die folgenden therapeutischen Angebote, die im Einzelnen in den nachfolgenden Kapiteln ausführlich besprochen werden, sind dafür von besonderer Bedeutung:

- Projektarbeit (s. Kap. 11)
- Überprüfung und Sicherung des Transfers in den Alltag über regelmäßige Hausbesuche (s. Kap. 10)
- Beratung und Unterstützung der Angehörigen: Einbeziehen der Angehörigen in den therapeutischen Ablauf in Form von regelmäßig stattfindenden Praxis-Infotagen, bei Bedarf zusätzliche Einzelgespräche (s. Kap. 12), Selbsthilfegruppen
- Sozialtherapeutische Beratung
- Vorbereitung und Begleitung der beruflichen Wiedereingliederung auch am Arbeitsplatz (s. Kap. 13)

2.3 Grenzen

Auch eine „ideale" Reha-Philosophie findet ihre Grenzen dort, wo ihrer Umsetzung in den klinischen Alltag zu große Hindernisse entgegenstehen. Solche Grenzen können in Motivation und in der mangelnden Bereitschaft der Patienten liegen, gemeinsam an einer Verbesserung von Teilhabe zu arbeiten. Ebenso entstehen Schwierigkeiten, wenn Angehörige das Therapiekonzept nicht akzeptieren. Aber auch fehlende Übereinstimmung „in der Denke" im interdisziplinären Team kann die Umsetzung von Reha-Philosophie erschweren. Dies gilt besonders dann, wenn die Bereitschaft fehlt oder nicht ausreicht, sich mit dem Therapiekonzept zu identifizieren. Grenzen können auftauchen, wenn es die Rahmenbedingungen nicht ermöglichen, die geforderte Reha-Philosophie umzusetzen. Eine solche Situation kann zum Beispiel entstehen, wenn die Verlängerung der Therapie, die zum Erreichen der selbstständigen Teilhabe wie etwa der selbstständigen Haushaltsführung notwendig wäre, vom Kostenträger abgelehnt wird. In allen Fachbereichen werden Therapeuten immer wieder mit derartigen Grenzen konfrontiert.

Literatur

Beckers K, Netz J, Hömberg, V. The measurement of outcome in day care neurological rehabilitation: discrepancies between changes in FIM and Barthel scores and achievement of treatment goals. Neuropsychological Rehabilitation. 1999;9:437–46.

Bundesarbeitsgemeinschaft für Rehabilitation. Die Zukunft der Rehabilitation und Teilhabe – Orientierungsrahmen für die Arbeit der Bundesarbeitsgemeinschaft für Rehabilitation (BAR) ab 2004. Frankfurt: Rehabilitation. 2005;44:50–7.

Bundesarbeitsgemeinschaft für Rehabilitation (Hrsg.) Rehabilitation und Teilhabe. Wegweiser für Ärzte und andere Fachkräfte der Rehabilitation. Köln: Deutscher Ärzte-Verlag; 2005.

Bundesarbeitsgemeinschaft für Rehabilitation BAR (Hrsg). (2005) Rahmenempfehlungen zur ambulanten neurologischen Rehabilitation. Frankfurt: ISSN 0933–8462; 2005

Cicerone KD, Mott T, Azulay J, Friel JC. Community integration and satisfaction with functioning after intensive cognitive rehabilitation for traumatic brain injury. Arch Phys Med Rehabil. 2004;85: 943–50.

Fries W, Anreiter B, Seiler S. Ambulante neuropsychologische Rehabilitation in einer interdisziplinären Praxis. Konzepte und Ergebnisse. In: Fries W. (Hrsg): Ambulante und teilstationäre Rehabilitation von Hirnverletzten. München, Bern, Wien, New York: Zuckschwerdt; 1996:8–14.

Frommelt P, Grötzbach H. Einführung in die ICF in der Neurorehabilitation, Neurologie und Rehabilitation. 2005; 11, 171–178.

Frommelt P, Katzenmeier F. Zur Geschichte der neurologischen Rehabilitation. In: Frommelt P, Grötzbach H (Hrsg). NeuroRehabilitation. Berlin, Wien: Blackwell Verlag.; 1999:1–18.

Gauggel S. Marburger Kompetenzskala (MKS). 1998; http://www.tu-chemnitz.de/phil/psych/professuren/klinpsy/ress/mks_skala.shtml (accessed April 26, 2006)

Gerdes N, Baum R, Greulich W, Schüwer U, Jäckel WH. Eingangsbelastung der Patient(inn)en und Ergebnisqualität der Rehabilitation nach Schlaganfall. Rehabilitation. 2003;42:269–83.

Goldenberg G, Pössl J, Ziegler W. Neuropsychologie im Alltag. Stuttgart: Thieme; 2001.

Goranson TE, Graves RE, Allison D, La Freniere R. Community integration following multidisciplinary rehabilitation for traumatic brain injury. Brain Injury. 2003;17:759–74.

Hüller E, Schuntermann MF. Behinderung/chronische Krankheit und Internationale Klassifikation der Funktionsfähigkeit, Behinderung und Gesundheit (ICF). In: Bundesarbeitsgemeinschaft für Rehabilitation (Hrsg.) Rehabilitation und Teilhabe. Wegweiser für Ärzte und andere Fachkräfte der Rehabilitation. Köln: Deutscher Ärzte-Verlag; 2005: S. 12–22.

ICF – International Classification of Functioning, Disability and Health. World Health Organization, Geneva 2001

Koch U, Morfeld M. Weiterentwicklungsmöglichkeiten der ambulanten Rehabilitation in Deutschland. Rehabilitation. 2004;43:284–95.

Malec JF, Smigielski JS, DePompolo RW. Goal attainment scaling and outcome measurement in postacute brain injury rehabilitation. Arch Phys Med Rehabil. 1991;72:138–43.

Malec JF. Impact of comprehensive day treatment on social participation for persons with acquired brain injury. Arch Phys Med Rehabil. 2001;82:885–95.

McNevin NH, Wulf G, Carlson C. Effects of attentional focus, self-control, and dyad training on motor learning: implications for physical rehabilitation. 2000;80:373–85.

Netz J. Konstuktion und Praxiserprobung einer ICF-orientierten Therapiezielliste und Outcome-Messung in der ambulanten Neurorahabilitation. Neurologie und Rehabilitation. 2005;11(4):227–35.

Powell J, Heslin J, Greenwood R. Community based rehabilitation after severe traumatic brain injury: a randomised controlled trial. J Neurol Neurosurg Psychiatry. 2002;72:193–202.

Prigatano G. Prinzipien der neuropsychologischen Rehabilitation. Heidelberg: Springer; 2003.

Salter K, Jutai JW, Teasell R, Foley NC, Bitensky J, Bayley M. Issues for selection of outcome measures in stroke rehabilitation: ICF Participation. Disabil Rehabil. 2005;27:507–28.

Schönle PW. Ambulante neurologische Rehabilitation. Neurologie & Rehabilitation 2. 1997: 87–95.

Stähler T. Wichtige Handlungsprinzipien von Rehabilitation und Teilhabe. In: Bundesarbeitsgemeinschaft für Rehabilitation (Hrsg.) Rehabilitation und Teilhabe. Wegweiser für Ärzte und andere Fachkräfte der Rehabilitation. Köln: Deutscher Ärzte-Verlag; 2005: S. 24–7.

Steinke B., Philgus B. Moderne (zeitgemäße) Rehabilitation und Teilhabe. In: Bundesarbeitsgemeinschaft für Rehabilitation (Hrsg.) Rehabilitation und Teilhabe. Wegweiser für Ärzte und andere Fachkräfte der Rehabilitation. Köln: Deutscher Ärzte-Verlag; 2005: S. 4.

Verband Deutscher Rentenversicherungsträger, VDR (Hrsg.) Kommission zur Weiterentwicklung der Rehabilitation in der gesetzlichen Rentenversicherung. Abschlußberichte Band III, Arbeitsbereich „Rehabilitationskonzepte", Teilband 3. VDR. Frankfurt/Main VDR; 1991: S. 902.

3 Üben oder Anpassen? Therapeutische Entscheidungen (Clinical Reasoning) in der Teilhabe-orientierten Rehabilitation

Wolfgang Fries, Claudia Pott, Nicole Lojewski

> *In zweifelhaften Fällen entscheide man sich für das Richtige.*
> *(Karl Kraus)*

Im therapeutischen Vorgehen gibt es immer „Knotenpunkte" an denen entschieden werden muss, welche therapeutischen Strategien angewandt, geändert oder beendet werden müssen. Um diese Entscheidungsfindung im Therapieprozess geht es in diesem Kapitel. Hier werden nicht konkrete Handlungsanweisungen gegeben, vielmehr werden die Entscheidungsgrundlagen im Sinne eines „Clinical Reasoning" kritisch diskutiert.

3.1 Worum geht es?

Aufgabe und Ziel der Rehabilitation liegen darin, die selbstbestimmte Teilhabe bestmöglich zu fördern. Was das heißt und in welchem Rahmen es zu erfolgen hat, ist in den vorangegangenen Kapiteln beschrieben. Dieses Kapitel beschäftigt sich mit der Frage, mit welchen Mitteln dieses Ziel erreicht werden kann. So, wie sich die Beeinträchtigungen in der Teilhabe (s. Kap. 1) präsentieren, lässt sich nicht zwangsläufig erkennen, in welchem Umfang funktionelles Üben, der Einsatz von Kompensationen und Anpassung an bestehende Einschränkungen erforderlich sind. Wenn Beeinträchtigungen in der Teilhabe in einer komplexen, nichtlinearen Weise von Funktionsstörungen und Einschränkungen in Aktivitäten, aber auch von äußeren und inneren Kontextfaktoren bedingt werden, müssen die therapeutischen Interventionen diesen unterschiedlichen Bedingungen entsprechen.

Im Hinblick auf das Üben genügt es nicht, in der Therapie unter dem Segel des „Top-Down-Ansatzes" einfach nur „Teilhaben" zu üben, z. B. mit therapeutischer Unterstützung Einkaufen zu gehen, ins Café zu gehen oder Geld am Bankautomaten zu ziehen, wenn der betroffene Mensch nicht über die dazu notwendigen Fertigkeiten („Functional Skills") verfügt. Denn Teilhabe heißt nicht, passiv teilzunehmen, sondern aktiv und selbstbestimmt im sozialen Umfeld zu handeln. Sie ist immer daran zu überprüfen, in welchem Umfang der betroffene Mensch Aktivitäten selber auswählen und durchführen kann. Umgekehrt führt funktionelles Üben von so genannten Basisfertigkeiten im Bereich der Motorik, wie z. B. das Üben von Kraft und Einzelbewegungen, oder in der Neuropsychologie das Training der Aufmerksamkeit, selbst wenn es erfolgreich ist, nicht automatisch zu einem Einsatz im Alltag im Sinne einer Verbesserung der Teilhabe.

> Wenn ein Mensch in der Tanzschule komplizierte Rumbaschritte erlernt hat und auch perfekt beherrscht, heißt das noch nicht, dass er auf der nächsten Tanzveranstaltung auch toll Rumba tanzt. Es könnte vielleicht affig aussehen und er traut sich nicht, oder der Tanzpartner beherrscht die Schritte nicht, oder es wird gar kein Rumba gespielt, oder … oder … Nach einem halben Jahr ist alles weg.

Die Fähigkeit, aktiv und selbstbestimmt im Alltag über Funktionen, Fähigkeiten oder Fertigkeiten zu verfügen, ergibt sich nicht aus dem „funktionieren" der Funktion selber.

Im klinischen Alltag ist daher immer wieder zu prüfen und vor allem auch zu entscheiden, was wie viel und wie lange funktionell geübt werden soll, wann welche Kompensationsstrategien und Hilfsmittel eingesetzt werden und wann und wie viel Anpassung im Alltag nötig ist. Diese Entscheidungsprozesse finden an „Knotenpunkten" im Therapieverlauf statt, d. h. wenn geklärt werden muss, zu welchem Zeitpunkt und unter welchen Konditionen die therapeutischen Strategien zu modifizieren sind. Derartige Entscheidungen müssen dann getroffen werden,

- wenn sich trotz intensiven Übens keine funktionellen Verbesserungen zeigen,
- wenn Kompensationsstrategien oder Hilfsmittel nicht akzeptiert und angenommen werden,
- wenn der von den Kostenträgern bewilligte Zeitraum nicht ausreicht, durch intensives funktio-

nelles Üben auch stabile Verbesserungen zu erzielen,
- wenn keine ausreichende Motivation zur Mitarbeit in der Übungssituation besteht, sei es direkt erkrankungsbedingt, sei es aufgrund schwerer depressiver Störungen, sei es aufgrund von sekundärem Krankheitsgewinn (Awareness-Störungen, s. Kap. 4),
- wenn nur *für* und *mit* den Therapeuten geübt wird und hier auch Verbesserungen erzielt werden, diese aber zu Hause nicht umgesetzt werden („Schul-Effekt" der Rehabilitation),
- wenn die erklärten Therapieziele (z. B. „... ich möchte meine Hand wieder besser benutzen können") und die unausgesprochen Ziele (z. B. „... die anderen sollen meine Behinderung nicht mehr bemerken") zu stark divergieren,
- wenn die Angehörigen die notwendigen Veränderungen und die Anpassung an die Erkrankungsfolgen nicht mittragen und entweder zu überfürsorglich oder zu wenig unterstützend sind.

Zu diskutieren ist hier also, welche Kriterien zur Verfügung stehen, mit deren Hilfe entschieden werden kann, welche therapeutische Intervention wann und wie lange angewandt wird, um das angestrebte Ziel einer Teilhabe-Verbesserung zu erreichen. Im Hinblick auf die Komplexität der auf den Rehabilitationsverlauf einwirkenden Faktoren und die individuellen Bedingungen in jedem einzelnen Fall können hier keine allgemeinen, verbindlichen Entscheidungsgrundlagen vorgelegt werden. Zwar geht die Entwicklung dahin, auch für die neurologische Rehabilitation Behandlungspfade (siehe Schleep 2005) und Leitlinien zu entwickeln. In allen Fachbereichen stehen mittlerweile evidenzbasierte wirksame Verfahren zur Verfügung. Auf der Grundlage dieser Ergebnisse wurden bereits Leitlinien zur motorischen Rehabilitation nach Schlaganfall von den wissenschaftlichen Fachgesellschaften der Neurologie und der neurologischen Rehabilitation (DGN, DGNR und DGNKN) entwickelt und veröffentlicht (Nelles et al. 2002; Freivogel und Hummelsheim 2003). Ebenso liegen Leitlinien für die Sprachtherapie vor (GAB 2000; DGN 2002; aphasie suisse 2005). Leitlinien für kognitive Therapien werden derzeit noch von der Gesellschaft für Neuropsychologie (GNP) zur Veröffentlichung vorbereitet.

Um individuelle therapeutische Entscheidungen treffen zu können, ist es notwendig, sich mit der Wirksamkeit von Therapie oder Übungsverfahren grundsätzlich auseinander zu setzen, ebenso wie mit der Frage, in welchem Umfang in der Rehabilitation erlernte Funktionsverbesserungen in Alltagsaktivitäten transferiert werden. Wie die Teilhabe in einzelnen Lebensbereichen durch Übungen verbessert werden kann, sollen die nachfolgenden Kapitel erörtern. Hier sollen die generellen Aspekte von funktionellem Üben, Kompensationsstrategien und Anpassen beleuchtet und kritisch abgewogen werden. Diese wichtige Aufgabe, therapeutische Entscheidungen auf der Basis genauer Befunderhebung, exakter klinischer Beobachtung und unter Einbeziehung klinischer Erfahrung und des fachbezogenen Expertenwissens zu treffen, hat unter dem Namen „Clinical Reasoning" Eingang in die therapeutische Arbeit gefunden (Unsworth 1999; Feiler M. 2003; Klemme 2005). Hier soll der Versuch unternommen werden, rational begründbare Entscheidungskriterien darzulegen, die dem Clinical Reasoning im konkreten Fall zugrunde gelegt werden können. Aus Gründen der Übersichtlichkeit beschränkt sich dieses Kapitel auf den Bereich der motorischen Rehabilitation, für den auch die umfangreichste Literatur zur Wirksamkeit und den Grenzen von Therapieverfahren vorliegt. Die Prinzipien gelten jedoch gleichermaßen auch für alle anderen Fachbereiche und können in vielen Fällen übertragen werden.

3.2 Möglichkeiten und Grenzen therapeutischer Intervention

3.2.1 Prinzipien des funktionellen Übens

Rehabilitation zentralmotorischer Funktionsstörungen wird in modernen therapeutischen Konzeptionen als motorischer Lernprozess betrachtet. Dabei werden die wissenschaftlichen Erkenntnisse zum motorischen Lernen berücksichtigt (Majsak 1996). Das funktionelle und zielorientierte Üben besitzt eine wissenschaftlich begründete und rationale Grundlage und ist durch zahlreiche Studien gut „evidenzbasiert". Als zentrale Strategie in der motorischen Neurorehabilitation wurde es erstmals von Carr und Shepherd umfassend beschrieben und von diesen Autoren als „Motor-Relearning-Programm" bezeichnet (Carr, Sheperd 1987). Das funktionelle Üben umfasst eine Reihe wichtiger Elemente, die nachfolgend noch im Einzelnen erläutert werden:

Elemente des funktionellen Übens
Repetition
- Automatisierung (Verminderung kognitiver Kontrolle)
- Ökonomisierung (Verminderung Energieaufwand)

Shaping
- Lerntheoretisches Prinzip (Erfolgs-Rückkopplungs-Verstärkung)
- Vermeidung erworbenen Nichtgebrauchs bei wiederholtem Fehlschlag

Aufgaben-/zielorientiertes Üben
Fokus der Aufmerksamkeit (motorisches Training)
- Ergebnisorientiert, nicht bewegungsorientiert
- Zurückhaltung mit expliziter Information bei Patienten

Self-control (selber und selbstbestimmt üben!)
Üben in (Klein-)Gruppen

Repetition

Repetition meint die vielfache Wiederholung von einfachen, aber auch komplexen Bewegungen. Ziel der Repetition ist es, die Bewegungstrajektorien zu optimieren und damit den Bewegungsablauf flüssiger und mit weniger Kraft- und damit Energieaufwand zu gestalten. In einer Reihe kontrollierter Untersuchungen konnte die Wirksamkeit für die motorische Funktionserholung der oberen Extremität – auch im Langzeitverlauf – bei Schlaganfallpatienten belegt werden (Bütefisch et al. 1995; Feys et al. 1998; Feys et al. 2004). Das repetitive Training *komplexer* Bewegungen der oberen Extremität erweist sich dagegen einem funktionell orientierten Training nicht überlegen (Woldag et al. 2003). Der Befund weist damit auf die Notwendigkeit des Shapings bei komplexen Hand-Armbewegungen hin. Für die untere Extremität konnte der Vorteil des isolierten Übens von Teilbewegungen zur Verbesserung der Gehfähigkeit nicht belegt werden. Eine Ausnahme bildet hier das Krafttraining. Das repetitive Üben des komplexen Bewegungsablaufs von Stand- und Spielbeinphase ist erfolgreicher als das Laufbandtraining oder das Üben des Gehens an sich.

Repetitives Krafttraining ist repetitives Üben von isolierten Bewegungen gegen kontinuierlich zunehmenden Widerstand. Repetitives Krafttraining der Muskeln der unteren Extremität führt bei hemiparetischen Patienten zu einem Kraftzuwachs (Weiss et al. 2000) und einer Verbesserung der Ganggeschwindigkeit und der Gehstrecke. Bestätigt wurde die Wirksamkeit eines spezifischen Krafttrainings auch für die obere Extremität (Winstein et al. 2004). Befunde, dass das Kraftdefizit wesentlicher für das funktionelle „outcome" ist als die „dexterity", weisen ebenfalls auf die Wirksamkeit eines Krafttrainings hin (Canning et al. 2004).

Aufgabe und Ziel von repetitivem Üben liegen darin, einen höheren Grad der Automatisierung in den Bewegungsabläufen zu erreichen. Durch eine höhere Automatisierung wird zur Ausführung der Aufgabe weniger Aufmerksamkeit und weniger (kognitive) Anstrengung benötigt. Neurobiologisch gesehen bedeutet dies, weniger (und weniger komplexe) neuronale Netzwerke für die Bewältigung einer Aufgabe in Anspruch nehmen zu müssen. Dadurch steht mehr (kortikale) Kapazität für neue Aspekte in der Aufgabe oder für andere, parallel zu erledigende Aufgaben zur Verfügung. Denn in der Regel werden Aufgaben immer zusammen mit anderen Tätigkeiten ausgeführt – das so genannte „Multitasking". Wir gehen, unterhalten uns mit einer anderen Person und schauen dabei gleichzeitig ins Schaufenster und nicht auf den Gehweg vor uns. Ein solcher Effekt von Änderung des neuronalen Aktivierungsmusters als Ausdruck eines zunehmenden Grades der Automatisierung durch Wiederholung konnte inzwischen auch in den bildgebenden Verfahren nachgewiesen werden. Bei Untersuchungen an gesunden Kontrollpersonen zeigte sich, dass im Übungsverlauf die neuronale Aktivität zunehmend von frontalen neokortikalen Strukturen in die Basalganglien, den Thalamus und das Kleinhirn verlagert wird (Floyer-Lea und Matthews 2004). Längsschnittuntersuchungen mit bildgebenden Verfahren zum Aktivierungsmuster bei Hemiparese zeigen, dass bei den Patienten mit guter funktioneller Restitution die neuronale (kortikale) Aktivierung der im gesunden Zustand nichtaktivierten Kortexareale deutlich zurückging und sich dem gesunden, normalen Aktivierungsmuster annäherte. Bei denjenigen, die auch im Verlauf motorische Aktivitäten nur mit großer Anstrengung ausführen konnten, zeigten sich weiterhin auch Kortexareale aktiviert, die normalerweise nicht an der Ausführung von Bewegungen beteiligt sind (Ward et al. 2003). Automatisierung durch repetitives Üben entspricht dem Prinzip der Ökonomisierung im Zentralnervensystem. Auch für die zentrale Kontrolle von Bewegung gilt die „Nützlichkeitsfunktion". Dieser Begriff, der eigentlich aus der Ökonomie stammt, meint, dass auch in der Motorik „Tasks" nur dann ausgeführt werden, wenn die „Nützlichkeit" den Aufwand überwiegt (Körding et al. 2004). Wenn dagegen eine Fertigkeit nicht ausreichend automatisiert und damit hinsichtlich des Kraft-, Energie- und Zeitaufwandes nicht hinreichend ökonomisch erbracht werden kann, wird sie nicht genutzt und geht damit wieder verloren (siehe auch Weiller 2005).

Shaping

Ein wichtiger Faktor für das funktionelle Üben ist das zielgenaue „Shaping", d. h. die Anpassung des Schwierigkeitsgrades der Übung an den momentan vorhandenen Stand der Fähigkeiten (siehe Woldag et al. 2003).

> Mit Shaping ist die sukzessive Steigerung des Schwierigkeitsgrades einer motorischen Anforderung – *in Abhängigkeit vom Bewegungserfolg* – hin zur der funktionell erwünschten Fertigkeit gemeint. Bezugspunkt ist das gesetzte Ziel. Ist das Ziel z. B. „mit dem Löffel zu essen", kann dies zuerst über das Einlöffeln von trockenen Bohnen in eine Schale geübt werden. Die Aufgabe ist dann, fünf Einlöffel-Bewegungen hintereinander zu bewältigen. Wird diese Anforderung erreicht, wird die Schale durch eine entsprechende Unterlage in eine immer höhere Position gebracht, bis der Löffel auf Mundhöhe ist (s. **Abb. 3.1**).

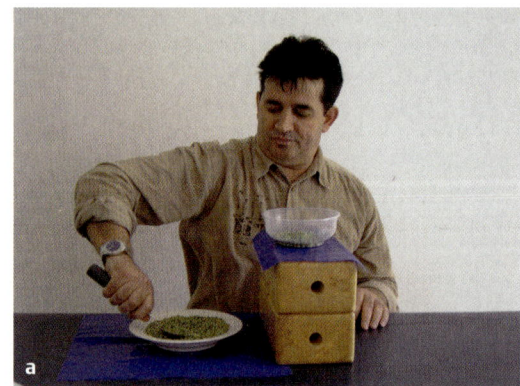
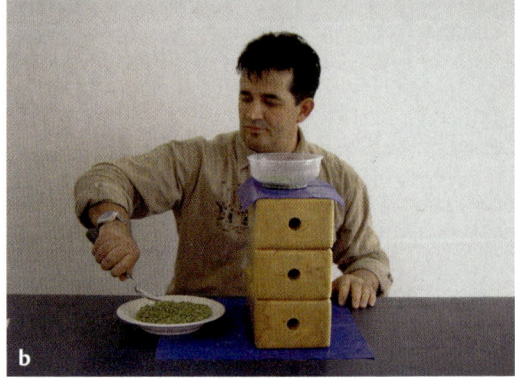

Der Begriff des Shaping entstammt der Theorie und Praxis des „operanten Konditionierens" (siehe Krech et al. 1985). Als „Methode der sukzessiven Annäherung" beschreibt es die Verhaltensausformung, bei der durch Verstärkung bei Erfolg auf der jeweiligen Schwierigkeitsstufe die Schwierigkeit der Aufgabe in kleinen, dem jeweiligen Leistungsvermögen angepassten Schritten gesteigert werden kann. Das entspricht dem lerntheoretischen Prinzip einer Erfolgs-Rückkoppelungs-Verstärkung, denn die Rückmeldung des Erfolges verstärkt den Lernerfolg und die Motivation, indem das eigene dopaminerge Belohnungssystem aktiviert wird (siehe Spitzer 2004). Ebenso wie der Erfolg beflügelt, kann wiederholter Misserfolg in einer Aufgabe die Motivation lähmen. Das Shaping hat daher auch die Aufgabe, durch Anpassung des Schwierigkeitsgrades einer Aufgabe zu vermeiden, dass es zu einem wiederholten Misserfolg kommt. Wer wiederholt mit einer Aufgabe scheitert, wird in Zukunft vermeiden, sie nochmals anzugreifen. Es kann dann im Prinzip zu einem erworbenen Nicht-Gebrauch kommen. Die Bedeutung des „Shapings" für Funktionsverbesserung ist auch aus der Sportwissenschaft bekannt.

Abb. 3.1 Die Schale wird durch eine entsprechende Unterlage in eine immer höhere Position gebracht, bis der Löffel auf Mundhöhe ist.

Aufgaben-/zielorientiertes Üben

Dem isolierten Üben von Bewegungen (Part Practice) steht das objektbezogene Üben (Task Practice) gegenüber, das sich in Studien als erfolgreich erwiesen hat, auch in Untersuchungen zur Lokomotion (Taub et al. 2002; Sterr und Freivogel 2003). Wesentlicher Aspekt ist es dabei, die Aufgaben zielgerichtet auszuführen. Zielorientiertes Üben führt sowohl im motorischen Lernen als auch im kognitiven Lernen zu besseren Resultaten als das Üben ungerichteter Aufgaben (Sterr und Freivogel 2003; Gauggel und Fischer 2001). Ein konkretes Handlungs- oder Lernziel erlaubt eine präzisere Kontrolle über den Handlungserfolg und wirkt motivierend.

Die von Taub vorgeschlagene „Constraint-induced-Movement-Therapy" (CIMT) bei der der nicht betroffene Arm in einer Schiene immobilisiert wird und der betroffene Arm zwangsläufig in den Übungen eingesetzt werden muss, bewirkt auch bei Patienten im chronischen Stadium nach Schlaganfall noch deutliche Verbesserungen von Greif- und Manipulationsleistungen in der Test- *und* in der Alltagssituation (Miltner et al. 1999). Hinter diesem Vorgehen steht die Annahme, dass nur bei intensiver Aktivität der betroffenen Seite die erwünschte neuronale Umstrukturierung und die Überwindung des „erlernten Nichtgebrauchs" möglich ist. In der Tat zeigt sich eine positive Korrelation zwischen Zeitdauer des täglichen Übens und der Verbesserung der motorischen Fertigkeiten (Sterr et al. 2002).

Fokus der Aufmerksamkeit

Eine entscheidende Rolle für die Wirksamkeit funktionellen Übens spielt die Frage, wohin der Patient seine Aufmerksamkeit richtet, während er die Aufgabe ausführt, oder wohin sie vom Therapeuten gelenkt wird. Auch bei gesunden Personen, die auf einem Ski-Simulator das Skifahren lernen sollen, führen die Instruktion und die verbale (kommentierende) Rückmeldung, die die Aufmerksamkeit während der Ausführung der Bewegung auf den eigenen Körper richten, zu einer schlechteren Leistung als bei den Personen, bei denen die Aufmerksamkeit auf das Bewegungsziel gerichtet wird (Wulf und Weigelt 1997).

> Eine Heuschrecke traf eines Tage einen Tausendfüßler und fragte, wie er es schaffe, seine tausend Füße immer so akkurat einen vor den anderen zu setzen. Dann hüpfte die Heuschrecke davon. Der Tausendfüßler aber begann nachzudenken und verhungerte. Er blieb am Ort liegen, denn es gelang ihm nicht mehr, seine Beine störungsfrei in der richtigen Reihenfolge zu koordinieren.

Die Aufmerksamkeit auf das Ziel der Handlung zu richten verbesserte dagegen das Ergebnis signifikant. Das gilt auch für die Art der verbalen Rückmeldung (Shea und Wulf 1999). Bei Patienten mit Schlaganfall hat es sich als besonders nachteilig für den Übungserfolg erwiesen, explizite Informationen über den Trainingsablauf zu geben (Boyd und Winstein 2003) oder komplexe Übungsabläufe durch explizites Erklären zu verbessern. In bildgebenden Untersuchungen an gesunden Probanden zeigt sich, dass die explizite Information das implizite (automatisierte) Lernen stört durch die Aktivierung von Kontrollprozessen im rechten Frontallappen und die Verminderung von Aktivität im medialen Temporallappen und im Thalamus (Fletcher et al. 2005).

Self-control

Wenn Personen beim Üben einer motorischen Aufgabe sich die Übungsbedingungen frei wählen können und über den Ablauf frei entscheiden können, ist der Lernerfolg höher als bei einer strikten externen Kontrolle durch einen Übungsleiter (McNevin et al. 2000). Daraus lässt sich ableiten, dass auch Patienten genügend Möglichkeiten zum selbstständigen Üben, z. B. in so genannten Selbsttherapien, erhalten sollten.

Üben in (Klein-)Gruppen

Die Wirksamkeit von motorischem Lernen hat sich in Kleingruppen als höher erwiesen als im „Einzelunterricht". Der Effekt ist am ehesten darauf zurückzuführen, dass die Probanden erfolgreiche Strategien in der Bewältigung der Aufgaben voneinander abschauen können (McNevin et al. 2000).

3.2.2 Grenzen des funktionellen Übens

Ziel und Auftrag in der Teilhabe-orientierten Rehabilitation liegen darin, Aktivitäten und Teilhabe zu fördern oder zu ermöglichen (s. Kap. 1 und Kap. 2), nicht aber, Funktion als solche zu verbessern. Allerdings erfordert Teilhabe auch, über funktionelle Fähigkeiten verfügen zu können. So ist die Teilhabe an der Mobilität als Fußgänger nicht möglich, wenn nicht eine ausreichende posturale Kontrolle gesichert ist (s. Kap. 5). Es ist daher besonders wichtig zu entscheiden, in welchem Umfang die Strategie des funktionellen Übens eingesetzt werden soll und wo ihre Möglichkeiten, aber auch ihre Grenzen liegen. Funktionelles Üben im Sinne von „Motor-Relearning-Programme" ist wirksam und hat sich anderen Methoden gegenüber als überlegen erwiesen (Freivogel 2006). Die im repetitiven Training erworbenen funktionellen Verbesserungen schlagen sich allerdings oft nicht in Messungen von Alltagsaktivitäten wie z. B. im Barthel-Index nieder. Das weist darauf hin, dass Verbesserungen auf Impairment-Ebene nicht zwangsläufig zu einer Verbesserung von Aktivität und Teilhabe führen (Feys et al. 2004). Der Transfer motorischer Leistungen von der Therapiesituation in den Alltag gelingt oft nicht. Daher werden die in der Rehabilitation erworbenen Fähigkeiten und Fertigkeiten von Kraft, Ausdauer und posturaler Kontrolle häufig nicht zur Bewältigung von Alltagsanforderungen eingesetzt und daher nicht regelmäßig weitertrainiert. Erworbene motorische Fertigkeiten bleiben nur dann stabil, wenn sie im Rahmen von Alltagsaktivitäten regelmäßig benützt werden. In Follow-up-Studien 0,5 bis 4 Jahre nach Entlassung zeigt sich eine Verschlechterung der motorischen Funktionen und der ADL-Leistungen im häuslichen Alltag – und damit eine verstärkte Pflegeabhängigkeit (Hesse et al. 2001; Langhammer und Stanghelle 2003; Neubauer und Ranneberg 2005).

Was bedingt die Grenzen des funktionellen Übens?

- **Medizinische/neurobiologische Strukturschädigung:** In welchem Umfang Funktionsverbesserungen erreicht werden können, hängt nicht nur von der Intensität, Dauer und Qualität der Intervention ab, sondern auch von Art und Umfang der Strukturschädigung des Gehirns. Auch wenn hier ein systematischer Zusammenhang nicht nachgewiesen werden konnte und zur Prognose von motorischer Funktionsrestitution nach Schlaganfall heterogene Aussagen vorliegen (zur Übersicht Fries et al. 2006), muss dennoch im Einzelfall aus der Information zur Strukturschädigung und aus dem klinischen Verlauf eine funktionelle Prognose eingeschätzt werden. In der Beurteilung können unter Umständen funktionelle bildgebende Verfahren (PET; fMRT) hilfreich sein, die neuronale Reorganisationsmechanismen abbilden können. Wenn der neuronale Rekrutierungsaufwand zu groß ist, um eine funktionelle Leistung zu erbringen, d.h. wenn zusätzlich zu den Arealen, die normalerweise in der Kontrolle der Motorik engagiert sind, eine größere Anzahl von kortikalen Arealen aktiviert werden müssen, wird diese motorische Leistung wahrscheinlich nicht beibehalten werden (Weiller 2005).
- **Es gelingt nicht, Funktionen und Fertigkeiten hinreichend zu automatisieren.** Wenn eine Funktion zwar erbracht werden kann, hierzu aber eine hohe Anstrengung notwendig ist und der Anstrengungsbedarf mit der Repetition nicht sinkt, wird die Funktion auf Dauer nicht beibehalten werden. Dies entspricht dem Prinzip der Neuro-Ökonomie (siehe oben). Warum Automatisierung nicht gelingt, ist noch wenig erforscht. Wichtig bleibt, dass eine ausreichende Zahl von Repetitionen durchgeführt wird.
- **Zielvereinbarung und -erwartungen sind divergent.** Funktionelles Üben kann an Grenzen stoßen, wenn die Ziele von Patienten und Therapeuten zu stark voneinander abweichen. Das geschieht vor allem, wenn die Erwartungen der Patienten zu hoch sind: „… die Hand soll wieder so werden wie früher". Dann muss jede Verbesserung, verglichen mit dieser Erwartung, trotzdem als Scheitern erscheinen. Schwieriger ist die Situation, wenn hinter den erklärten Zielen für den Betroffenen weit wichtigere Ziele liegen, die aber nicht benannt werden und die sogar den Betroffenen manchmal selbst gar nicht offenkundig sind.

Fallbeispiel: Ein zum Zeitpunkt der Erkrankung 14-jähriger Schüler erlitt eine intrazerebrale Blutung in die Zentralregion der rechten Hemisphäre aus einer arteriovenösen Malformation (AVM). Nach der operativen Entfernung der Blutung und der AVM erhielt er intensive Rehabilitation in mehreren Kliniken. Er wurde in seiner Selbstversorgung vollständig selbstständig und weitgehend mobil trotz einer mittelgradigen Fußheberparese rechts. Allerdings kann er nicht rennen und somit keinen Sport treiben. Zudem benötigt er eine Fußschiene. Die rechte Hand und der rechte Arm blieben im Wesentlichen ohne Funktion. Er ist ein geschickter Einhänder und hat das Schreiben gut mit der linken Hand erlernt. Auch nach vielen Jahren suchte er noch immer nach neuen Therapien für die Handmotorik, ohne dass es durch weitere Maßnahmen zu wesentlichen Verbesserungen kam. Die Exploration seiner Teilhabe ergab, dass er sozial weit zurückgezogen lebte. Er hatte keine Freunde und auch keine Partnerin, obwohl er inzwischen zu einem charmanten und attraktiven jungen Mann herangewachsen war. Als große Belastung und Hemmnis stellten sich Beschämung über die Behinderung gegenüber Gleichaltrigen heraus und die Vorstellung, deswegen nicht mehr wertgeschätzt zu werden. Seine Hoffnung war, durch weitere funktionelle Therapien wieder „normal" zu werden und das Stigma ablegen zu können. Es geht also um Anerkennung, Partnerschaft und Sexualität. Andere Interventionen als funktionelles Üben sind hier notwendig, damit er am Leben in der Gesellschaft selbstbestimmt teilhaben kann.

- **Transfer gelingt nicht.** Das Ergebnis funktionellen Übens bleibt unbefriedigend, weil die wieder erlernten Fertigkeiten nicht in den Alltag übertragen werden und somit nicht genutzt werden können. In der Wahrnehmung der Patienten stellt es sich so dar, als ob keine Verbesserungen erreicht worden wären. Ursachen für den unzureichenden Transfer in den Alltag können darin liegen, dass nicht ausreichend unter Alltagsbedingungen oder im Alltag selber geübt wurde. Aber auch kognitive Defizite wie z. B. Aufmerksamkeitsstörungen oder ausgeprägte Angststörungen, die nicht selten die motorischen Defizite nach Schlaganfall begleiten (Schmidt und Berger 2005), können den Transfer in den Alltag erschweren. Ein weiteres Hindernis für Transfer kann auch in der erlebten oder befürchteten Beschämung liegen, mit der Behinderung im Familien- und Freundeskreis oder in der Öffentlichkeit gesehen zu werden.

- **Weitere Funktionsverbesserung ist unerheblich für Teilhabe.** Eine nicht unwichtige Grenze für das funktionelle Üben ergibt sich manchmal auch aus der Frage, ob und in welchem Umfang die motorische Funktionsverbesserung die selbstbestimmte Teilhabe am Leben in der Gesellschaft oder am Arbeitsleben tatsächlich fördert. Die Konfliktlinie verläuft hier zwischen dem gesetzlichen Auftrag, der zwar Teilhabe verlangt, dies aber status- und altersbezogen normiert, und den Ansprüchen des Betroffenen, der sich an dem Leistungsniveau vor der Erkrankung oder Verletzung orientiert.

Fallbeispiel: Ein 72-Jähriger erlitt einen leichten rechtshemisphärischen Schlaganfall, der keine wesentlichen neurologischen, neuropsychologischen oder funktionell-motorischen Defizite zur Folge hatte außer einer gering erhöhten Ermüdbarkeit im linken Bein bei hoher Belastung aufgrund des Kraftdefizits. Im Alltag war er ohnehin selbstständig und in seiner Teilhabe nicht eingeschränkt. Er äußerte den Wunsch nach weiterer Rehabilitation. Vor dem Schlaganfall sei er regelmäßig, d. h. mindestens einmal pro Monat, Bergsteigen gegangen und habe dabei Viertausender erklommen. Jetzt habe er wegen der Schwierigkeiten mit dem linken Bein Mühe, nur auf einen Dreitausender zu kommen. Das schaffe er jedoch noch. Dieser Patient erlebte die Einschränkung seiner Fähigkeiten als schwere Kränkung. Es stellt sich die Frage, ob hier funktionelles Üben die richtige Strategie zur Behandlung ist.

3.2.3 Kompensation

Prinzipien der Kompensation
- Umgehungsstrategien
- Hilfsmittelversorgung

Kompensation heißt, Funktionen, Fähigkeiten oder Fertigkeiten, die sich nicht durch Üben allein wieder herstellen lassen, durch Hilfsmittel oder Umgehungsstrategien zu ersetzen (z. B. das Gehen durch einen Rollstuhl), auszugleichen (fehlende Fußhebung bei Fußheberparese durch eine Schiene) oder zu umgehen (durch Nutzung eines Einhänderbretts bei plegischem Arm). Insofern stehen sich funktionelles Üben und der Einsatz von Kompensationsstrategien oft antagonistisch gegenüber. Denn die geschädigte Funktion wird nun nicht mehr geübt, sondern ersetzt. Wenn es jedoch um Aktivitäten geht, also um komplexe motorische Handlungen, kann ihr Einsatz sinnvoll sein. Das gilt vor allem, wenn die Aktivität für ein komplexes Zusammenspiel mehrerer Funktionen braucht, die im Rahmen der Erkrankung oder Verletzung beeinträchtigt sein können. Wenn z. B. nicht nur eine Fußheberparese, sondern auch eine Knie-Instabilität und fehlende Kraft in den Hüftbeugern sowie Störungen in der posturalen Kontrolle das Gehen schwer machen, kann die Versorgung mit einer Schiene den Umfang der zu bewältigenden Aufgaben für den Patienten verringern und dadurch das Gehen signifikant verbessern (Chen et al. 1999; Kosak und Reding 2000). Auch die Partizipation lässt sich durch den Einsatz von Hilfsmitteln im Bereich der Mobilität verbessern, führt jedoch im Bereich der Haushaltsführung zu keiner verbesserten Kompetenz. (Bestmann et al. 2002).

Umgehungsstrategien erfordern kreatives Denken bei den Therapeuten, um Wege zu finden, funktionelle Defizite zu umgehen. Solche Kompensationen müssen im Austausch und in der Zusammenarbeit von Patient und Therapeut, unter Umständen auch interdisziplinär erarbeitet werden. Sie schließen auch die Beseitigung oder Umgehung von externen hemmenden Kontextfaktoren mit ein. So können zum Beispiel im Rahmen des Hausbesuchs (s. Kap. 10) hinderliche Teppichkanten als Stolperfallen beseitigt werden oder Einstiegshilfen in die Badewanne empfohlen werden. Auch die Patienten selbst zeigen immer wieder erstaunliche Kreativität im Entwickeln von Kompensationsstrategien. Ein Patient mit hochgradiger Parese des linken Arms entwickelte beispielsweise eine erstaunlich sichere Methode, einhändig die Brotmaschine zu bedienen, in dem er den Brotlaib zwischen Rumpf und Maschine einspannte. Andere Patienten entwickeln neue Strategien, Gegenstände vom Boden aufzuheben oder sich anzuziehen. Die Gruppentherapien erweisen sich in diesem Zusammenhang als hilfreich für die Mitpatienten, da sie sich erfolgreiche Kompensationsstrategien „abschauen" und selber einsetzen können.

Welche Kompensationen oder Hilfsmittel eingesetzt werden, ist eine komplexe Entscheidung, die von einer Vielzahl von Faktoren abhängig zu machen ist (siehe unten). Wichtig sind die Kenntnis des Hilfsmittelangebotes und die Möglichkeit, mit Experten, z. B. mit dem Orthopädiemechaniker zusammenzuarbeiten. Kompensationsstrategien wie z. B. Schienen sind häufig nur temporär und müssen immer wieder angepasst werden.

Hilfsmittelversorgung
- Rollstühle
- Orthesen und Schuhversorgung
- Handfunktionsschienen
- Griffverdickung
- Rollatoren/Gehstöcke
- Merklisten/Erinnerungshilfen
- Zeigebücher, PC
- Wecker zum Erinnern an Aktivitäten

Wo liegen die Grenzen und Schwierigkeiten im Einsatz von Kompensationsstrategien?
- **Zeitpunkt.** Es ist oft schwer zu entscheiden, *wann* Kompensationsstrategien oder Hilfsmittel eingesetzt werden sollen oder ob es besser ist, weiter funktionell zu üben. Ein wichtiges Argument kann die ausreichende posturale Kontrolle für die funktionelle Sicherheit sein, z. B. wenn der Patient sturzgefährdet ist. Schienenversorgung, Gehen mit Stock oder Rollator, oder die Nutzung eines Rollstuhls können das Risiko senken. Im Übrigen müssen die Gründe für den Einsatz von Kompensationsstrategien und Hilfsmitteln mit den angestrebten und realistischerweise auch erreichbaren Zielen und der zur Verfügung stehenden Zeit, die von den Kostenträgern vorgegeben wird, abgeglichen werden.
- **Umfang.** Schwieriger noch als die Frage nach dem Zeitpunkt ist die Entscheidung, in welchem Umfang Kompensationsstrategien und Hilfsmittel eingesetzt werden sollen. Zum Beispiel kann ein gehbehinderter Mensch durch Verordnung eines Elektro-Rollstuhls für die außerhäusliche Mobilität befähigt werden. Kompensation und Hilfsmittel zum richtigen Zeitpunkt und im richtigen Umfang einzusetzen ist eine große Herausforderung für therapeutisches Handeln. Therapeuten müssen abwägen,
  - welche individuellen Ziele und Erwartungen der Betroffene hat,
  - welche Ziele therapeutisch als erreichbar eingeschätzt werden (funktionelle Prognose),
  - und was der gesetzliche Auftrag ist.
- **Akzeptanz.** Grenzen im Einsatz von Kompensationen und Hilfsmitteln ergeben sich auch daraus, ob und wie nachhaltig sie vom Patienten angenommen werden. Vor allem Hilfsmittel wie Rollstuhl, Rollator und Stock sind gesellschaftliche Symbole von Behinderung. Sie zu nutzen stigmatisiert den Betroffenen oft so stark, dass er lieber auf das Hilfsmittel verzichtet, obwohl es seine Lage funktionell verbessert, als sich mit dem Makel der Behinderung zu zeigen. Hilfsmittel, die nur zu Hause irgendwo herumliegen oder -stehen, sind nicht nur unwirksam, sondern belasten die Gesundheitsökonomie mit erheblichen Kosten, die dem Rehabilitationsziel nicht nützen. Weiterhin zeigt sich die Akzeptanz eingeschränkt, wenn ein stark erhöhter Muskeltonus, Schmerzen oder Missempfindung den Einsatz von Schienen erschweren.

3.2.4 Anpassen

Voraussetzungen für Anpassung
- Ausreichend realitätsnahe Wahrnehmung des Defizits
- Konstruktive, ausreichend bejahende Akzeptanz des Defizits
  - Patient
  - Angehörige
  - soziale Umwelt
- Umstellungsbereitschaft und -fähigkeit (adaptives Potenzial)

Anpassen meint in seiner allgemeinen Definition die Veränderungen des Menschen und seines Handelns entsprechend der wechselnden Bedingungen der Umwelt im biologischen, psychologischen und sozialen Bereich. Mit dieser Aufgabe muss sich *jedes* Individuum lebenslang auseinandersetzen, um sie mehr oder weniger erfolgreich zu meistern (Vaillant 1977). Hier geht es jedoch weniger darum, allgemeine Lebens- oder Handlungskonzepte (Reed 2004) zu erörtern, sondern um die Fähigkeiten, mit und trotz der Behinderung an allen physischen, psychischen und sozialen Aspekten der Welt teilzuhaben. Für die Rehabilitation heißt das, über die Kompensation von Funktionsdefiziten hinaus Strategien für Teilhabe in dem jeweils gegenwärtigen Zustand zu entwickeln, zu üben und für alle Betroffenen, d. h. sowohl für die Patienten selbst als auch für deren Angehörige *und* das soziale Umfeld annehmbar zu machen. Nur unter dieser Bedingung können sie Fertigkeiten und Aktivitäten selbstbestimmt ausüben und damit am Leben in der Gesellschaft teilhaben. Wenn eine Fußschiene oder die Benutzung eines Stocks als „hässlich", störend oder als Symbol für Behinderung angesehen und erlebt werden, werden sie im häuslichen Alltag nicht eingesetzt, auch wenn sie das Gehen deutlich verbessern oder sogar erst ermöglichen. Anpassen setzt also voraus, dass der betroffene Mensch die Folgen der Erkrankung oder Verletzung auf seine Fähigkeiten und Fertigkeiten realistisch wahrnehmen und deren Auswirkungen auf sein Leben auch – mehr oder weniger – konstruktiv akzeptieren kann (s. Kap. 4), d. h. die Bewältigungsstrategien für die derzeit bestehenden und möglicherweise verbleibenden Defizite ausreichend bejahen kann („… *wenn ich mit dem Stock auf der Straße gehe, macht es mir gar nichts mehr aus, wenn die Leute gucken. Ich bin so viel sicherer und das Gehen strengt mich nicht so an*", so ein 35-jähriger Schlaganfallpatient mit schwerer spastischer Hemiparese links). Anpassung erfolgt immer in die reale Lebenswelt und das Umfeld des Betroffenen. Je näher sich die Therapie an diese Lebensumwelt anlehnt und je mehr sie diese in die Intervention einbeziehen kann, desto stärker kann sie Anpassung auch fördern. In einem idyllischen Bergsanatorium, weit entfernt von zu Hause, kann weder geübt werden, die krummen und ungleichmäßigen Treppen im eigenen Treppenhaus zu bewältigen noch die mitleidigen oder abschätzigen, in jedem Falle aber kränkenden Blicke und Bemerkungen der Mitmenschen („… *na, wie geht's uns denn heute? Siehst ja schon wieder ganz prima aus …*") zu ertragen oder gar flott zu parieren.

Anpassen schließt folgende Aspekte ein:

- **Ausreichend realitätsnahe Wahrnehmung des Defizits.** Wenn die erkrankungsbedingten Einschränkungen nicht wahrgenommen werden oder nicht wahrgenommen werden können, ist es kaum möglich, Anpassung vorzunehmen. Über die Schwierigkeiten, die funktionellen Folgen einer Hirnschädigung adäquat wahrnehmen zu können, berichtet Kapitel 4.
- **Konstruktive, ausreichend bejahende Akzeptanz des Defizits.** Eine adäquate Wahrnehmung des Defizits reicht nicht aus, es braucht auch Akzeptanz (s. Kap. 4). Eine 70-jährige Patientin mit einem rechtshemisphärischen Schlaganfall mit nachfolgender schwerer armbetonter Hemiparese links beschimpfte ihren linken Arm und schlug auf ihn ein, wenn er nicht das tat, was sie von ihm wollte. Es gelang ihr nicht, ihn in seiner „Unbotmäßigkeit" zu akzeptieren. Akzeptieren heißt auch nicht, sich zähneknirschend bedingungslos zu ergeben und zu kapitulieren. Anpassen setzt voraus, mit der Behinderung halbwegs „in Frieden leben" zu können, sonst schürt jeder Versuch einer Anpassungsleistung einen neuen inneren Konflikt. Diese Anforderung an die Akzeptanz gilt nicht nur für den betroffenen Menschen, sondern betrifft auch die Angehörigen und Lebenspartner, und – in geringerem Umfang – auch die soziale Umwelt.
- **Umstellungsbereitschaft und -fähigkeit (adaptives Potenzial).** Anpassen setzt nicht nur voraus, die Behinderung zu akzeptieren, sondern darüber hinaus auch bereit und in der Lage zu sein, neue, vorher nicht geübte Lösungswege entwickeln zu können und sie im Alltag auch zu nutzen und einzusetzen. Diese Fähigkeit wurde unter dem Begriff „adaptives Potenzial" operationalisiert und hat sich als wesentlicher Voraussagefaktor für den Erfolg von Rehabilitation für die berufliche Wiedereingliederung erwiesen (Wendel 2003; Fries und Wendel 2005).

Wie Anpassen mit dem Ziel der Verbesserung in der Teilhabe gefördert wird, stellen die nachfolgenden Kapitel dar. Das Thema Krankheitsbewältigung wird in Kapitel 4 ausgeführt. Wie Problemlösungen unter den Bedingungen und realen Belastungen erarbeitet und geübt werden können, schildert Kapitel 11. Die Beurteilung der Anpassungsleistungen anhand der Überprüfung der tatsächlichen Teilhabe im häuslichen Umfeld beschreibt Kapitel 10.

Neben der Hilfsmittelversorgung besteht eine effektive Möglichkeit der Anpassung auch in der Umweltanpassung. Neben der Anpassung des betroffenen Menschen selbst an die Bedingungen der Behinderung besteht auch die Möglichkeit, oft auch die Notwendigkeit, die Umwelt an die Behinderung anzupassen. Es geht zum einen darum, physikalische Barrieren und Hindernisse zu beseitigen (Teppichkanten, Türschwellen), häusliche Umbauten vorzunehmen (Badlifter, rollstuhlgerechte Türdurchbrüche) oder z. B. in eine ebenerdige Wohnung umzuziehen, wenn sich kein Lift im Haus befindet. Des Weiteren geht es darum, Belastungen im Berufsleben und/oder im familiären Leben zu vermindern. Das kann bedeuten, eine weniger komplexe Tätigkeit zu übernehmen, auch wenn dies mit Einkommensverlusten verbunden ist, eine Teilzeittätigkeit anzunehmen oder Aufgaben zu delegieren. Dazu kann auch gehören, eine Haushaltshilfe zu beschäftigen. Naturgemäß sind solchen Umweltanpassungen oft enge Grenzen gesetzt durch eine fehlende Umstellungsbereitschaft des sozialen Umfeldes, die unflexiblen Arbeitsbedingungen oder durch die aus der Anpassung entstehenden finanziellen Belastungen wie z. B. Einkommenseinbußen oder Umbaukosten.

Grenzen der Anpassung

Anpassen ist die universale Aufgabe, um Teilhaben zu ermöglichen. Anpassung findet dann ihre Grenzen, wenn die Patienten selbst und/oder die Umwelt keine Akzeptanz für die Behinderung entwickeln können. Wo ein noch vorhandenes Verbesserungspotenzial für funktionelles Üben besteht, ausreichende Motivation des Patienten vorliegt und ausreichende Rahmenbedingungen in Form einer Kostenbewilligung für die Therapie gegeben sind, sollte weiter funktionell geübt werden.

3.3 Entscheidungen über Behandlungsstrategien im klinischen Alltag – Clinical Reasoning

Die Entscheidung welche Interventionsstrategien wann, in welchem Umfang und wie lange eingesetzt werden, gehört zu den Kernaufgaben des Clinical Reasoning. Es hat sich als erfolgreich erwiesen, die Diskussion über Therapiestrategien im interdisziplinären Team zu führen. Hier können alle relevanten Informationen und Teilaspekte zusammengetragen werden. Gemeinsames Expertenwissen besitzt einen höheren Grad an Kompetenz. Die Last der Entscheidung kann auf mehrere Schultern verteilt werden. Die Strategien des funktionellen Übens, der Kompensation und der Anpassung sind dabei nie als alternativ, sondern komplementär zu betrachten. Eine therapeutische Strategie ist daher nie grundsätzlich „richtig" oder „falsch", es kommt immer auf die konkreten Umstände, Ziele und Bedingungen an. In der klinischen Entscheidungssituation sind eine ganze Reihe von Faktoren zu berücksichtigen und zu bewerten, die bereits oben dargestellt wurden. Sie sollen hier zur Übersicht aber nochmals zusammengefasst werden:

- **Prognose.** Wissen oder die Erwartung (basiert auf Erfahrung) der Therapeuten, was an Funktionsverbesserungen erreicht werden kann.
- **Therapieverlauf.** Der differenzielle Verlauf von Funktionsverbesserungen in verschiedenen Funktionsbereichen oder Aktivitäten muss zu Entscheidungen im Team über die Modifikation des Therapieprogramms führen.
- **Befunderfassung und -dokumentation.** Sorgfältige quantitative Aufzeichnung des Therapieverlaufs unter Nutzung geeigneter Messinstrumente und Skalen. Therapieentscheidungen müssen sich mit exakter Verlaufsdokumentation, die Impairment, Alltagsaktivitäten und Teilhabe umfasst, begründen lassen.
- **Zielvereinbarungen.** Welche therapeutischen Strategien eingesetzt werden, hängt vorrangig von den vereinbarten Therapiezielen ab und muss daran überprüft werden. Wichtig ist, sich bewusst zu sein, dass die vom Patienten genannten Therapieziele und seine eigentlichen Erwartungen oft divergieren und dass die Ziele des Patienten, die Ziele der Therapeuten und der gesetzliche Auftrag zu Rehabilitation nicht immer übereinstimmen.
- **Motivation des Patienten.** Motivation besteht oft nur für funktionelles Üben. Dies entlastet zwar den Patienten in seiner Auseinandersetzung mit den Folgen der Erkrankung auf sein Leben, und er kann die Verantwortung für Misserfolg besser an die Therapeuten delegieren, verhindert aber oft die notwendige Anpassung.
- **Selbstständigkeit und adaptives Potenzial.** Die Einschätzung, über wie viel Selbstständigkeit der Patient verfügt und wie viel adaptives Potenzial er besitzt oder mobilisieren kann, hat Einfluss auf die therapeutischen Entscheidungen. Bei hoher Adaptivität kann mehr Therapiezeit in funktionelles Üben investiert werden, weil die „Anpassung" leicht und selbstständig übernommen werden kann, bei geringer Adaptivität muss mehr in der konkreten Alltagssituation geübt werden.
- **Innere und äußere Kontextfaktoren.** Die Persönlichkeitsstruktur, die Lebensgewohnheiten vor der Erkrankung (innere Kontextfaktoren), aber auch die häuslichen Lebensbedingungen, z. B. physikalische Barrieren wie Bad oder Treppen, die Arbeitsbedingungen (wie erreicht der Patient seinen Arbeitsplatz; ist der Arbeitsplatz durch die Erkrankung gefährdet?) und der wirtschaftliche Status sind bei den therapeutischen Entscheidungen mit in Betracht zu ziehen. Auch das Lebensumfeld, Angehörige und Lebenspartner, müssen mit einbezogen werden.
- **Rahmenbedingungen.** Im therapeutischen Entscheidungsprozess können und dürfen die Rahmenbedingungen nicht vernachlässigt werden. Es

geht um die Fragen, wie viel Therapiezeit für das gesteckte Therapieziel zu Verfügung steht, d. h. wie viel Therapietage der Reha-Träger bewilligt hat und noch bewilligen wird. Wie ist die personelle Ausstattung der Einrichtung, d. h. Anzahl zur Verfügung stehender Therapeuten pro Fachbereich? In welchem Umfang kann die familiäre, soziale und berufliche Umwelt mit in die Therapie einbezogen werden (Wohnortnähe)?

Literatur

aphasie suisse. Guidelines zur Behandlung von Aphasien. Schweizerische Ärztezeitung. 2005;86:2290–7.

Bestmann A, Lingnau ML, Staats M, Hesse S. (2002) Steigern Hilfsmittel die ADL-Kompetenz? Ergotherapie und Rehabilitation. 2002;3:5–8.

Boyd LA, Winstein CJ. Impact of explicit information on implicit motor-sequence learning following middle cerebral artery stroke. Phys Ther. 2003 Nov;83(11): 976–89

Bütefisch C, Hummelsheim H, Denzler P, Mauritz KH: Repetitive training of isolated movements improves the outcome of motor rehabilitation of the centrally paretic hand. J Neurol Sci. 1995;130: 59–68.

Canning CG, Ada L, Adams T, O'Dwyer NJ. Loss of strength contributes more to physical disability after stroke than loss of dexterity. Clin Rehabil. 2004; 18:300–8.

Carr JH, Sheperd RB. Movement Science: Foundations for physical therapy in rehabilitation. Rockville Maryland: Aspen Publishers; 1987.

Chen CL, Yeung KT, Wang CH, Chu HT, Yeh CY. Anterior ankle-foot orthosis on postural stability in hemiplegic patients. Arch Phys Med Rehabil. 1999;80:1587–92.

DGN (Deutsche Gesellschaft für Neurologie). Rehabilitation aphasischer Störungen nach Schlaganfall. www.dgn.org

Feiler M. (Hrsg) Klinisches Reasoning in der Ergotherapie. Berlin: Springer; 2003.

Feys HM, De Weerdt WJ, Selz BE, Cox Steck GA, Spichinger R, Vereeck LE et al. Effect of therapeutic intervention for the hemiplegic upper limb in the acute phase after stroke. A single-blind randomised, controlled multicenter trial. Stroke. 1998;29:785–92.

Feys HM, De Weerdt WJ, Verbeke G, Cox Steck GA, Cspiau C, Kiekens C et al. Early and repetitive stimulation of the arm can substantially improve the long-term outcome after stroke: a 5-year follow-up study of a randomised trial. Stroke. 2004;35:924–9.

Fletcher PC; Zafiris O; Frith CD; Honey RA; Corlett PR; Zilles K; Fink GR. On the benefits of not trying: brain activity and connectivity reflecting the interactions of explicit and implicit sequence learning. Cereb Cortex. 2005;15:1002–15.

Floyer-Lea A, Matthews PM. Changing brain networks for visuomotor control with increased movement automaticity. J Neurophysiol. 2004 Oct;92(4):2405–12.

Freivogel S. Zerebral bedingte Paresen und Spastik. Welche Physiotherapie hilft? Nervenheilkunde. 2006; 25:129–36.

Freivogel S, Hummelsheim H. Qualitätskriterien und Leitlinien für die motorische Rehabilitation von Patienten mit Hemiparese. Aktuelle Neurologie. 2003;30:401–6.

Fries W, Freivogel S, Beck B. Motorische Rehabilitation. Rehabilitation von Störungen der Willkürmotorik. In Frommelt P, Grötzbach H. (Hrsg.) NeuroRehabilitation. 2006 (Im Druck).

Fries W, Wendel C. Teilhabe am sozialen und beruflichen Leben nach Hirnschädigung: Neue Beiträge zu Prognose und Therapie. In Dettmers C, Weiller C. (Hrsg.) Update Neurologische Rehabilitation. Bad Honnef: Hippocampus; 2005:1001–12.

GAB (Gesellschaft für Aphasieforschung und -behandlung) und DGNKN (Deutsche Gesellschaft für Neurotraumatologie und Klinische NeuroRehabilitation) Leitlinien 2000, Qualitätskriterien und Standards für die Therapie von Patienten mit erworbenen neurogenen Störungen der Sprache (Aphasie) und des Sprechens (Dysarthrie). www.aphasiegesellschaft.de

Gauggel S, Fischer S. The effect of goal setting on motor performance and motor learning in brain damaged patients. Neuropsychological Rehabilitation. 2001; 11:33–44.

Hesse S, Staats M, Bestmann A, Lingnau M. Ambulante Krankengymnastik von Schlaganfallpatienten zu Hause. Vorläufige Ergebnisse über Umfang, Inhalt und Effektivität. Nervenarzt. 2001;72:950–4.

Klemme B. Clinical Reasoning lernen. Z. f. Physiotherapeuten. 2005;57:1731–6.

Körding KP, Fukunaga I, Howard IS, Ingram JN, Wolpert DM. A neuroeconomic approach to inferring utility functions in sensorimotor control. PLoS Biol. 2004; 2:1653–6.

Kosak MC, Reding MJ. Comparison of partial body weight-supported treadmill gait training versus aggressive bracing assisted walking post stroke. Neurorehabil Neural Repair 2000;14:13–9.

Krech D, Crutchfield RS, Livson N, Wilson WA, Parducci A. Grundlagen der Psychologie, Band 3 Lern- und Gedächtnispsychologie. Weinheim: Beltz; 1985:29–50.

Langhammer B, Stanghelle JK. Bobath or motor relearning programme? A follow up one and four years post stroke. Clin. Rehabil. 2003;17:731–4.

Majsak MJ. Application of motor learning principles to the stroke population. Topics in Stroke Rehabilitation. 1996;3(2):27–59.

McNevin NH; Wulf G; Carlson C. Effects of attentional focus, self-control, and dyad training on motor learning: implications for physical rehabilitation. Phys Ther. 2000;80:373–85.

Miltner WH, Bauder H, Sommer M, Dettmers C, Taub E. Effects of constraint-induced movement therapy on patients with chronic motor deficits after stroke: a replication. Stroke, 1999;30; 586–92.

Nelles G, Hesse S, Hummelsheim H. Motorische Rehabilitation nach Schlaganfall. In: Diener HC, Hacke W. (Hrsg) Leitlinien für Diagnostik und Therapie in der Neurologie. Stuttgart: Thieme; 2002:237–42.

Neubauer G, Ranneberg J. Ergebnisorientierte Vergütung der Neurologischen Rehabilitation. Abschlussbericht des Förderschwerpunkt „Rehabilitationswissenschaften" des BMFT. 2005.

Reed KL. Das „Model of Personal adaption through adaptation" (Modell persönlicher Anpassung durch Betätigung). In: Jerosch-Herold C, Marotzki U, Hack BM, Weber P. (Hrsg.) Konzeptionelle Modelle für die ergotherapeutische Praxis. 2. Aufl., Berlin-Heidelberg-New York: Springer; 2004: 77–109.

Schleep J. Behandlungspfade: Instrument der Qualitätssicherung in der neurologischen Rehabilitation (Abstract). Neurologie & Rehabilitation. 2005:11(5): 289–304.

Schmidt R, Berger M. Psychotherapeutische Ansätze bei neurologischen Erkrankungen und neurologischer Behinderung. Im Druck 2005

Shea CH, Wulf G. Enhancing motor learning through external-focus instructions and feedback. Human Movement Science. 1999;18:553–71.

Spitzer M. Selbstbestimmen. Gehirnforschung und die Frage: Was sollen wir tun? Heidelberg, Berlin: Spektrum Akademischer Verlag; 2004.

Sterr A, Freivogel S. Motor-improvement following intensive training in low-functioning chronic hemiparesis. Neurology. 2003;61:842–4.

Sterr A, Freivogel S, Schmalohr D. Neurobehavioral aspects of recovery: assessment of the learned non-use phenomenon in hemiparetic adolescents. Arch Phys Med Rehabil. 2002;83:1726–31.

Sterr A, Elbert T, Kölbl S, Rockstroh B, Taub E. Longer versus shorter constraint-induced therapy of chronic hemiparesis: an exploratory study. Arch. Phys. Med. Rehabil. 2002;83:1374–7.

Taub E, Uswatte G, Elbert T. New treatments in neurorehabilitation founded on basic research. Nature Reviews Neuroscience. 2002;3:228–36.

Unsworth C. (Hrsg.) Cognitive and Perceptual Dysfunction: A Clinical Reasoning Approach to Evaluation and Intervention. F. A. Davis, 1999

Vaillant GE. Adaptation to Life. Boston: Little & Brown; 1977.

Ward SN, Brown MM, Thompson AJ, Frackowiak RSJ. Neural correlates of motor recovery after stroke: a longitudinal fMRI study. Brain. 2003;126:2476–96.

Weiller C, Rijntjes M. Prognose. In: Dettmers C. und Weiller C. (Hrsg.), Update neurologische Rehabilitation. Bad Honnef: Hippocampus; 2005:184.

Weiss A, Suzuki T, Bean J, Fielding RA. High intensity strenght training improves strength and functional performance one year after stroke. Am J Phys Med Rehabil. 2000;79:369–76.

Wendel C. Berufliche Reintegration nach Hirnschädigung. Inaugural-Dissertation. Bremen: Universität; 2003.

Winstein CJ, Rose DK, Tan SM, Lewthwaite R, Chui HC, Azen SP. A randomized controlled comparison of upper-extremity rehabilitation strategies in acute stroke: A pilot study of immediate and long-term outcomes. Arch. Phys. Med. Rehabil. 2004;85:620–8.

Woldag H, Waldmann G, Heuschkel G, Hummelsheim H. Is the repetitive training of complex movements beneficial for motor recovery in stroke patients? Clinical Rehabilitation. 2003;17:723–30.

Wulf G, Weigelt C. Instructions about physical principles in learning a complex motor skill: To tell or not to tell. Res. Q. Exerc. Sport. 1997;68:362–7.

4 Erkrankungsfolgen wahrnehmen und akzeptieren
Wege zur Krankheitsbewältigung
Claudia Bauer, Sonja Fischer, Sigrid Seiler, Wolfgang Fries

> „gehört" heißt nicht „verstanden"
> „verstanden" heißt nicht „einverstanden"
> „einverstanden" heißt nicht „umgesetzt"
> „umgesetzt" heißt nicht „beibehalten"
> (Konrad Lorenz)

Mit den Folgen einer Erkrankung oder Verletzung des Gehirns fertig zu werden und damit zu leben ist für die Betroffenen eine große Herausforderung. Sie verlangt, sich mit den Einschränkungen auseinander zu setzen. Dieses Kapitel beschreibt, wie Patienten in dieser Aufgabe unterstützt werden können.

4.1 Worum geht es?

Eine Hirnschädigung beeinträchtigt spezifische motorische, kognitive oder emotionale Fähigkeiten und Fertigkeiten eines Menschen und erschwert dadurch, die Aufgaben des täglichen Lebens zu bewältigen. Zusätzlich entstehen weitere Probleme daraus, dass diese Einschränkungen das Selbstbild der betroffenen Person beschädigen (Heel 2004). Denn die meisten Menschen definieren sich über ihre Fähigkeiten und Fertigkeiten. „Wieder wie vorher" zu werden ist daher der größte Wunsch der meisten Betroffenen (Lucius-Hoene 2005). Eine vollständige Wiederherstellung ist jedoch nicht möglich, da Hirngewebe nach einer Verletzung nicht regeneriert. Selbst wenn sich im Verlauf der Rehabilitation Funktionen *weitgehend* wieder zurückbilden, bleibt der Vergleich mit „vorher" schmerzlich und oft kränkend. Alltägliche Aktivitäten des Lebens, wie z. B. der unaufschiebbare Gang zur Toilette, die Schwierigkeit, das Besteck in der Hand halten zu können, den Weg vom Supermarkt wieder zurück nach Hause zu finden, konfrontieren den betroffenen Menschen unbarmherzig mit dem Verlust von Fähigkeiten und fordern den Vergleich mit „früher" heraus. Auch in der Therapie verlangt jede diagnostische Untersuchung ebenso wie jede therapeutische Übung von dem Patienten, sich mit den Defiziten und deren Auswirkungen auf das Bild von sich selbst auseinander zu setzen. Daher muss er einen Weg finden, sowohl mit der äußerlich sichtbaren als auch mit der „inneren" Beschädigung umzugehen. Der erste Schritt dafür ist, Ausmaß und Umfang der Beschädigung wahrnehmen zu können. Der zweite Schritt bedeutet, Verlust und Veränderung auch anerkennen – im Sinne von annehmen – zu können. Das schließt unabdingbar mit ein, das Bild von sich selbst neu zu definieren. In jedem Moment der Therapie und noch viel mehr, wenn er den Versuch unternimmt, wieder an seinem sozialen Leben teilzunehmen, muss er sich damit auseinandersetzen. Denn hier lassen sich die Erkrankungsfolgen nicht verstecken und nur schwer verleugnen. Er muss Stellung beziehen und einen Weg der Bewältigung finden, wenn er wieder am Leben teilnehmen möchte.

Daher nimmt Krankheitsbewältigung eine zentrale Rolle in der Teilhabe-orientierten Rehabilitation ein. Bei dieser Aufgabe müssen die Patienten verstanden, unterstützt und gefördert werden. Das ist aber nicht nur Aufgabe einer einzelnen Berufsgruppe, nämlich der Neuropsychologen, vielmehr müssen *alle* Therapeuten mit den Grundzügen dieser Problematik und den Möglichkeiten therapeutischen Eingreifens vertraut sein, um auf die Reaktionen der Patienten wie Vermeidung, Abwehr, Trauer, Zorn oder Depression angemessen eingehen und Hilfestellung leisten zu können. Wenn Patienten sich in den Therapiestunden passiv verhalten, nicht mitarbeiten oder immer etwas zu „nörgeln" haben, sind sie nicht einfach nur „schwierig". Vielmehr ist zu prüfen, ob sie mit diesem Verhalten nicht verbergen wollen, wie schwer es für sie ist, mit den Erkrankungsfolgen umzugehen. Tränen in der Physiotherapiestunde sind nicht peinlich oder störend, sondern manchmal erst die Voraussetzung, Physiotherapie wirksam zu machen. Erst wenn der Patient den schmerzhaften Verlust von Fertigkeiten und den Verlust von Unabhängigkeit zulassen und verarbeiten kann, wird Behandlung wirksam. Wenn

Wahrnehmung und Akzeptanz der Folgen der erlittenen Erkrankung oder Verletzung *nicht* gelingen, wird es sehr schwer, Strategien zu entwickeln, mit denen die Aufgaben des Lebens trotz der Behinderung *zufriedenstellend* bewältigt werden können. Für eine erfolgreiche Rehabilitation bestehen dann schlechte Chancen. Dies bestätigen auch Untersuchungen, in denen Patienten mit adäquater Wahrnehmung ihrer Defizite signifikant weniger psychopathologische Auffälligkeiten, bessere neuropsychologische Funktionen und einen höheren Grad an funktioneller Unabhängigkeit – als Voraussetzung besserer Teilhabe – zeigten, als solche mit schlechter „Self-Awareness" (Noe et al. 2005). Vor allem für die Teilhabe am Arbeitsleben trifft dies zu, eine Übersicht dazu gibt Wendel (2003). Die Bedeutung von Krankheitsbewältigung ist in dem Satz zusammengefasst: „Chances for implementing work capacity are poor without emotional acceptance of disability" (Saeki 2000).

4.2 Störungsbewusstsein und Krankheitsbewältigung

In der therapeutischen Auseinandersetzung mit Krankheitsbewältigung nimmt die Frage, in welchem Umfang der Betroffene sich seiner Defizite gewahr werden kann, eine zentrale Stellung ein. Nachfolgend sollen daher die verschiedenen Formen der Einschränkung von Störungsbewusstsein dargestellt und Möglichkeiten zur Verbesserung von Störungsbewusstsein beschrieben werden.

4.2.1 Störungsbewusstsein

Störungsbewusstsein meint, dass der betroffene Mensch sich seiner erkrankungsbedingten Einschränkungen, aber auch seiner erhaltenen Fähigkeiten bewusst ist. Dies wirft zunächst die außerordentlich schwierige Frage auf, was denn „Bewusstsein" im Allgemeinen ist und wodurch es entsteht.

> **Exkurs: Bewusstsein**
> Die Frage, was Bewusstsein ausmacht, bewegt Neurowissenschaftler wie Philosophen gleichermaßen und veranlasst hochkontroverse Debatten. Eine endgültige, von allen Seiten akzeptierte Antwort liegt noch nicht vor. „Bewusstheit" ist nach der Theorie von Edelmann (Edelman 2004) ein „Bewusstsein zweiter Ordnung", das es dem Individuum ermöglicht, sich Rechenschaft über sein Erleben, Handeln und Planen geben zu können. Diese Form von Bewusstheit wird als singulär und spezifisch für den Menschen beschrieben. Es ist Sigmund Freud zu verdanken, erstmals den wissenschaftlichen Blick darauf gerichtet zu haben, dass ein großer Teil der Prozesse, die unserem Handeln zugrunde liegen, auch deren Beweggründe und Absichten, nicht im Bewusstsein präsent sind und auch nicht oder nicht leicht in das Bewusstsein geholt werden können (Freud 1915). Die modernen Neurowissenschaften haben bestätigt, dass die überwiegende Mehrzahl der alltäglichen und ständig ablaufenden sensomotorischen, kognitiven und emotionalen Vorgänge unseres Gehirns außerhalb der Bewusstheit abgewickelt werden (Bargh und Chartrand 1999). Bewusstheit erreichen neuronale Prozesse nur dann, wenn es sich um etwas Neues, etwas Wichtiges und etwas „Vorrangiges" handelt (siehe Spitzer 2004). Bewusstsein ist dabei nicht als unteilbare Einheit zu verstehen. Die kürzlich vorgeschlagene Theorie der „Microconsciousness" („Mikrobewusstsein") (Zeki 2003) postuliert, dass jede einzelne unserer modularen Funktionen, wie zum Beispiel das Sehen, über Rückkopplungsschleifen innerhalb des visuellen Kortex als quasi Einzelbewusstsein für diese Funktion entsteht und, dass das globale Bewusstsein aus der Summe oder dem Integral dieser „Einzelbewusstseine" gebildet wird. Eine lokale Schädigung kann daher zu einer spezifischen Funktionsstörung führen und gleichzeitig eine Störung der Bewusstheit für diese Funktion oder Funktionsstörung bewirken.

Im klinischen Alltag geht es bei der Frage des „Störungsbewusstseins" ganz pragmatisch darum, wie der Betroffene mit den Auswirkungen von Erkrankung oder Verletzung fertig wird und ob er diese auch realistisch wahrnehmen kann. Patienten mit eingeschränktem Störungsbewusstsein berichten nicht spontan von ihren Defiziten, setzen sich unrealistische Ziele, zeigen wenig Motivation für Rehabilitationsmaßnahmen und können ihr Verhalten nicht an die bestehenden Einschränkungen anpassen. Ein solches Verhalten verhindert oft Therapiefortschritte und führt langfristig zu einem schlechteren Ergebnis in der Rehabilitation (Fischer et al. 2004a; Sherer et al. 1998a). Obwohl nach erworbenen Hirnschädigungen Einschränkungen des Störungsbewusstseins nicht selten auftreten, sind die

Mechanismen, die dazu führen, noch wenig bekannt. Folgende Möglichkeiten werden diskutiert:
- Eine realistische Einschätzung ist aufgrund kognitiver Defizite wie z. B. einer schweren Gedächtnisstörung nicht möglich.
- Es handelt sich um eine neurologisch bedingte Unfähigkeit zur Störungswahrnehmung, wenn neuronale Netzwerke der Selbstwahrnehmung betroffen sind.
- Es handelt sich um „Abwehr" (Denial), d. h. eine psychische Reaktion, die den Patienten vor der schmerzhaften Konfrontation mit den Erkrankungsfolgen schützt.

Die Unterscheidung hat weitreichende Bedeutung für das therapeutische Vorgehen. Nachfolgend sollen verschiedene Formen von Einschränkungen des Störungsbewusstseins skizziert werden (s. **Abb. 4.1**).

Schwere kognitive Defizite. Sind erhebliche kognitive Defizite (wie z. B. vor allem eine schwere Gedächtnisstörung) Ursache einer unrealistischen Selbsteinschätzung, dann lässt sich dies relativ gut z. B. durch eine neuropsychologische Diagnostik aber auch durch Verhaltensbeobachtungen im Alltag oder Kliniksetting feststellen. Es wird meist schnell deutlich, dass z. B. ein Patient mit amnestischem Syndrom auch kurzfristig nicht in der Lage ist, Informationen und Erfahrungen zu speichern und zu integrieren. Damit ist die Basis für ein angemessenes Störungsbewusstsein nicht vorhanden. In solchen Fällen steht die Therapie bzw. der Umgang mit den kognitiven Defiziten im Alltag z. B. auch durch externe Kompensation (Angehörige gestalten die Umgebung so, dass keine Selbst- oder Fremdgefährdung besteht) im Vordergrund (s. Kap. 9). Daher soll diese Ursache eines eingeschränkten Störungsbewusstseins in diesem Kapitel nicht weiter behandelt werden.

Unawareness. Im englischen Sprachraum wird mit diesem Begriff ein Zustand beschrieben, bei dem Betroffenen ein Bewusstsein für die vorliegenden Funktionsstörungen weitgehend oder vollständig fehlt. Es wird angenommen, dass es sich um eine erkrankungs- oder verletzungsbedingte, d. h. neuronal bedingte Unfähigkeit zur Störungswahrnehmung handelt. Spezifische Formen solcher „Unawareness" treten in der Regel in der Akutphase der Erkrankung auf und sind für verschiedene neurologische Störungen unter dem Begriff „Anosognosie" beschrieben, z. B. für eine Halbseitenlähmung (Babinski 1914) oder zerebrale Blindheit bei bilateraler homonymer Hemianopsie, auch Anton-Syndrom genannt (Anton 1899). Einen Überblick über verschiedene Formen von Anosognosie gibt **Tabelle 4.1**.

Aus den Lokalisationen der Hirnläsionen, die den unterschiedlichen Krankheitsbildern zugrunde liegen, lässt sich nicht erkennen, dass es einen bestimmten Ort im Gehirn gäbe, der für die Bewusstheit oder die Wahrnehmungsfähigkeit von Funktionsstörungen zuständig wäre. Ob sich zur Erklärung das Konzept der lokalen „Mikrobewusstheit" („Microconsciousnesses", Zeki 2003) anwenden lässt, kann gegenwärtig nur Spekulation bleiben. Als alternatives Erklärungsmodell wird diskutiert, dass die Fähigkeit, das eigene Tun ausreichend kontrollieren zu können – auch als Monitoring bezeichnet – beeinträchtigt ist. Dahinter steht die Idee, dass es Gehirnstrukturen gibt, die das eigene Handeln ständig überprüfen und gegebenenfalls – bereits im Stadium der Planung – eingreifen können, um Verhalten zu hemmen oder zu modifizieren („Supervisory Attentional System" SAS, Shallice 1988).

Neben solchen spezifischen und klinisch sehr eindrucksvollen Formen der Unawareness wie Anosognosie spielen im längerfristigen Verlauf der Rehabilitation generelle und gleichzeitig in der Regel subtilere Formen der Unawareness eine größere Rolle. Diese beziehen sich in der Mehrheit der Fälle weniger auf motorische Fähigkeiten oder Aktivitäten des täglichen Lebens (ADL), sondern insbesondere auf kognitive, soziale oder emotionale Probleme (Prigatano et al. 1990; Prigatano 1996; Fischer et al. 2004b) wie z. B. Gedächtnisdefizite,

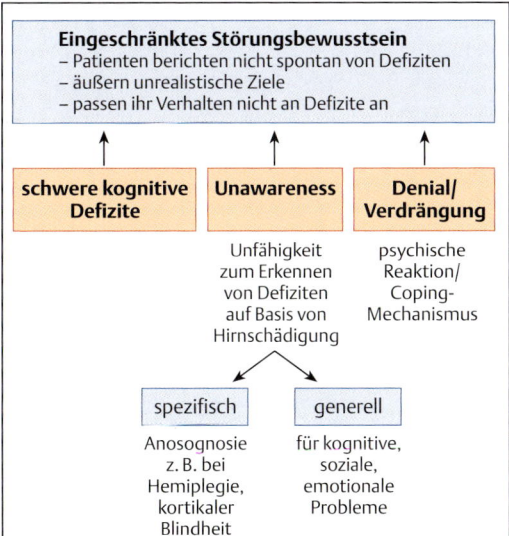

Abb. 4.1 Verschiedene Formen von Einschränkungen des Störungsbewusstseins.

Tabelle 4.1 Formen von Anosognosie

Neurologische Erkrankung	Läsionsort	Klinisches Bild
Bilateraler Thalamusinfarkt	frontopolare oder paramediane Thalamuskerne bds.	„Happy amnesia" Hochgradig beeinträchtigte Wahrnehmung für hochgradige Gedächtnisstörungen
Globale zerebrale Hypoxie	Diffuse Hirnschädigung, Hippocampusregion beidseits	Gestörte Wahrnehmung für retrograden und anterograden Gedächtnisverlust
Anton-Syndrom (bilateraler Posteriorinfarkt)	Visueller Kortex bds.	fehlende Wahrnehmung für funktionelle Blindheit
Anosognosie für Hemiparese	in der Regel ausgedehnter Mediainfarkt rechts	Aufhebung der Wahrnehmung der motorischen Funktionsbeeinträchtigung
Neglectsyndrom	posteriorer Parietallappen bei ausgedehntem Mediainsult, in der Regel rechts	fehlende Wahrnehmung für die visuelle Wahrnehmungsstörung in dem kontraläsionalen Sehfeld
Aphasie („Jargon-Aphasie")	Mediainfarkt links	Fehlende Wahrnehmung für die Unverständlichkeit der eigenen sprachlichen Äußerungen
„Frontalhirnsyndrom"	am häufigsten im Rahmen von bilateralen bifrontalen Hirnkotusionen nach Schädel-Hirn-Trauma	inadäquate Selbsteinschätzung der kognitiven Leistungsfähigkeit und des eigenen Sozialverhaltens, „Kritikunfähigkeit"

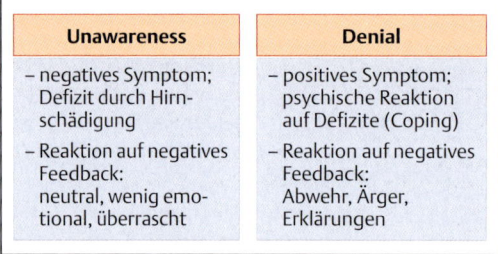

Abb. 4.2 Unterscheidung von „Unawareness" und „Denial" (nach Prigatano und Klonoff 1998).

unangemessenes Sozialverhalten oder Kontrolle von Aggressionen. Ein diagnostisches Merkmal von Unawareness ist, dass Patienten auf negatives Feedback eher neutral, wenig emotional und überrascht reagieren (s. **Abb. 4.2**) (Prigatano und Klonoff 1998).

Denial/Verdrängung. Wenn ein Patient seine erkrankungsbedingten Einschränkungen nicht wahrnehmen kann, muss das nicht nur Folge der Hirnbeschädigung selbst sein. Es kann sich auch um eine Form der psychischen Bewältigung handeln, bei der als psychische Reaktion die Wahrnehmung der Defizite quasi „ausgeblendet" wird. Dieser Prozess wird als ein Akt der inneren Abwehr verstanden, der den Patienten vor der schmerzhaften Konfrontation mit den Erkrankungsfolgen schützt. Im klinischen Zusammenhang spricht man von „Verdrängung" oder „Denial". Denial wird als aktive Bewältigung – auch „Coping" genannt – einer für die Person bedrohlichen Situation verstanden, um Angst zu reduzieren, die sich durch die beginnende Wahrnehmung von Defiziten aufbaut. Patienten mit reinem Denial reagieren daher im Gegensatz zu Patienten mit reiner Unawareness auf negatives Feedback eher mit Abwehr, Ärger oder Erklärungen (s. **Abb. 4.2**) (Prigatano und Klonoff 1998).

Im klinischen Alltag kann es schwierig sein, „Unawareness" und „Denial" klar voneinander zu trennen. Beide Prozesse können ineinander übergehen oder dynamisch nebeneinander existieren (Sohlberg 2000; Katz et al. 2002), lassen sich jedoch anhand des Verhaltens gegenüber Konfrontationen mit den Defiziten und gegenüber negativem Feedback differenzieren. Auch die Art, wie Patienten sich in der Rehabilitation selber Ziele setzen und sich an die Bedingungen des Alltags anpassen können, gibt Hinweise auf das Störungsbewusstsein. Zur standardisierten Erfassung des Störungsbewusstseins dienen Fragebögen, in denen die Selbsteinschätzung des Patienten bezüglich seiner Fähigkeiten in verschiedenen Lebensbereichen mit der Fremdeinschätzung durch Angehörige oder Therapeuten verglichen wird (siehe Fischer 2003; Prigatano et al. 1986; Sherer et al. 1998b). Eine aufwendigere, aber klinisch eventuell ergiebigere Erfassungsmethode sind standardisierte Interviews, in denen das Störungsbewusstsein eines Patienten anhand der Antworten auf vorgegebene Fragen eingeschätzt wird (siehe z. B. Fleming et al. 1996).

Fallbeispiel: „Mein Mann wollte, dass ich herkomme – Therapie brauche ich nicht!"
Frau Schreiner, eine 65-jährige Patientin mit Thalamusinfarkt stellte bereits zu Beginn der ambulanten Rehabilitation klar, dass sie nicht wisse, ob sie weiterhin zur Therapie kommen werde. Die anderen Patienten seien so schwer betroffen, sie dagegen habe ja nicht einmal bemerkt, dass sie einen Schlaganfall gehabt habe. Wenn überhaupt, dann habe sie an dem besagten Tag eine minimale Schwäche und vielleicht etwas Probleme beim Sprechen bemerkt, aber gesprochen habe sie noch nie viel. Die Ärzte im Akutkrankenhaus hätten in ihrem Bericht (Aphasie, Hemiparese rechts) vollkommen übertrieben. Im Rehabilitationsalltag zeigten sich jedoch rasch starke Einschränkungen im Gedächtnis sowie eine Restaphasie mit unpräziser Ausdrucksweise und Wortfindungsstörung. Unter Zugeständnissen nahm sie dann doch regelmäßig an der Therapie teil. Eine therapeutische Beziehung ließ sich aber nur langsam aufbauen. Über den Schlaganfall („ein ganz kleiner Schlaganfall – wenn überhaupt") und die in der Diagnostik festgestellten Defizite konnte mit Frau Schreiner nur sehr vorsichtig gesprochen werden. Bei Konfrontation mit ihren Defiziten reagierte sie auch im weiteren Verlauf mit Überraschung, häufiger aber mit Abwehr, Bagatellisierung und Erklärungen. Dennoch gelang es, mit ihr einige Kompensationsstrategien wie z. B. den Gebrauch eines Kalenders und die Benutzung eines Mobiltelefons zu erarbeiten. In der Kommunikation mit anderen Personen gelang es ihr, mit Umschreibungen die Wortfindungsstörungen auszugleichen. Dennoch neigte sie bei Therapieende weiterhin dazu, ihre Einschränkungen nicht realistisch einzuschätzen. Sie geriet dadurch aber nicht in gefahrvolle Situationen, wie auch der Ehemann bestätigte.

Therapeutische Möglichkeiten. In der Behandlung benötigen Patienten mit eingeschränktem Störungsbewusstsein oder mit „Denial" zunächst viel Struktur und Anleitung. Für Patienten mit „Denial" ist es wichtig, sie zu unterstützen und ihre Frustration im Erleben ihrer Defizite in neuen Situationen zu vermindern. Erst im weiteren Verlauf der Therapie ist es möglich, die Anforderungen und damit auch die Auseinandersetzung mit den eigenen Defiziten zu steigern (Prigatano und Schacter 1991; Katz et al. 2002). Voraussetzung ist eine gute therapeutische Beziehung. Dann können Patienten abhängig von ihren emotionalen Reaktionen vorsichtig mit ihren Defiziten konfrontiert und Behandlungsziele ausgehandelt werden. Zur Konfrontation sollten in der Therapie möglichst bekannte, alltagsnahe und quantifizierbare Aufgaben verwendet werden. Für die Rückmeldung können auch Videoaufzeichnungen von Übungssituationen genutzt werden. Hilfreich ist auch die Rückmeldung aus der therapeutischen Gruppe (Schlund 1999; Tham et al. 2001). Eine weitere Möglichkeit, die Störungswahrnehmung zu verbessern, bietet die so genannte Leistungsvorhersage-Methode (Predicted-Performance) (Youngjohn und Altman 1989; Fleming et al. 2005). Hier wird der Patient aufgefordert, vorher einzuschätzen, wie er die gestellte Aufgabe meistern wird. Diese Vorhersage kann dann mit der tatsächlich erreichten Leistung verglichen und zur Rückmeldung verwendet werden. Neben solchen Behandlungsmethoden, die darauf abzielen, das Störungsbewusstsein über die Erfahrung im Umgang mit Aufgaben zu verbessern, gibt es so genannte edukative Methoden. Dazu gehört, die Patienten über die eigene Erkrankung und deren typische Folgen zu informieren oder auch ein individuelles „Faktenbuch" mit Informationen über die eigene Erkrankung anzulegen. Weitere Hinweise zur Therapie von Awareness- und Denial-Problemen sowie umfassendere theoretische Konzepte dazu finden sich z. B. bei Sherer et al. 1998c; Sohlberg, 2000; Flashman und McAllister, 2002; Katz et al. 2002; Coetzer 2004, Lucas und Fleming, 2005.

4.2.2 Krankheitsbewältigung

Nach einer erworbenen Hirnschädigung haben Patienten eine Vielzahl von Belastungen zu bewältigen, die sich aus den Erkrankungsfolgen ergeben (**Abb. 4.3**).

Welche Belastungen in welchem Ausmaß auftreten, hängt nicht nur von den medizinischen Bedingungen der Erkrankung ab, sondern in großem Umfang auch von den individuellen Lebensumständen, den persönlichen Zielen und der Umstellungs- und Anpassungsfähigkeit der Patienten. Es geht in der Krankheitsbewältigung immer um den Konflikt zwischen den Vorstellungen, Wünschen, Interessen *vor* der Erkrankung und der nun veränderten Realität (Hofman-Stocker, 1990).

Die Wissenschaft hat versucht, Krankheitsbewältigung zu definieren und die verschiedenen Formen der Bewältigung zu systematisieren und zusammenzufassen. Naturgemäß weisen die vorgelegten Theorien und Untersuchungsmethoden eine große

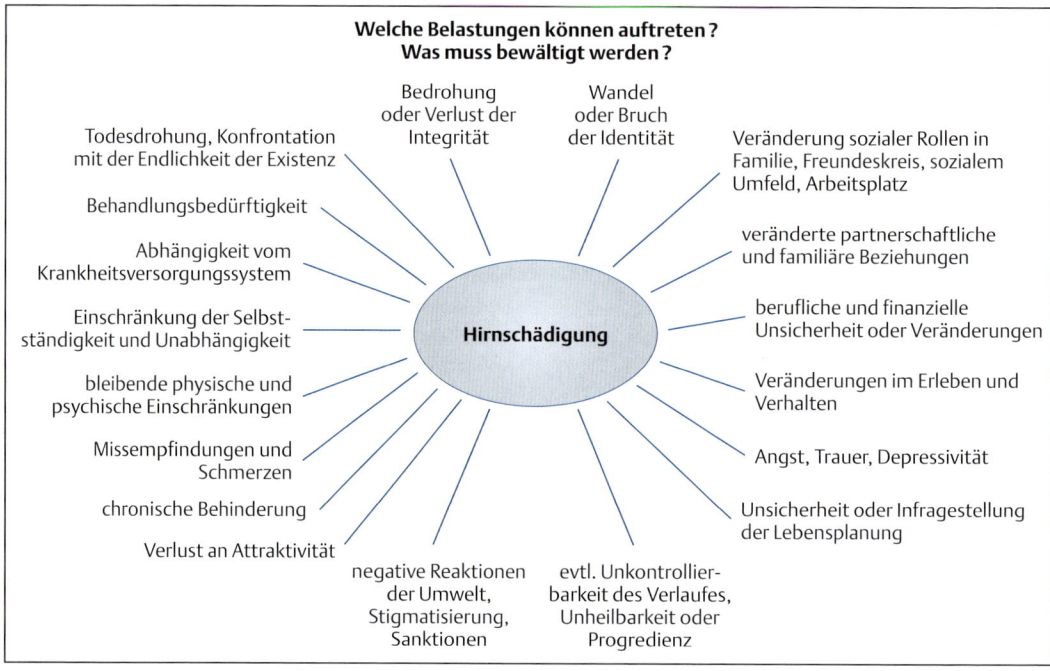

Abb. 4.3 Typische Belastungen und Anforderungen nach Hirnschädigung.

Vielfalt auf. Häufig werden in der Literatur zur Krankheitsbewältigung die Begriffe „Krankheitsbewältigung", „Krankheitsverarbeitung" und „Coping" synonym gebraucht. Trotz der Vielfalt der Theorien und Konzepte besteht eine weitgehende Übereinstimmung darüber, dass Krankheitsbewältigung auf verschiedenen Ebenen stattfindet, nämlich emotional, kognitiv und handlungsbezogen, d. h. in Form von Gefühlsreaktionen, in der verstandesmäßigen Verarbeitung und in konkreten Handlungen und Verhaltensweisen.

Nachfolgend werden unterschiedliche Konzepte zur Krankheitsbewältigung beschrieben, die jedoch nicht als exklusiv und alternativ, sondern als sich ergänzend, überlappend oder nebeneinander bestehend zu verstehen sind:

Empirische Formen der Krankheitsbewältigung

Mit der Entwicklung von Erhebungsinstrumenten zur Krankheitsverarbeitung wurde der Boden für eine intensive empirische Forschung bereitet, die größeren Raum einnahm als eine theoretische Fundierung der Reaktionsformen auf krankheitsspezifische Belastung. Aus den Ergebnissen der Untersuchungen mit solchen Messinstrumenten zur Krankheitsbewältigung (Salewski 1997; Muthny 1989; Heim et al. 1991; Klauer und Filipp, 1993) haben sich Bewältigungsformen ableiten lassen, die sowohl unbewusste (Verdrängungs-)Prozesse als auch bewusste und zielgerichtete Handlungen umfassen. Diese Bewältigungsformen sind empirisch, aus der klinischen Praxis heraus entwickelt worden und erheben keinen Anspruch auf Vollständigkeit. Die wichtigsten von ihnen werden im Folgenden aufgeführt und kurz erläutert.

Handlungsbezogene Bewältigungsformen

- **Altruismus:** sich um andere kümmern, anderen Mut machen.
- **Kompensation:** Umwegstrategien anwenden, Flexibilität zeigen.
- **Konstruktive Aktivitäten:** Ausflüge machen, einer Beschäftigung nachgehen.
- **Sozialer Rückzug:** alleine mit der Situation fertig werden wollen, niemanden sehen wollen.
- **Solidarisieren:** sich mit Gleichbetroffenen austauschen, sich als Einer von Vielen wahrnehmen.
- **Soziale Unterstützung:** Hilfe durch Familie und Freunde suchen.
- **Krankheitsbezogenes Zupacken:** Eigenverantwortung im Reha-Prozess übernehmen, Informationen zu medizinischen Belangen einholen.

Kognitionsbezogenes Bewältigungsverhalten

- **Ablenkung:** Zerstreuung suchen, an anderes denken.
- **Kognitive Vermeidung:** dissimulieren, so tun, als sei nichts gewesen.
- **Humor, Ironie:** auch mal über sich selbst lachen, Galgenhumor.
- **Situation relativieren:** Vergleich mit anderen stärker Betroffenen, Wert des Lebens betonen.
- **Religiosität, Sinngebung:** häufiger beten, die Krankheit als Prüfung oder Chance sehen.
- **Problem analysieren:** Informationen einholen, Situation strukturieren und planen, Ziele anpassen.
- **Grübeln:** sich Sorgen machen, Befürchtungen über den Verlauf haben.

Emotionsbezogene Bewältigungsformen

- **Abwehr, Unterdrückung von Gefühlen:** negative Gefühle „ausblenden", nicht über eigenes Befinden reden (können).
- **Optimismus:** sich selbst Mut machen, Zuversicht haben, an die eigenen Stärken denken.
- **Hedonismus:** sich etwas Gutes tun, die Natur genießen, positive Gefühle zulassen.
- **Trauer:** an früher denken, sich schmerzvolle Gedanken über den Verlust machen.
- **Resignation, Depressivität:** passiv sein, sich hilflos und hoffnungslos fühlen, hadern.
- **Wut ausleben:** Streitbar, gereizt, aggressiv und/oder impulsiv sein.

Krankheitsbewältigung als Stressbewältigung

Eine erworbene Hirnschädigung mit ihren einschneidenden, lebensverändernden Folgen kann als ein kritisches Lebensereignis im Sinne der Stressbewältigungstheorien angesehen werden, mit sehr starken Belastungen für den Betroffenen und sein soziales Umfeld. In der transaktionalen Stresstheorie stellen Lazarus und Folkman (1984) Stress als einen komplexen, interaktiven und transaktionalen Prozess dar. Neben einer umfassenden Erklärung für das Entstehen von Stress (oder Belastung) werden auch die subjektive Bewertung, die Ressourcen, Bewältigungspotenziale, Anpassungsversuche und Entwicklungsmöglichkeiten einer Person berücksichtigt. Eine Erweiterung durch die Integration anderer Modelle erfuhr diese Theorie durch Moore und Stambrook 1995.

Nach einer Hirnschädigung erleben Patienten massive psychische Verunsicherungen. In der Regel kommt es zu Schock und Angstreaktionen, Hilflosigkeit, Selbstunsicherheit, Hoffnungs- und Motivationslosigkeit, Verleugnung, Stimmungsschwankungen oder depressiven Reaktionen und Trauer. Diese Reaktionen sind zunächst einmal typische und verständlich (Livneh und Antonak 1997). Im Vergleich zur Bewältigung bei anderen chronischen Erkrankungen erschweren bei Hirnverletzten die reduzierten kognitiven Fähigkeiten und ein möglicherweise verändertes Erleben und Verhalten die psychische Bearbeitung der Veränderungen und Belastungen. Eine durch die Hirnschädigung verminderte Reflexions- und Introspektionsfähigkeit kann die Wahrnehmung und Auseinandersetzung, die Neuorientierung und Anpassung an die veränderte Lebenssituation erschweren. Zudem belasten sprachliche Einschränkungen, Probleme bei der emotionalen Verarbeitung oder im emotionalen Ausdruck die sozialen Beziehungen. Die ohnehin schwierige Aufgabe der Krankheitsbewältigung nach Hirnschädigung kann durch die Entwicklung einer affektiven Störung zusätzlich kompliziert werden (Schmidt 2005).

Krankheitsbewältigung als Identitätsarbeit

Lucius-Hoene beschreibt Krankheitsverarbeitung als einen individuellen, andauernden Prozess. Sie betont die Dimension der Identität und integriert dieses Konzept in die Theorien zur Krankheitsverarbeitung nach Hirnschädigung (Wendel 2002); dabei identifiziert sie drei Anforderungsebenen in der Krankheitsbewältigung (Lucius-Hoene 1997, 2000):

- Alltagspraktische Bewältigung von funktionellen Einschränkungen: Sie bezieht sich auf die Wiedererlangung von Selbstständigkeit und Unabhängigkeit im Alltag.
- Aufrechterhaltung von Sozialität und Intersubjektivität: Sie betrifft bedeutsame zwischenmenschliche Beziehungen und das soziale Netz.
- Wahrung von persönlicher Identität und Kontinuität: Sie bezieht sich auf die biographische Integration, die Sinnhaftigkeit des Lebens und das Selbstwertgefühl.

Die Aufgabe von Krankheitsbewältigung liegt demnach auch darin, die Folgen der Hirnschädigung in die eigene innere und äußere Welt zu integrieren. In der Krankheitsbewältigung können auch Sinn- und Selbstfindungsprozesse, kreative Potenziale, Dankbarkeit, Religiosität oder Verantwortung in Gang gesetzt werden (Lucius-Hoene 1997).

Fallbeispiel: „…ein wichtiger Teil meines Selbst ist verloren gegangen"
Frau Kaufmann (32 Jahre) erlitt aufgrund eines Fahrradsturzes multiple Infarkte im Media- und Posteriorversorgungsgebiet beidseits infolge einer Vertebralis-Dissektion und ACI-Dissektion. Zu Beginn der ambulanten Therapie sechs Monate nach dem Ereignis war Frau Kaufmann noch deutlich durch eine mittelschwere ataktische Dysarthrophonie, Feinmotorikstörungen und Aufmerksamkeitsdefizite eingeschränkt.
Nach drei Monaten ambulanter Therapie begann sie eine stufenweise Wiedereingliederung als Lehrerin an einer Förderschule und wurde in dieser Zeit weiterhin begleitet. Die Krankheitsbewältigung war immer ein zentrales Thema. Während der ambulanten Intensivtherapie stand der „Kampf gegen die Symptome" noch im Vordergrund, erst im Verlauf war für Frau Kaufmann eine emotionale Verarbeitung möglich. Die therapeutische Unterstützung war in diesen Zeiten von zentraler Bedeutung.
18 Monate nach dem Ereignis beschreibt Frau Kaufmann Folgendes: *„Eine Krankheitsbewältigung im Sinne von Verarbeitung, den Umgang lernen … kann aus meiner Sicht erst erfolgen, wenn die Krankheit wahrgenommen werden kann. Bei mir erfolgte diese Wahrnehmung meines Sprechens bzw. meines stark beeinträchtigten Sprechens im vollen Umfang erst 7 Monate nach dem eigentlichen Ereignis. Es kam quasi über Nacht, und das Erwachen war ein heftiger Aufprall. Über Nacht nahm ich mein sehr defizitäres Sprechen wahr, vor diesem Erwachen war ich mir schon bewusst, dass mein Sprechen sehr anstrengend und anders war. Ab da aber begann ich das volle Ausmaß der Störung langsam wahrzunehmen und ab da begann dann auch, durch diese Wahrnehmung hervorgerufen, der Bewältigungsprozess (und dieser dauert noch immer an) … Letzten Endes hilft das ganze soziale Netz wenig, wenn der Betroffene selbst nicht den Willen zur Veränderung hat."*
In diesen 18 Monaten hatte sie es trotz ihrer Schwierigkeiten mit enormer Anstrengung und Kontrolle geschafft, teilweise in den Beruf als Lehrerin zurückzukehren. Wochen nachdem sie diese Sätze geschrieben hatte, erzählte sie über eine neue Phase: nämlich Traurigkeit, dass die alte „Normalität" nicht wiederkommen wird. Sie berichtet, dass ihr bewusst wird, einen wichtigen Teil verloren zu haben: Ihre sprachliche Gewandtheit, die sie als Ausdruck ihrer Intelligenz erlebt hatte.
„Ein wichtiger Teil meines Selbst ist verloren gegangen, und jetzt beginnt die Traurigkeit …"

Generell ist der Bewältigungsprozess ausgesprochen komplex und wird von verschiedenen Faktoren mitbedingt (Prigatano 2004):
- Alter des Patienten,
- psychosozialer Entwicklungsstand,
- intellektuelle Fähigkeiten vor der Schädigung,
- Bildungsniveau,
- soziales Umfeld,
- kultureller Hintergrund,
- Ausmaß und Art der Schädigung,
- Symptome und Störungsbewusstsein,
- Lebensgeschichte,
- prämorbide Persönlichkeit,
- individuelle Ressourcen.

Wesentlich ist auch der Zeitverlauf. Mit zunehmendem Abstand zum Schädigungsereignis wird fast jeder Patient damit konfrontiert, dass erwartete weitere Verbesserungen ausbleiben. Erfahrungen von Misserfolg, Überforderung und Scheitern in wichtigen Lebensbereichen drohen, wenn es den Patienten und ihren Angehörigen nicht gelingt, die hirnschädigungsbedingten Grenzen wahrzunehmen und sich darauf einzustellen (Göttert et al. 2002). Wiederkehrende, chronische Überforderung trägt aber auch zur Entwicklung von psychischen Störungen, wie z. B. der Depression oder zum Entstehen von sozial inakzeptablem Verhalten, wie Feindseligkeit und Aggressivität bei (Prigatano 2004).

Der Bewältigungsprozess erstreckt sich über Monate, wenn nicht über Jahre. Die Bewältigungsstrategien ebenso wie die therapeutischen Möglichkeiten verändern sich dementsprechend im Verlauf. So können in der Frühphase der Rehabilitation z. B. Verdrängung oder Verleugnung langfristiger Erkrankungsfolgen dem Betroffenen bei der emotionalen Stabilisierung helfen und Angst oder Depressivität abwehren (Schmidt et al. 2001). Diese Abwehr zu respektieren und gleichzeitig die konstruktiven Auseinandersetzungen mit aktuellen Problemen zu unterstützen kann dann weitaus zielführender sein, als mit den Defiziten zu konfrontieren. Im weiteren Verlauf kann jedoch die Strategie, die Auseinandersetzung mit den Verlusten zu vermeiden, die Bewältigung behindern. Im mittel- und längerfristigen Verlauf sind für die Anpassung an die Anforderungen des Alltags, also für die Teilhabe, soziale Unterstützung, eigenes Engagement und die Nutzung möglichst verschiedener Bewältigungsformen vorteilhaft (Heim 1988). Therapeutische, insbesondere neuropsychologische Behandlungen sind deshalb nicht nur in der eigentlichen Rehabilitationsphase notwendig, sondern auch im weiteren langfristigen Verlauf in der Nachsorge.

4.2.3 Bedeutung von Störungsbewusstsein und Krankheitsbewältigung für die Teilhabe

Zahlreiche Untersuchungen haben in den letzten Jahren versucht aufzudecken, wie sich die Bewältigungsstrategien und die Fähigkeit zu einer realistischen Selbstwahrnehmung auf die soziale Anpassung und Reintegration sowie auf den Erfolg einer beruflichen Wiedereingliederung auswirken. So zeigt sich z. B., dass eine adäquate Selbstwahrnehmung nicht selbstverständlich zu einem größeren Rehabilitationserfolg führt, da eine realitätsnahe Selbstwahrnehmung die emotionale Belastung zumindest mittelfristig zu erhöhen scheint und depressive Reaktionen hervorrufen kann (Fleming et al. 1998; Wallace und Berger 2000). Eine depressive Störung kann die Mitarbeit in der Rehabilitation deutlich beeinträchtigen und verhindern, dass effektive Bewältigungsstrategien von den Betroffenen eingesetzt werden (Paolucci et al. 2001; Herrmann et al. 2000). Trotzdem, so hat sich gezeigt, muss es ein zentrales Ziel für die Patienten bleiben, sich der Realität zu stellen und eine adäquate Wahrnehmung für ihre Beeinträchtigungen und deren Folgen zu entwickeln und in der Folge die Veränderungen akzeptieren zu können (Godfrey et al. 1993; Ownsworth und Fleming 2005). Patienten mit einer guten Selbstwahrnehmung und Akzeptanz gelingt es langfristig, effektive Kompensationsstrategien zu entwickeln und sich in die Ge- sellschaft zu integrieren. Im Gegensatz dazu scheitern Patienten in ihren Lebenszielen, ohne ihre Misserfolge zu verstehen, wenn es ihnen auf Dauer nicht oder nur unzureichend gelingt, die Erkrankungsfolgen wahrzunehmen (Ben-Yishay et al. 1987, Ownsworth & Oei 1998). Daraus ergibt sich für die Rehabilitation die Aufgabe, in der Therapie die Selbstwahrnehmung und Selbstkontrolle zu verbessern und die Akzeptanz zu fördern, aber gleichzeitig die emotionale Belastung für den Patienten bewältigbar zu halten, um eine bestmögliche Rückkehr des Patienten in sein Lebensumfeld, also Teilhabe, zu ermöglichen.

4.3 Therapeutische Interventionen zur Teilhabe

Therapeutische Konzepte für dieses Ziel einer erfolgreichen Krankheitsbewältigung sind ausführlich bei Prigatano (2004) und Lucius-Hoene (1997; 2005) beschrieben ebenso wie spezifische Gruppenkonzepte zur Selbstwahrnehmung und Verhaltensregulation (Ben Yishay und Lakin, 1989; Bennet und Raymond 1997; Ownsworth et al. 2000). Nachfolgend sollen aus der Erfahrung der ambulanten Rehabilitation nochmals einige pragmatische Anforderungen an die Therapie zusammengefasst und zwei Gruppenkonzepte zur Förderung der Krankheitsbewältigung beschrieben werden.

4.3.1 Pragmatische Anforderungen

Krankheitsbewältigung und die biographische Arbeit ist in der teilhabeorientierten Rehabilitation als interdisziplinäre Aufgabe zu verstehen. Sie kann therapeutisch unterstützt, gefördert und forciert werden, wenn die Therapeuten das Zusammenspiel der individuellen, emotionalen, kognitiven und handlungsorientierten Schwierigkeiten, aber auch die Ressourcen wahrnehmen, verstehen und in entsprechende Behandlungsstrategien umsetzen können. Ziel der therapeutischen Unterstützung in der Krankheitsbewältigung liegt darin, die Teilhabe des Patienten zu verbessern. Hierfür braucht es mehrere Komponenten:

Integrative Teamarbeit: Neuropsychologen, Physiotherapeuten, Ergotherapeuten, Sprachtherapeuten und Kunsttherapeuten müssen gemeinsame Ziele formulieren sowie das Wissen, die Informationen und Behandlungspläne jedes einzelnen Therapeuten zu einem konzertierten Vorgehen integrieren. Interne Kontextfaktoren, wie z. B. Angst und Antriebsstörungen zeigen sich in den verschiedensten Therapie- und Alltagssituationen. Scheitert z. B. der Transfer neu erworbener Möglichkeiten der Mobilität an der Angst des Patienten, sich in der Öffentlichkeit zu zeigen, sind die Neuropsychologen gefordert, die Physiotherapeuten z. B. durch angepasste psychotherapeutische Maßnahmen zu unterstützen.

Erfassung interner und externer Kontextfaktoren: Teilhabe oder Reintegration als Lebensbewältigung heißt für den Patienten, die veränderten sozialen Aktivitäten als Notwendigkeit zu akzeptieren oder sie für seine Identität als bedeutsam zu erleben. Für das therapeutische Handeln ist es wichtig, Antworten auf folgende Fragen zu bekommen:

- Was für eine Person ist der Mensch, der die Hirnschädigung erlitten hat?
  Hier geht es um Identität, Biografie und Sozialisation.
- Welche Schädigungen haben welche Auswirkungen in seinem Leben?
  Hier geht es um die individuellen Auswirkungen der funktionellen Defizite.
- Wo liegen die Ressourcen?
  Was kann er noch gut? Welche Fähigkeiten kann er neu entdecken?
- Wie sehen das soziale Umfeld und die wirtschaftlichen Notwendigkeiten aus?
  Hier geht es um Familie, Freunde und Beruf.

Erst das Zusammenführen dieser Informationen ermöglicht es, gemeinsam für den Patienten bedeutsame Ziele und Behandlungspläne zu formulieren.

Anpassung therapeutischer Maßnahmen: Die Erfahrung zeigt, dass es für den Patienten oft wenig hilfreich ist, rein additiv funktionelles Training und Psychotherapie nebeneinander durchzuführen (Wendel 2005; Lucius-Höhne 2005; Schmidt 2005). Psychotherapeutische Programme scheitern zudem nicht selten an den eingeschränkten kognitiven Möglichkeiten (Antrieb, Aufmerksamkeit, Reflexionsfähigkeit). Insbesondere konfrontative Maßnahmen müssen immer mit großem Bedacht gewählt werden, da sie hohe Anforderungen an die exekutiven Leistungen sowie die emotionale Stabilität stellen. Trotzdem kann die Krankheitsbewältigung in unterschiedlichsten therapeutischen Situationen gefördert werden. Durch die Gestaltung und Durchführung von konkreten Übungssituationen können Therapeuten viel mehr als nur selektive funktionelle Verbesserung erreichen. Hier kann über die konkrete Erfahrung kommuniziert werden, Erfolge vermittelt und Ängste angesprochen werden. Im Verlauf der Therapie können sich die Anforderung an die Therapeuten sehr schnell ändern, sodass sie wechselnd jeweils unterstützend, direktiv, kontrollierend, als Vertrauter oder als Vermittler therapeutisch handeln müssen. Eine ausführliche Beschreibung der Problematik findet sich bei Lucius-Höhne (2005).

Hypothesengeleitetes therapeutisches Vorgehen: Um Behandlungsstrategien entwickeln zu können, müssen daher zum einen Hypothesen über die Ursachen der Schwierigkeiten gebildet werden und zum anderen Hypothesen über die mögliche Wirkung des therapeutischen Vorgehens, denn es ist unmöglich am ersten Therapie-Tag die Situation des Patienten zur Gänze zu erfassen. Ein ständiges Überprüfen der Hypothesen ist die Grundlage für die fortlaufenden und momentanen Entscheidungen und Veränderungen im therapeutischen Wirken (Ylvisaker et al. 2002). Im therapeutischen Alltag bedeutet das, dass die Entscheidungen für spezifische Interventionen oder Hilfen auf der Grundlage eines vorsichtigen und hypothesengeleiteten Experimentierens passieren. Wichtig dabei ist, dass die Hypothesen formuliert werden und häufig im Team kommuniziert werden, da nur so eine effektive Zusammenarbeit und gemeinsame Überprüfung stattfinden kann.

Die Erfahrungen besonders bei Patienten mit Störung in der Selbstwahrnehmung zeigen, dass Feedback, das als Hypothese formuliert wird („ich vermute, dass..."), leichter angenommen werden kann. Die Patienten haben einerseits Widerspruchsrecht, trotzdem können sie sich auf ein Experiment einlassen und danach das Ergebnis betrachten. Dieses Vorgehen unterstützt auch das Ziel, die Selbstbestimmtheit wiederzuerlangen, da die therapeutische Einflussnahme sehr fein angepasst werden kann.

Therapeutische Arbeitsbeziehung: Wendel (2005) beschreibt sehr eindrücklich, dass die psychische Stabilisierung der Betroffenen eine vorrangige Aufgabe darstellt. Eine gute Arbeitsbeziehung ist die Voraussetzung, um diese Sicherheit zu gewährleisten. Prigatano (2004) postuliert in seinem Buch, dass keine therapeutische Beziehung entstehen kann, wenn man sich nicht in die Welt des subjektiven Erlebens des Patienten begibt. In der therapeutischen Interaktion wird die Voraussetzung geschaffen, dass der Patient sich selbst wahrnehmen und ein neues Lebenskonzept entwerfen kann. Die zentrale Aufgabe ist es, trotz Sprachschwierigkeiten, Reizbarkeit, Antriebsverlust und unrealistischen Hoffnungen eine gemeinsame Sprache mit dem Patienten zu finden und seine Bedürfnisse ernst zu nehmen. Die Therapeuten sollten ihre Hypothesen den Patienten in einer verständlichen und erträglichen Form erklären, z. B. Metaphern wählen und Fachjargon vermeiden. Es gefährdet die Arbeitsbeziehung, und damit die Teilhabe, die Krankheitsverarbeitung oder die Teilhabe zu forcieren, obwohl der Patient zu diesem Zeitpunkt kognitiv oder emotional noch nicht in der Lage ist, mit diesen Problemen umzugehen.

4.3.2 Gruppentherapien zur Förderung von Störungsbewusstsein und Krankheitsbewältigung

In der Literatur zur holistischen neuropsychologischen Rehabilitation sind Gruppenkonzepte, die Themen wie Selbstwahrnehmung und Verhaltensregulation mit einschließen, mehrfach beschrieben (siehe Prigatano 2004). Sie gehen von der Annahme aus, dass Patienten von einem solchen Gruppenprogramm profitieren und dadurch die soziale Interaktion und das emotionale Verhalten deutlich verbessern können. Dies ließ sich in empirischen Studien auch als langfristige Therapieerfolge belegen (Bennet und Raymond, 1997; Prigatano et al. 1987; Ownsworth et al. 2000). In dem Konzept einer ganzheitlichen, Teilhabe-orientierten Rehabilitation liegt ein besonderer Schwerpunkt auf der Krankheitsbewältigung und der Verbesserung des Störungsbewusstseins. Hierfür werden zwei neuropsychologische, psychotherapeutisch orientierte Gruppen angeboten: Das Kompetenz-Training und die Integrative Neuro-Therapie.

Beide Gruppen werden als so genannte offene Gruppen geführt, d. h. in der Gruppe werden wöchentlich neue Mitglieder aufgenommen, während andere zum Therapieende ausscheiden. Die Gruppen finden jeweils wöchentlich in zwei Doppelstunden statt, hinzu kommen therapeutische Hausaufgaben (Selbsttherapien). Die Teilnehmerzahl liegt bei maximal acht Personen.

In beiden Therapiegruppen sind gegenseitiger Respekt und Gruppenzusammenhalt eine wichtige Voraussetzung, um miteinander über sehr persönliche Themen sprechen und sich gegenseitig unterstützen zu können. Entscheidend ist, die Gruppe so zu moderieren, dass eine offene, vertrauensvolle und wohlwollende Kommunikation möglich wird (Tschuschke 2003). Gelegentlich setzen einzelne Gruppenmitglieder den unterstützenden Austausch auch außerhalb der Gruppen fort. Allerdings kann nicht jeder Patient von diesen Gruppen profitieren. Bei schweren Aufmerksamkeits- und Gedächtnisstörungen oder bei Aphasien ist eine Teilnahme nicht möglich. Weiterhin sind Patienten, die keine Motivation und Bereitschaft haben, sich mit dem eigenen Befinden und Verhalten auseinander zu setzen, für diese Gruppe nicht geeignet.

Fallbeispiel: Herr Schuster (1) – Gruppenzusammenhalt und „Wir"-Gefühl
Herr Schuster (49 Jahre, Sinusvenenthrombose mit zerebraler Einblutung) nahm 15 Wochen an der ambulanten Rehabilitation teil. Während dieser Zeit organisierte sich Herr Schuster selbstständig eine Unterkunft in München. Am Wochenende fuhr er zu seiner Familie in einen 70 km entfernten Ort. Herr Schuster war bis zur Erkrankung als Lagerist tätig, gleichzeitig betrieb er eine Nebenerwerbslandwirtschaft. Übergeordnetes Therapieziel war die berufliche Wiedereingliederung. Kognitive Einschränkungen fanden sich in der Aufmerksamkeit, der Informationsverarbeitung, im verbalen Gedächtnis und in den exekutiven Funktionen. Das Arbeitstempo war stark verlangsamt. Außerdem bestand eine leichtgradige Aphasie. Herr Schuster verhielt sich sehr zurückhaltend, schüchtern und unsicher in sozialen Kontakten, v. a. in Gruppen. Er nahm über 12 Wochen an der integrativen Neuro-Therapie teil. Trotz großer intellektueller und sozialer Unterschiede in der Gruppenzusammensetzung wurde Herr Schuster freundlich und unterstützend aufgenommen. Er baute sich freundschaftliche Kontakte auf, die auch nach Therapieende Bestand hatten. Das „Zusammenwachsen" der Gruppe wurde unterstützt durch therapeutisch geleitete Übungen und Spiele zum Kennenlernen und zum gegenseitigen Verstehen sowie über die Sicherstellung eines offenen und vertrauensvollen Gruppenklimas. Unter den Mitpatienten fand Herr Schuster Personen, mit denen er sich identifizieren konnte und die für ihn Modellfunktion hatten. Am offenen Austausch und an Diskussionen konnte er aufgrund der Aphasie anfangs nur rezeptiv teilnehmen; später waren seine Beiträge wichtig, da er aus einer bodenständigen und ethisch fundierten Position argumentierte. Sehr bedeutsam für die Integration des Patienten in die Gruppe *und* die Rückgewinnung von Kompetenzen war die positive, wohlwollend-kritische Hinterfragung seiner Situation (z. B. bei der Zielbesprechung) durch die Gruppenmitglieder, die positive Rückmeldung beim Rollenspiel und die Wertschätzung durch die Teilnehmer.

■ Das Kompetenztraining

Als „kompetenzorientierte Therapie" hat W. Kühne (unveröffentlichtes Therapieprogramm) für den Forschungsschwerpunkt „Rehabilitationswissenschaften" des Bundesministeriums für Bildung und Forschung und der Deutschen Rentenversicherung ein Gruppenprogramm für hirnverletzte Patienten entwickelt, in dem es um kognitive, emotionale und so-

ziale Interventionen zur Verbesserung des Selbstmanagements in alltagsrelevanten Situationen geht. Für dieses Programm wurde ein Handbuch zur Anleitung und zum Ablauf für die verschiedenen Themenblöcke erstellt. Für das Kompetenztraining wurden hieraus einzelne Elemente übernommen und für die ambulante Rehabilitation modifiziert. Die Ziele des Kompetenztrainings liegen in
- der Verbesserung kommunikativer Fähigkeiten und Fertigkeiten,
- der Förderung von selbstsicherem Verhalten,
- der Verhaltensmodifikation,
- dem Erlernen von Selbstbeobachtungsmöglichkeiten,
- der Aktivitätenplanung,
- der Förderung von zielgerichteter Krankheitsbewältigung.

Die Teilnehmer sollen dafür sensibilisiert werden, dass die Verletzung des Gehirns nicht nur medizinische Fragen aufwirft, sondern auch vielfältige psychische und soziale Folgen hat. Ziel ist „Hilfe zur Selbsthilfe" zu geben, indem sowohl informiert als auch durch Übungen Selbstvertrauen erlangt und neues Verhalten aufgebaut werden soll.

Das Kompetenztraining umfasst folgende Themenblöcke:
- Soziale Kompetenz,
- Information über Hirnschädigung, Krankheitsbewältigung und Emotionen,
- Selbstmanagement,
- Umgang mit Stress nach Hirnschädigung.

Die Integrative Neurotherapie

Die Integrative Neurotherapie ist ein neuropsychologisches Gruppentherapieverfahren, bei dem es in mehrfacher Hinsicht um Integration geht:
- Integration in den sozialen Kontext der Gruppe während der Rehabilitation,
- Reintegration der Patienten in ihr psychosoziales Umfeld,
- Integration des Erlebnisses der Hirnschädigung und ihrer Folgen in die persönliche Biographie.

Dieses Konzept (Bauer und Wendel, unveröffentlichtes Manuskript) integriert klinisch-neuropsychologische Ansätze zur Krankheitsbewältigung (Pössl und Schellhorn 2001; Schmidt et al., 2001; Prigatano 2004; Wendel 2005) sowie wissenschaftliche Ansätze der Coping-Forschung, der Verhaltensmedizin und der Verhaltenstherapie (Hautzinger 1997, Hinsch und Pfingsten 1998, Wagner-Link 1995). Die Integrative Neurotherapie besteht aus halbstandardisierten Therapiebausteinen, die je nach Zusammensetzung der Gruppe mit unterschiedlicher Gewichtung eingesetzt werden. Die Themen ergeben sich häufig aus aktuellen Alltagsproblemen der Patienten.

Themenschwerpunkte der Integrativen Neurotherapie sind:
- Kommunikation und Konfliktlösung,
- Verhalten und Verhaltensregulation:
  - soziale Kompetenz,
  - Stress und Stressmanagement,
- Ressourcenaktivierung und psychisches Befinden,
- soziale Reintegration,
- Krankheitsbewältigung,
- Biographische Reintegration.

Wie diese Therapieinhalte gestaltet werden, hängt von den Fähigkeiten zur Reflektion und den Beeinträchtigungen der Teilnehmer ab. Zusammenfassungen, Wiederholungen und Rückmeldungen ebenso wie Arbeitsblätter, Mitschriften oder Informationsmaterial dienen als Hilfsmittel für die Patienten, um die besprochenen Inhalte und Erfahrungen auch längerfristig behalten zu können. In der Gruppe wird Verhalten in Rollenspielen geübt, die mit Videokamera aufgezeichnet und zur Rückmeldung gemeinsam angeschaut werden. Außerdem kommen Reflexionsübungen, z. B. zum Selbstbild oder zur Zukunftsplanung zur Anwendung. Selbstbeobachtungsprotokolle und Verhaltensübungen werden bei verschiedenen Themenschwerpunkten durchgeführt, z. B. bei der Förderung von angemessenem Konfliktverhalten oder beim Thema „Stress". Von entscheidender Bedeutung ist auch die Zusammenarbeit der Teilnehmer. Mitpatienten können häufig sehr unterstützend sein, indem sie genau jene Fragen stellen, bei denen ein Therapeut auf größten Widerstand stößt und die therapeutische Beziehung zum Patienten gefährdet.

Fallbeispiel: Herr Schuster (2) Störungsbewusstsein, Krankheitsbewältigung und Soziale Reintegration

Herr Schuster berichtete folgende Situation: Er sei aktives Mitglied in der freiwilligen Feuerwehr seiner Heimatgemeinde. Auf die Bitte des Feuerwehrkommandanten hin habe er zugestimmt, anlässlich der Erstellung einer Festschrift 25 Firmen zu besuchen, um Anzeigen zu akquirieren. Doch dann hatte Herr Schuster wegen seiner Sprachprobleme Sorge, der Aufgabe nicht gewachsen zu sein. Auf jeden Fall wollte er die Akquirierung durchführen, doch während der Diskussion mit den Teilnehmern und Therapeuten wurde ihm bewusst, wo weitere Probleme lagen:

- Herr Schuster lebte derzeit nur am Wochenende in seinem Heimatort – die meisten Firmen haben nur werktags geöffnet.
- Er hatte (erkrankungsbedingt) keine Erlaubnis einen Pkw zu führen, um die Firmen in den umliegenden Gemeinden zu besuchen.
- Er wies Einschränkungen der Belastbarkeit auf und benötigte das Wochenende zur Erholung.
- Die aphasiebedingten Einschränkungen machten ein eigenständiges Vorsprechen bei den Firmen sehr schwierig.

Auf das entscheidende Telefonat mit dem Kommandanten, in dem er ihn über diese Einschränkungen informieren musste, bereitete sich Herr Schuster mit schriftlichen Notizen vor. In mehreren Rollenspielübungen mit anderen Gruppenmitgliedern wurden das Gespräch und die möglichen Argumente eingeübt. Schließlich teilte Herr Schuster dem Kommandanten telefonisch mit, dass er aufgrund eines Schlaganfalls derzeit eine Rehabilitation in München mache und nur am Wochenende zu Hause sei. Er schlug vor, dass ein Feuerwehrkollege ihn unterstützen solle. Mit diesem Kollegen wurde vereinbart, dass die Firmen innerhalb der Gemeinde von beiden gemeinsam aufgesucht werden sollten, Firmen außerhalb der Gemeinde vom Kollegen alleine. Herr Schuster empfand die schriftliche Vorbereitung auf Gespräche als sehr hilfreich. Später setzte er diese ohne Aufforderung in anderen Situationen ein, z. B. bei der Zielbesprechung oder der Verabschiedung von Mitpatienten und konnte sich damit mehr in die Gruppe der Teilnehmer integrieren.

Kern der Integrativen Neurotherapie ist es, die Selbstverantwortung für den Therapieverlauf zu stärken und der passiven Haltung des „Sichbehandelnlassens" entgegenzuwirken. In einem standardisierten „Ziele-Blatt", in dem die Bereiche „Kommunikation", „Verhalten", „psychisches Befinden", „Soziales" und „Krankheitsbewältigung" genannt sind, soll der Patient seine persönlichen Ziele für die jeweiligen Bereiche darlegen. Er kann aber auch andere, eigene Ziele nennen. Daran orientieren sich die Themenschwerpunkte, die in der Gruppe bearbeitet werden. Bei Abschluss der Therapie wird in der Gruppe besprochen, inwieweit die schriftlich fixierten Ziele erreicht wurden.

Für welche Gruppe der jeweilige Patient am besten geeignet ist, ergibt sich aus einer Reihe von pragmatischen Kriterien (**Tab. 4.2**):

4.4 Grenzen

Für die Bewältigung der Folgen einer Hirnverletzung gibt es nicht nur eine Form oder Behandlungsmöglichkeit. Die vielfältigen Voraussetzungen für eine erfolgreiche Krankheitsbewältigung wurden bisher ausgeführt. In der Betrachtung der Möglichkeiten ist es jedoch auch wichtig, die Einschränkungen und Grenzen der Therapierbarkeit zu erkennen. Derartige Grenzen können sich aus Bedingungen beim Patienten selber, seinem persönlichen Umfeld aber auch aus den äußeren Rahmenbedingungen ergeben.

Kognitive Einschränkungen. Begrenzungen für die Krankheitsbewältigung können in kognitiven Einschränkungen liegen, wenn die Inhalte und Schluss-

Tabelle 4.2

Das Kompetenztraining ist angezeigt bei Personen, die …	Die Integrative Neurotherapie ist angezeigt bei Personen, die …
- von einer starken therapeutischen Strukturierung profitieren - eher älter sind - sich auf einen Alltag ohne Berufstätigkeit vorbereiten - keine Sprachprobleme aufweisen, da viel mit schriftlichem Material gearbeitet wird - bei der Förderung von Störungsbewusstsein, Krankheitsbewältigung und Anpassung unterstützt werden wollen	- eher von einem flexiblen, individuell orientierten Vorgehen profitieren - eher jünger sind - sich auf die berufliche Wiedereingliederung vorbereiten - leichte sprachliche Schwierigkeiten haben - Auffälligkeiten im Kommunikations- und Sozialverhalten zeigen - bei der Förderung von Störungsbewusstsein, Krankheitsbewältigung und Anpassung unterstützt werden wollen - bei der biographischen Reintegration und Identitätsarbeit therapeutischer Hilfe bedürfen

folgerungen aus der psychotherapeutischen Arbeit mittel- bzw. langfristig nicht behalten werden können. Dazu gehören z. B. eine verminderte Abstraktionsfähigkeit sowie verminderte Reflektions- und Introspektionsfähigkeit, eingeschränktes Sprachverständnis oder gravierende Aufmerksamkeits- und Gedächtnisstörungen. Das Ausmaß an kognitiven Beeinträchtigungen legt den Spielraum psychotherapeutischer Möglichkeiten fest. Auch der Mangel an Störungseinsicht kann eine Grenze darstellen: „Patients who are unaware of their deficits are unlikely to seek or accept treatment" (Prigatano und Schacter 1991).

Häufung lebenskritischer Ereignisse. Nicht selten kommen Patienten in die Rehabilitation, deren Hirnschädigung zeitlich eng mit anderen kritischen Lebensereignissen auftreten, wie z. B. Scheidung, schwere Erkrankung des Partners oder der Verlust des Arbeitsplatzes. Energie und Ressourcen der Betroffenen sind dann häufig schnell erschöpft. Der Anpassungsprozess an die Hirnschädigung und ihre Folgen ist dadurch zusätzlich erschwert. In der Regel kann auch im Rahmen der Rehabilitation nicht auf alle Faktoren Einfluss genommen werden; Ziel kann hier nur sein, die Behandlung an die Gegebenheiten anzupassen und den Betroffenen weitestgehend zu unterstützen.

Prämorbide Persönlichkeitsfaktoren und Bewältigungsstrategien. Wenn bereits vor der Erkrankung psychische Störungen bestanden haben, kann die Krankheitsbewältigung dadurch erschwert werden. Manche prämorbiden Persönlichkeitszüge, im Sprachgebrauch des ICF als interne Kontextfaktoren bezeichnet, können einer Anpassung an die Hirnschädigung entgegenwirken. In der zeitlichen Begrenzung des Rehabilitationsverfahrens können sie in der Regel nicht maßgeblich therapeutisch beeinflusst werden. Zu solchen internen Kontextfaktoren, die in der klinischen Erfahrung nicht selten auftreten, gehören z. B. eine hohe Ambivalenz der Therapie gegenüber oder auch die Neigung, sich versorgen zu lassen (Regression). Gelegentlich zeigt sich, dass ein direkter Krankheitsgewinn wie beispielsweise Entschädigungszahlungen oder eine Rente einer erfolgreichen Krankheitsbewältigung entgegensteht.

Fehlende Ressourcen. Krankheitsbewältigung kann auch nicht gelingen, wenn die Kostenträger nicht die notwendigen Ressourcen bewilligen, z. B. in Form ausreichender Teamzeiten und Stellenschlüssel (beides über den Tagessatz finanziert) oder durch ausreichende Behandlungszeiten. Ein eklatanter Mangel ist das Fehlen ambulanter neuropsychologischer Therapie in der Nachsorge.

Literatur

Anton G. Über die Selbstwahrnehmung des Gehirns durch den Kranken bei Rindenblindheit und Rindentaubheit. Arch f. Psychiatr. 1899;32:86–127.

Babinski J. Contribution à l'étude des troubles mentaux dans l'hemiplégie organique cérébrale (Anosognosie). Revue Neurologique. 1914;27:845–7.

Bargh JA, Chartrand TL. The unbearable automaticity of being. American Psychologist. 1999;54: 462–79.

Benett TL, Raymond MJ. Emotional consequences and psychotherapy for individuals with mild traumatic brain injury. Applied neuropsychology. 1997;4:55–61.

Ben-Yishay Y, Lakin P. Structured group treatment for brain-injury survivers. In: Ellis D, Christensen A (Eds.). Neuropsychological treatment after brain injury. Boston: Kluwer Academic Publishers; 1989: 271–95.

Ben-Yishay Y, Silver SM, Piasetsky E, Rattok J. Relationship between employability and vocational outcome after intensive holistic cognitive rehabilitation. Journal of head trauma rehabilitation. 1987;2 (1): 35–48.

Coetzer B. Grief, Self-Awareness and Psychotherapy Following Brain Injury, Illness, Crisis & Loss. 2004;12 (2):171–86

Edelman GM. Das Licht des Geistes. Wie Bewusstsein entsteht. Düsseldorf, Zürich: Walter Verlag; 2004.

Fischer S, Gauggel S, Trexler L. Awareness of activity limitations, goal setting, and rehabilitation outcome in patients with brain injuries. Brain Injury. 2004a; 18:547.

Fischer S, Trexler L, Gauggel S. Awareness of activity limitations and prediction of performance in patients with brain injuries and orthopedic disorders. Journal of the International Neuropsychological Society. 2004b;10:190.

Fischer S. Awareness of Deficits in Patients with Brain Injuries. Dissertation. 2003; http://archiv.tu-chemnitz.de/pub/2003/0002

Fleming JM, String J, Ashton R. Cluster analysis of self-awareness levels in adults with traumatic brain injury and relationship to outcome. The journal of head trauma rehabilitation. 1998;13:39–51.

Freud S. (1915) Das Unbewußte. GW X, 264–303.

Gauggel S, Schoof-Tams K. Psychotherapeutische Interventionen bei Patienten mit Erkrankungen oder Verletzungen des Zentralnervensystems. In: Sturm W, Herrmann M, Wallesch C, Hrsg. Lehrbuch der klinischen Neuropsychologie. Lisse: Swets & Zeitlinger; 2000.

Godfrey HPD, Partridge FM, Knight RG. Course of insight disorders and emotional dysfunction following closed head injury: a controlled cross-sectional follow-up study. J Clin Exp Neuropsychol. 1993;15: 503–15.

Goldenberg G, Pössl J, Ziegler W. Neuropsychologie im Alltag. Stuttgart, New York: Thieme; 2002.

Göttert R, Schneider U, Goldenberg, G. Überforderung in Alltagssituationen bei minimalen Funktionsdefiziten. In: Goldenberg G, Pössl J, Ziegler W. Neuro-

psychologie im Alltag. Stuttgart, New York: Thieme; 2002.
Grawe K. (Wie) kann Psychotherapie durch empirische Validierung wirksamer werden? Psychotherapeutenjournal. 2005;4:4.
Hautzinger M. Kognitive Verhaltenstherapie bei Depressionen. Behandlungsanleitungen und Materialien. 4. Aufl. Weinheim: Belz; 1997.
Heim E, Augustiny K, Blaser A, Schaffner L. Berner Bewältigungsformen BEFO. Bern: Huber; 1991.
Heim E. Coping und Adaptivität: Gibt es geeignetes oder ungeeignetes Coping? Psychother. Med. Psychol. 1988;38:8–18.
Herrmann M, Curio N, Petz T, Synowitz H, Wagner S, Bartels C, Wallesch CW. Coping with illness after brain diseases – a comparison between patients with malignant brain tumors, stroke, Parkinson's disease and traumatic brain injury. Disability and Rehabilitation. 2000;22:539–46.
Hinsch R, Pfingsten U, Gruppentraining sozialer Kompetenzen (GSK). Grundlagen, Durchführung, Materialien. 3. Auf. Materialien für die klinische Praxis. Weinheim: Belz; 1998.
Hofmann-Stocker E. Psychische Verarbeitung und Psychotherapie in der Rehabilitation hirnverletzter Jugendlicher. Zeitschrift für Neuropsychologie. 1990;2: 75–94.
Jerusalem M. Grenzen der Bewältigung. In: Tesch-Römer C, Salewske C Schwarz G. Hrsg. Psychologie der Bewältigung. Weinheim: Belz; 1997.
Jerusalem M, Weber H. Psychologische Gesundheitsförderung. Diagnostik und Prävention. Göttingen: Hogrefe; 2003.
Katz N, Fleming J, et al. Unawareness and/or denial of disability: Implications for occupational therapy intervention. Canadian Journal of Occupational Therapy. 2002;69:281.
Klauer T, Filipp SH. Trierer Skalen zur Erfassung der Krankheitsverarbeitung (TSK). Göttingen: Hogrefe; 1993.
Klonoff PS, Lamb DG, Henderson SW, Shepherd J. Outcome assessment after milieu-oriented rehabilitation: new considerations. Archives of physical medicine and rehabilitation. 1998;79:684–90.
Klonoff PS, Lamb DG, Henderson SW. Outcomes from milieu-based neurorehabilitation at up to 11 years post-discharge. Brain injury. 2001;15:413–28.
Lazarus RS, Folkman S. Stress, Appraisal and Coping. New York: Springer; 1984.
Livneh H, Antonak R. Psychosocial Adaptation To Chronic Illness and Disability. Gaithersburg: Aspen Publication; 1997.
Lucius-Hoene G. Leben mit einem Hirntrauma. Autobiographische Erzählungen von Kriegsverletzten und ihren Ehefrauen. Band 42. Bern: Huber; 1997
Lucius-Hoene G. Die Hirnschädigung als subjektive Erfahrung und Bewältigungsaufgabe. In: Fries W, Wendel C, Hrsg. Ambulante Komplex-Behandlung von hirnverletzten Patienten. München: Zuckschwerdt; 2000

Lucius-Hoene, G. Neurotraining und psychotherapeutische Unterstützung – zwei Seiten der Münze. Zeitschrift für Neuropsychologie. 2003;14 (4):253–5.
Lucius-Hoene G. Neuropsychologische Therapie als Psychotherapie. In: Wendel C, Heel S. Lucius-Hoene G, Fries W. (Hrsg). Zukunftswerkstatt Klinische Neuropsychologie. Regensburg: Roeder; 2005: 36–50.
Moore AD, Stambrook M. Cognitive moderators of outcome following traumatic brain injury: a conceptual model and implications for rehabilitation. Brain Injury. 1995;9:109–30.
Muthny F. Freiburger Fragebogen zur Krankheitsverarbeitung. Weinheim: Beltz; 1989.
Noe E, Ferri J, Caballero MC, Villodre R, Sanchez A, Chirivella J. Self-awareness after acquired brain injury – predictors and rehabilitation. J Neurol. 2005; 252(2):168–75.
Ownsworth T, Fleming J. The relative importance of metacognitive skills, emotional status, and executive function in psychosocial adjustment following acquired brain injury. The journal of head trauma rehabilitation. 2005;20:315–32.
Ownsworth TL, Oei TP. Depression after traumatic brain injury: conceptualization and treatment considerations. Brain injury. 1998;12:735–51.
Ownsworth TL, McFarland K, Young R. Self-awareness and psychosocial functioning following acquired brain injury: an evaluatin of a group support programme. Neuropsychological rehabilitation. 2000; 10:465–84.
Paolucci S, Antonucci G, Grasso MG, Morelli D, Trois E, Coiro P et al. Post-stroke depression, antidepressant treatment and rehabilitation results. Cerebrovascular Diseases. 2001; 12: 264–71.
Pössl J, Schellhorn A. Psychologische Interventionen bei hirngeschädigten Patienten mit depressiven Störungen. Zeitschrift für Neuropsychologie. 2001;12 (4):324.
Prigatano GP. Behavioral limitations TBI patients tend to underestimate: A replication and extension to patients with lateralized cerebral dysfunction. The Clinical Neuropsychologist. 1996;10:191.
Prigatano GP. Neuropsychologische Rehabilitation. Grundlagen und Praxis. Berlin, Heidelberg: Springer; 2004.
Prigatano GP. Störungen der Selbstwahrnehmung. In: Prigatano G. Neuropsychologische Rehabilitation. Berlin Heidelberg: Springer; 2004.
Prigatano GP, Altman IM, O'Brien KP. Behavioral limitations that traumatic-brain-injured tend to underestimate. The Clinical Neuropsychologist. 1990;4:163.
Prigatano GP, Klonoff P. A clinician's rating scale for evaluating impaired self-awareness and denial of disability after brain injury. The Clinical Neuropsychologist. 1998;12:56.
Prigatano GP, Schacter D. Awareness of Deficit After Brain Injury. Clinical and Theoretical Issues. New York, Oxford: Oxford university Press; 1991.
Saeki S. Disability management after stroke: its medical aspects for workplace accommodation. Disabil Rehabil. 2000;22:578.

Salewski C. Formen der Krankheitsverarbeitung. In: Tesch-Römer C, Salewski C, Schwarz G. Hrsg. Psychologie der Bewältigung. Weinheim: Belz; 1997.

Schmidt R. Behandlung psychischer Komorbidität bei neurologischen Krankheiten. In: Oertel WH, Diener HC, Busch E (Hrsg.) Neurologie. Deutsche Gesellschaft für Neurologie, Sonderband Fortbildungsakademie 78. Stuttgart: Thieme; 2005.

Schmidt R, Löttgen J, Bösch J, Petrovici M. Psychotherapie in der Neurologie. Praxis Klinische Verhaltensmedizin und Rehabilitation. 2001;56:280–7.

Schlund MW. Self awareness: effects of feedback and review on verbal self reports and remembering following brain injury. Brain Injury. 1999;13:375.

Shallice T. From Neuropsychology to Mental Structure. Cambridge University Press. 1988:332–45.

Sherer M, Bergloff P, Levin E, High WM, Oden KE, Nick TG. Impaired awareness and employment outcome after traumatic brain injury. Journal of Head Trauma Rehabilitation. 1998;13:52.

Sohlberg MM. Assessing and managing unawareness of self. Seminars in speech and language. 2000;21: 135–50.

Spitzer M. Selbstbestimmen. Heidelberg, Berlin: Spektrum Akademischer Verlag; 2004: S. 327.

Stuss D. Disturbance of Self-Awareness After Frontal System Damage. In: Prigatano G, Schacter D (Eds.) Awareness of Deficit after Brain Injury. Oxford New York: Oxford University Press; 1991: 63–83.

Tesch-Römer C, Salewske C, Schwarz G. Hrsg. Psychologie der Bewältigung. Weinheim: Belz; 1997.

Tham K et al. Training to improve awareness of disabilities in clients with unilateral neglect. American Journal of Occupational Therapy. 2001;55:46.

Tschuschke V. Kurzgruppenpsychotherapie. Theorie und Praxis. Wien: Springer; 2003.

Wagner-Link A. Verhaltenstraining zur Stressbewältigung. Arbeitsbuch für Therapeuten und Trainer. Leben lernen 101. Stuttgart: Pfeiffer bei Klett-Cotta; 1995.

Wallace CA, Bogner J. Awareness of deficits: emotional implications for persons with brain injury and their significant others. Brain Injury. 2000;14:549–562.

Wendel C. Berufliche Reintegration nach Hirnschädigung. Dissertationsschrift (2002). http://elib.suub.uni-bremen.de/publications/dissertations/E-diss531-wendel.pdf

Wendel C. Plädoyer für eine Neuropsychologische Reintegrationstherapie. In: Wendel C, Heel S. Lucius-Hoene G, Fries W. (Hrsg). Zukunftswerkstatt Klinische Neuropsychologie. Regensburg: Roeder; 2005:121–32.

Wenz C, Karlbauer F. Störungen des Sozialverhaltens. In: Goldenberg G, Pössl J, Ziegler W, Hrsg. Neuropsychologie im Alltag. Stuttgart, New York: Thieme; 2002.

Ylvisaker Y, Hanks R, Johnson-Green D. Perspectives on rehabilitation of individuals with cognitive impairment after brain injury: rationale for reconsideration of theoretical paradigms. Journal of head trauma rehabilitation. 2002;17:191–209.

Zeki S. The Disunity of consciousness. Trends in Cognitive Science. 2003;7:214–8.

5 Mobil im Alltag: Stolpersteine überwinden

Katja Ortner, Claudia Pott

*„Es ist am Morgen vierfüßig,
am Mittag zweifüßig,
am Abend dreifüßig."
(G. Schwab, Die Sage des Ödipus:
Rätsel der Sphinx)*

Mobilität bedeutet mehr, als auf dem Flur eines Krankenhauses auf und ab zu gehen. Um am sozialen Leben teilzunehmen, muss das Gehen unter Alltagsbedingungen, wie Verkehrslärm, Gedränge vieler Menschen und auf unebenem Untergrund gemeistert werden. Dazu gehört auch die Benutzung öffentlicher Verkehrsmittel. Dieses Kapitel handelt davon, mit welchen motorischen und interdisziplinären Therapien das Ziel selbstbestimmter Mobilität verfolgt werden kann.

5.1 Worum geht es?

Mobilität meint zunächst einmal Gehen. Dazu gehören aber auch die Fortbewegung mit Fahrzeugen wie Rollstuhl, Fahrrad, Dreirad oder Kraftfahrzeug und Benutzen öffentlicher Verkehrsmittel. Gehen muss am Anfang des Lebens mühsam erlernt werden. Einmal erworben, ist es Inbegriff von Selbstständigkeit. Es wundert daher nicht, dass der Wunsch, wieder gehen zu können, zu den am häufigsten genannten Zielen in der neurologischen Rehabilitation gehört (Bohannon 1988). Gehen und sich mit privaten und/oder öffentlichen Verkehrsmitteln fortbewegen zu können, sind Voraussetzungen für eine selbstbestimmte Teilhabe in nahezu allen Lebensbereichen. Aufstehen, zur Toilette gehen, sich waschen oder duschen gehört zur Selbstversorgung. *Häusliche* Selbstversorgung beinhaltet Einkaufen gehen, Mahlzeiten zubereiten, Wäsche waschen und Vieles mehr. Es heißt sprichwörtlich „zur Arbeit gehen", auch wenn das Auto oder die S-Bahn benutzt werden. Auch das Wort „Behördengänge" bringt zum Ausdruck, dass wir mobil sein müssen, um Ämter und Behörden aufsuchen zu können. Hinter dem Begriff „Mobilität" verbirgt sich ein weites Spektrum an funktionellen Leistungen, die in der ICF-Klassifikation aufgeschlüsselt und im Folgenden dargestellt sind.

5.1.1 Eine wichtige Voraussetzung: posturale Kontrolle

Eine grundlegende Voraussetzung des Gehens besteht in der Fähigkeit, das Gleichgewicht wahren zu können. Damit ist gemeint, den Körperschwerpunkt über einer Unterstützungsfläche zu stabilisieren. Diese Leistung wird „posturale Kontrolle" genannt und verlangt bereits im Stehen eine komplexe neuronale Steuerung. Beim Gehen sind die Anforderungen noch höher, vor allem auf unebenem Untergrund oder wenn Hindernisse überwunden werden müssen. In der ICF wird die posturale Kontrolle als „Wechseln und Aufrechterhalten von Körperpositionen" (d410–d429) beschrieben.

Ausreichende posturale Kontrolle ist notwendig für die selbstständige Mobilität im Alltag, denn Menschen mit zentraler Parese können erst dann sicher außerhalb des Hauses gehen, wenn sie unebenes Terrain und Stufen bewältigen können (**Abb. 5.1**), gleichzeitig gehen, den Kopf drehen und sprechen (Lerner-Frankiel et al. 1990), mobilen und stationären Hindernissen ausweichen und Lasten tragen können (Patla und Shumway-Cook 1999).

Fehlende posturale Kontrolle erhöht die Gefahr zu stürzen. 73 % der Schlaganfallpatienten stürzen innerhalb der ersten sechs Monate nach dem Ereignis, 47 % sogar mehrfach. 24 % sind nach einem Sturz nicht in der Lage, selbstständig aufzustehen (Forster und Young 1995).

Je mehr posturale Kontrolle in frühen Phasen der Rehabilitation zurückgewonnen wird, desto besser kann der Patient später gehen (Salbach et al. 2006).

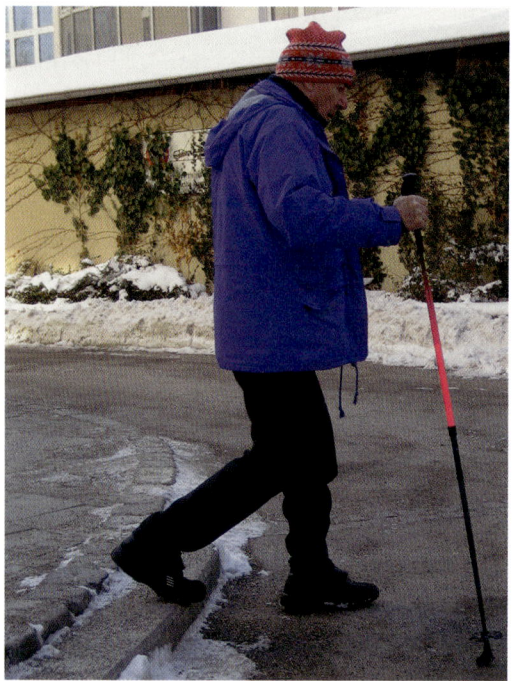

Abb. 5.1 Gehen auch auf unebenem und vereistem Untergrund.

5.1.2 Sich drehen und wenden – Transfers

Bewegungsübergänge werden in der Physiotherapie als „Transfers" bezeichnet und in der ICF-Klassifikation unter der Überschrift „Die Körperposition ändern und aufrecht erhalten (d410–d429)" aufgezählt. Dazu gehören z. B. Aufstehen aus unterschiedlichen Positionen und Drehen von Rücken- in Seitenlage. Im weiteren Sinne umfasst diese Kategorie aber auch Aussteigen aus der Badewanne, in die Hocke gehen, um Schuhe zu binden oder aus dem Rollstuhl aufstehen, um einen Aktenordner aus dem Regal zu nehmen. Im täglichen Leben denken wir über Veränderungen der Körperposition nicht nach und bewältigen sie „automatisch". Dennoch stellen sie sehr komplexe Anforderungen an Bewegungsplanung und -durchführung mit entsprechendem Muskeleinsatz, Gelenkbewegungen, Koordination des zeitlichen Ablaufs und Erhalt der posturalen Kontrolle: Anspruchsvolle Aufgaben, die nach einer Hirnbeschädigung oft nicht mehr automatisch und zielsicher ausgeführt werden können. Wenn diese Fähigkeiten in der Therapie wiedererlernt wurden, gilt es zu prüfen, ob sie auch zu Hause sicher und in angemessener Zeit bewältigt werden. Zum Beispiel wird eine Ehefrau – entgegen Absprachen mit den Therapeuten – ihrem Mann beim Aufstehen aus dem Bett helfen, wenn ihr die Situation zu unsicher scheint, sie ihn für sturzgefährdet hält oder der Transfer zu lange dauert. Ebenso hilft es dem Patienten wenig, wenn er in der Therapie das Aufstehen von einer Matte mithilfe eines Hockers zwar bewältigt, zu Hause aber nach einem Sturz hilflos am Boden liegen bleibt, weil dieses Hilfsmittel fehlt.

5.1.3 Lokomotion

Gehen, auch als Lokomotion bezeichnet, ist nach wissenschaftlicher Definition der Transport des Körperschwerpunkts im Raum unter Wahrung der posturalen Stabilität – es dient der Fortbewegung des Individuums. Die ICF-Klassifikation differenziert das „Gehen" (d450) weiter:
- d4500: Kurze Entfernungen gehen: Weniger als einen Kilometer gehen.
- d4501: Lange Entfernungen gehen: Mehr als einen Kilometer gehen.
- d4600: Sich in seiner Wohnung umherbewegen.
- d4602: Sich außerhalb der eigenen Wohnung und anderen Gebäuden umherbewegen.
- d4502: Auf unterschiedlichen Oberflächen gehen.
- d4503: Hindernisse umgehen.

Während in frühen Rehabilitationsphasen selbstständiges Gehen – auch mit Hilfsmittel – auf dem Krankenhausflur ein wichtiges Behandlungsziel darstellt, liegt der Fokus in der späten Phase auf selbstständigem, sicherem und schnellem Bewegen innerhalb, aber auch außerhalb der Wohnung. Für die außerhäusliche Lokomotion braucht es – neben der posturalen Kontrolle folgende Fähigkeiten: Ausreichende Ganggeschwindigkeit und Ausdauer, sowie das Bewältigen von Mehrfachanforderungen (Dual- und multiple Task-Fähigkeit).

Ganggeschwindigkeit

Eine ausreichende Geschwindigkeit beim Gehen ist von besonderer Bedeutung für die Teilhabe. Das Überqueren der Straße an einer Fußgängerampel stellt zum Beispiel eine erhebliche Anforderung an die Ganggeschwindigkeit (s. **Abb. 5.2**). Entsprechend der Richtlinien für Signal-Licht-Anlagen (RISLA) verlangt die Grünphase eine Gehgeschwindigkeit von 1,2 m/sec. In der Nähe von Altersheimen kann die Grünphase für Fußgänger so verlängert werden, dass die erforderliche Ganggeschwindigkeit „nur" 1,0 m/sec. beträgt (Runge 1998).

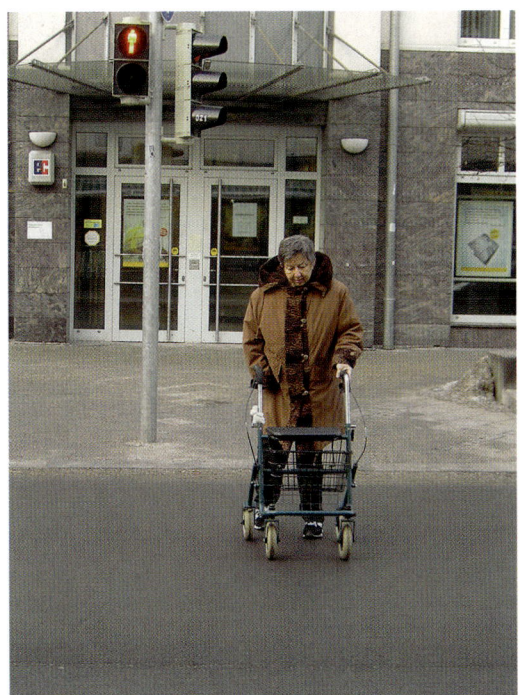

Abb. 5.2 Mangelnde Gehgeschwindigkeit beim Überqueren der Straße an einer Fußgängerampel.

Generell wird eine Ganggeschwindigkeit von ca. 1,3 m/sec für Distanzen von 13–27 m als kritische Größe für außerhäusliches Gehen angesehen (Lerner-Frankiel et al. 1990). Geschwindigkeit ist ein wichtiger Prädiktor zur Unterscheidung von häuslicher oder außerhäuslicher Gehfähigkeit. Perry et al. (1995) berechneten eine Durchschnittsgeschwindigkeit von 16 m/min für unbegrenzte Gehfähigkeit *im Haus* und 24 m/min für eingeschränkte Gehfähigkeit *außerhalb des Hauses*.

Weil die Ganggeschwindigkeit so wichtig ist, um am sozialen Leben teilhaben zu können, sollte sie intensiv trainiert werden. Sie lässt sich einfach und ohne großen Aufwand mit dem 10-Meter-Geh-Test (Masur 2000) messen.

Das Gehen mit höherer Geschwindigkeit verbessert nicht nur die Teilhabe. Indem es auch die Kondition verbessert, vermindert es den notwendigen Energieaufwand.

Daten aus Untersuchungen an Schlaganfallpatienten zum Energieverbrauch beim Gehen belegen eine Reduktion der energetischen Kosten (Energie, Herzschlag, Atmung) bei zunehmender Ganggeschwindigkeit (Bernardi et al. 1999).

Ausdauer

Neben der Ganggeschwindigkeit ist die Ausdauer beim Gehen von zentraler Bedeutung für die Teilhabe, denn sie bestimmt den Radius, in dem sich der betroffene Mensch bewegen kann. Eine limitierte Gangausdauer bestimmt als wichtiges Kriterium die Qualität der sozialen Reintegration. So waren ein Jahr nach Schlaganfall nur 50 % der Patienten in der Lage, den 6-Minuten-Geh-Test zu bewältigen. Dabei legten sie durchschnittlich nur 250 Meter zurück (Mayo et al. 1999).

Das Überwinden einer Strecke von mindestens 300 m in ca. 11,5 Minuten ist Kriterium für außerhäusliche Gehfähigkeit (Lerner-Frankiel 1990). Die ICF definiert „lange Entfernungen" sogar als eine Strecke von *mehr* als einem Kilometer (d 4501). Obwohl „gehfähig" entlassen, erreichen nur wenig Patienten mit zentraler Parese genügend Ausdauer für solche Strecken. Mangelnde kardiopulmonale Belastbarkeit stellt hier eine Einschränkung dar (Roth et al. 2001). Die internationalen Leitlinien für Schlaganfall fordern daher ein kardiopulmonales Training, z. B. Treppensteigen (Mehrholz und Pohl 2005).

Ausdauerkapazität kann nicht geschätzt oder aus dem 10-Meter-Gehtest hochgerechnet werden (Dean et al. 2001). Deswegen ist der 6-Minuten-Ausdauer-Test ein praktikables Messinstrument. Der Patient soll in bevorzugter Geschwindigkeit eine definierte Strecke auf- und abgehen, in der Regel 20 Meter. Dabei ist jedes Hilfsmittel erlaubt (Masur 2000). Gesunde Männer legen im Mittel eine Strecke von ca. 576 Meter, Frauen 494 Meter zurück. (Enright und Sherill 1998). Neben der kardio-respiratorischen Fitness beeinflussen aber auch andere Parameter wie posturale Kontrolle, Kraft, oder Spastik die Ausdauer beim Gehen (Pang et al. 2005).

Eine weitere praktikable Mess- und Dokumentationsmethode ist die Borg-Skala (Borg 2004). Sie misst das subjektive Belastungsempfinden und korreliert mit tatsächlichen Herz-Kreislauf-Parametern (Mehrholz und Pohl 2005).

Bewältigen von Mehrfach-Anforderungen (Dual- und multiple Task-Fähigkeiten)

Für das Gehen unter solchen Alltagsbedingungen ist von Bedeutung, wie stark weitere Anforderungen mit der Aufgabe des Gehens konkurrieren. Gehen und gleichzeitig Sprechen oder Schaufenster anschauen, mit dem Mobiltelefon telefonieren oder dem entgegenkommenden Hund ausweichen verlangt so genannte Dual-Task-Fähigkeiten. Bei Patienten nach Schädel-Hirn-Trauma zeigt sich eine Verschlechterung der Gehfähigkeit, wenn sie zum Beispiel zusätzlich sprechen müssen – eine Aufgabe, die kognitive Ressourcen fordert, die aus einem „Aufmerksamkeitspool" (Krampe et al. 2003) gespeist werden. Wird also neben der motorischen Aufgabe „Gehen" eine weitere Leistung gefordert, interferieren beide („Cognitive Motor Interference", CMI) – die Aufmerksamkeit für eine Aufgabe geht zulasten der anderen. Zunächst interferiert die kognitive Aufgabe mit den wiedererlernten motorischen Leistungen stark, im Verlauf dann weniger (Cockburn et al. 2003).

Nicht nur explizit kognitive Aufgaben erschweren das Gehen. Auch eine zweite motorische Aufgabe, wie der Transport von Lasten kann die Lokomotion beeinträchtigen. Häufig wird Gehen unter optimalen Verhältnissen, d. h. bei gutem Wetter trainiert. Für die Teilhabe werden Patienten jedoch zu wenig auf schwierige Situationen vorbereitet wie das Handhaben von Stock und Regenschirm beim Gehen; auch ein „Dual-Task-Problem"!

5.1.4 Hoch hinaus – Treppensteigen

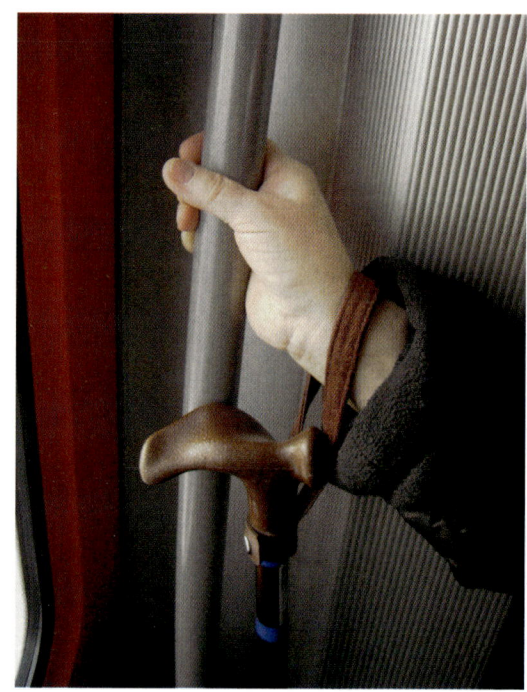

Abb. 5.3 Eine Schlaufe am Stock erleichtert das Festhalten.

Treppensteigen stellt eine spezielle Form des Gehens dar, die den Transport des Körperschwerpunktes nicht nur in *einer* Ebene, sondern auch über Höhenunterschiede – also in zwei Ebenen – verlangt. Der Bewegungsablauf beim Treppensteigen ist daher dem des Gehens ähnlich, allerdings ist die Muskelkraft, die dabei aufzubringen ist, doppelt so groß wie beim Gehen auf ebenem Boden. Darüber hinaus stellt das Treppensteigen große Anforderungen an die posturale Kontrolle. Viele Patienten haben deswegen – nicht unbegründet – Angst, auf der Treppe zu stürzen. Häufig ist die Gewichtsübernahme auf das betroffene Bein z. B. durch Adduktions- und Supinationsstellung erschwert. Die Versorgung mit einer geeigneten Orthese löst dieses Problem. Wird zum Gehen ein Stock benutzt, kann eine Schlaufe das Festhalten am Geländer oder an einer Stange erleichtern (**Abb. 5.3**).

Ist ein Geländer vorhanden, sollten Patienten so früh wie möglich alternierendes Treppensteigen üben, denn im Vergleich zum Nachstellschritt, ist es mit größeren Gelenkbewegungen verbunden und stellt ein effektives Krafttraining dar. Voraussetzung ist jedoch eine ausreichende posturale Kontrolle. Solange noch Sturzgefahr besteht, empfiehlt sich eine therapeutische Begleitung. Für die Frage, in welcher Schrittfolge der Patient eine Treppe bewältigt, gibt es Merksätze wie „Das Gute in den Himmel, das Schlechte in die Hölle" – das „schlechtere" Bein soll demnach zuerst die Treppe hinunter, das „Bessere" herauf gehen. Die klinische Erfahrung zeigt jedoch, dass es keine Regel geben kann, denn jeder Mensch und jede Treppe ist anders. Treppen ohne Geländer bewältigen zu können, stellt höhere Anforderungen an motorische Leistungen, ist aber wichtig für die „Alltagstauglichkeit". Frühzeitig sollte der dafür notwendige Umgang mit Hilfsmitteln, z. B. Stock oder Rollator trainiert werden.

Die ICF beschreibt das Treppensteigen nicht als einzelne Kategorie, sondern subsumiert diese Leistung unter „Klettern: den Körper auf- oder abwärts über Untergründe oder Objekte bewegen wie Treppen, Stufen, Berge oder eine Leiter (be-) steigen" (d 4551).

5.1.5 „Bewegte Treppe" – Rolltreppe fahren ist nicht leicht!

Rolltreppen in Bahnhöfen und Kaufhäusern sind eine bequeme Alternative zur körperlichen Anstrengung beim Treppensteigen, aber auch eine willkommene Erleichterung beim Transport von Lasten. Diese „bewegten" Treppen konfrontieren viele Patienten jedoch mit großen Schwierigkeiten, denn die Anforderungen an Aufmerksamkeit und posturale Kontrolle sind hoch. Es fällt schwer, die Körperposition zu stabilisieren, weil im Einbeinstand ohne Festhalten der erste Schritt erfolgen muss und das Gleichgewicht durch abruptes Be- und Entschleunigen beim Aufsteigen destabilisiert wird. Die sich bewegende Stufe zu treffen und zeitgleich den Handlauf zu ergreifen verlangt ziel- und zeitgenaues Bewegen der oberen und unteren Extremität. Die Ängstlichkeit in dieser Situation verführt dazu, den bewegenden Handlauf festhalten zu wollen und schlecht wieder loslassen zu können. Dadurch wird jedoch der Körper nach vorne bewegt und das Gleichgewicht destabilisiert. Das Benutzen eines Gehstocks oder der Transport von Lasten erschwert die Aufgabe zusätzlich (**Abb. 5.4**).

5.1.6 Nehme ich das Fahrrad oder den Bus?

Sich mit Transportmitteln fortbewegen (d470–d489) ist eine weitere Kategorie der ICF-Domäne Mobilität. Dabei wird unterschieden: „Ein öffentliches, motorisiertes Verkehrsmittel benutzen" (d4702), „ein von Menschenkraft betriebenes Fahrzeug fahren" (… Fahrrad, Dreirad d4750) und „ein motorisiertes Fahrzeug fahren" (d4751).

Fahrrad fahren als Fortbewegungsmöglichkeit setzt voraus, das Gleichgewicht halten und mit einem oder beiden Armen den Lenker führen zu können. Dreirad fahren ist leichter, da die Unterstützungsfläche größer ist und die Anforderungen an die posturale Kontrolle niedriger sind.

Häufig jedoch lehnen Patienten ab, mit dem Dreirad zu fahren, weil sie sich stigmatisiert fühlen – „Das schaut so behindert aus". Für Viele würde es aber eine erhebliche Erweiterung des Bewegungsradius, eine Freizeitbeschäftigung und eine Trainingsmöglichkeit zur Steigerung der physischen Ausdauer bedeuten (**Abb. 5.5**). Bei guten Voraussetzungen und entsprechendem Training ist der Wechsel auf ein Zweirad im Laufe der Therapiezeit durchaus möglich.

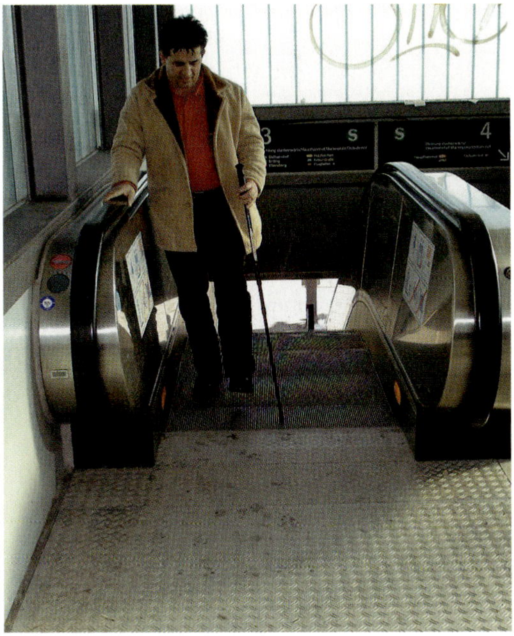

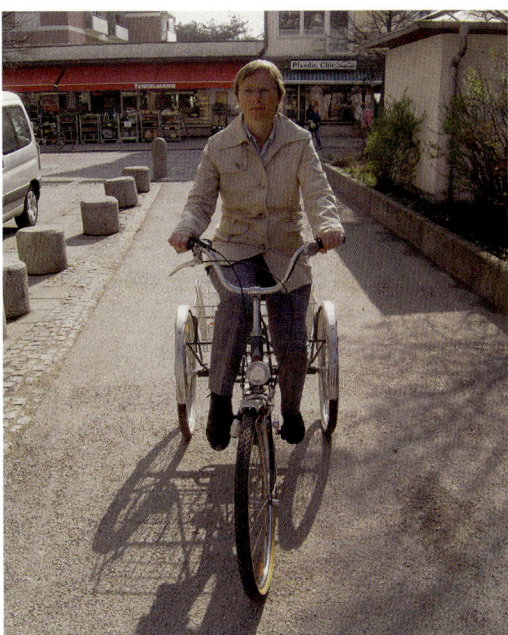

Abb. 5.4 Das Benutzen einer Rolltreppe stellt hohe Anforderungen an Aufmerksamkeit und posturale Kontrolle.

Abb. 5.5 Das Dreirad erweitert den Bewegungsradius.

Viele Patienten äußern den Wunsch, wieder Autofahren zu können. Motorische Behinderungen wie eine halbseitige Lähmung können durch Kraftfahrzeugumbauten kompensiert werden. Bei anderen Störungen, z. B. homonymer Hemianopsie, visuellem Neglect-Syndrom oder bei schweren kognitiven Einschränkungen der Aufmerksamkeit besteht meist keine Eignung zum Führen eines Kraftfahrzeugs – hierzu gibt es behördliche Regelungen (siehe Fries et al. 2003).

Ist Auto fahren nicht oder noch nicht möglich, müssen Patienten häufig auf öffentliche Verkehrsmittel „umsteigen". Dieses wird oft aus Ängstlichkeit oder mit dem Hinweis auf alte Gewohnheiten abgelehnt: „Eigentlich möchte ich lieber mit meinem Auto fahren, ich bin noch nie mit der S-Bahn gefahren". Bus, Straßenbahn oder S-Bahn zu benutzen, verlangt eine hohe Geschwindigkeit beim schnellen Ein- und Aussteigen. Sich im fahrenden Verkehrsmittel zu bewegen, erfordert eine gute posturale Kontrolle, zeitgerecht im Fahren aufzustehen, um auszusteigen, erfordert nicht nur motorische, sondern auch kognitive Fähigkeiten.

5.1.7 Das bisschen Haushalt und der Sport... – Wozu wir noch mobil sein müssen

Für die Teilhabe schließt Mobilität auch komplexe Leistungen mit ein, wie „Beschaffung von Lebensnotwendigkeiten (d610–d629)", „Waren und Dienstleistungen des täglichen Bedarfs beschaffen (d620)", „Haushaltsgegenstände pflegen (d650)". Dies kann auch Bewegungskomponenten notwendig machen wie rückwärts gehen beim Staubsaugen oder in die Knie/Hocke gehen beim Schrank auswischen. Patienten mit wenig Einschränkungen der lokomotorischen Fähigkeiten äußern häufig den Wunsch, wieder sportliche Hobbys aufzunehmen (ICF d920 „Erholung und Freizeit"). Dann müssen gezielt die dafür notwendigen Voraussetzungen Kraft, Ausdauer und posturale Kontrolle auf Funktionsebene geübt und Aktivitäten wie Golf spielen oder Joggen trainiert werden.

5.2 Mobilität: Evidenzbasierte Therapie

Welche Therapieverfahren haben sich für eine Verbesserung des Gehens als wirksam erwiesen? Aufgabenorientiertes Training, Laufband und rhythmisch-akustische Stimulation zeigen im Gegensatz zu den „neurophysiologischen Methoden" oder funktioneller Elektrostimulation eine große Wirksamkeit in Hinblick auf Gangparameter (van Peppen et al. 2004). Die Autoren dieser Metaanalyse weisen auf das Problem hin, dass häufig positive Ergebnisse auf Funktionsebene vorhanden sind (z. B. durch Biofeedback, neuromuskuläre oder transkutane Nervenstimulation), der Transfer auf Aktivitätsebene aber nicht gemessen wurde und damit fraglich bleibt. Um Aktivitäten wie selbstständiges Gehen üben zu können, müssen aber bestimmte Basisfunktionen gewährleistet sein.

5.2.1 Training auf der Funktionsebene: Voraussetzungen schaffen

Das Ziel der Behandlung auf der Funktionsebene liegt im Optimieren der skeletto-muskulären Vorraussetzungen durch Dehnen und Kräftigen. Dehnen erhält die Muskellängen und ermöglicht so ausreichendes Bewegungsausmaß. Des Weiteren braucht es genügend Kraft, um den Körper gegen die Schwerkraft und bei Störeinflüssen zu stabilisieren. Von besonderer Wichtigkeit ist es, die posturale Kontrolle zu trainieren. Folgende Prinzipien sollten berücksichtigt werden:

■ **Dehnen**

Patienten sollten Dehnübungen *selbstständig* durchführen, damit die Therapiezeit für alltagsorientiertes Training zu Verfügung steht. Dazu müssen sie angeleitet werden. Voraussetzung ist, dass Patienten die Wichtigkeit des Dehnens verstehen und Dehnungen ohne externe Hilfe durchführen können. Die Übungen müssen in den Tagesablauf integriert werden (**Abb. 5.6, Abb. 5.7a–b**). Anleitungen mit Fotos helfen den Patienten, selbstständig und korrekt zu dehnen (Freivogel 1997; Barth 2005).

Dehnen und Kräftigen sollten selbstständig durchführbar sein, um den Transfer in den Alltag zu gewährleisten. Der Patient probiert es z. B. im Rahmen der Selbsttherapie aus und bespricht das Gelingen in der nächsten Einzeltherapie.

5.2 Mobilität: Evidenzbasierte Therapie

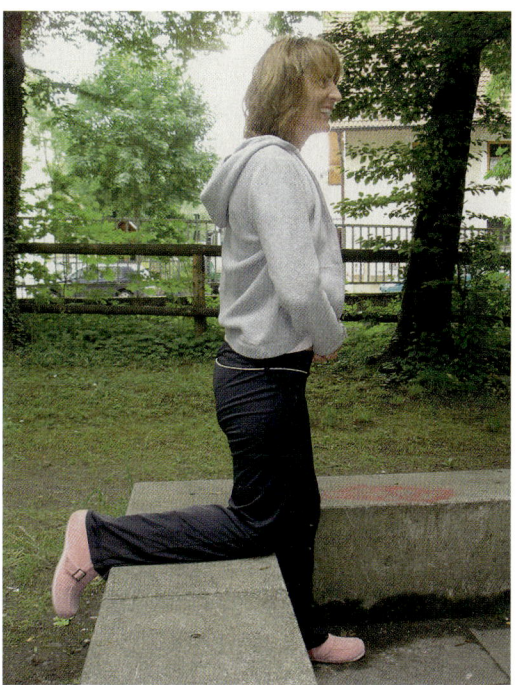

Abb. 5.6 Eine Patientin bei der Dehnung auf ihrem täglichen Weg nach Hause.

▮ Krafttraining

Die beim Treppensteigen benötigte Kraft beträgt das Doppelte der Kraft, die beim Gehen aufgewendet werden muss. Daher eignet sich die Treppe hervorragend zum Krafttraining, z. B. beim rückwärts Treppensteigen, seitlichem Treppensteigen oder beim „zwei Stufen auf einmal nehmen" (s. **Abb. 5.8**).

Dieses Training ist in der Regel in jedem Treppenhaus durchführbar und daher sehr alltagstauglich. Beim Krafttraining muss diejenige Muskulatur spezifisch trainiert werden, die für die „Gangstörung" verantwortlich ist. So liegt der Grund für eine niedrige Ganggeschwindigkeit häufig in zu geringer Kraft der Wadenmuskulatur. Diese lässt sich z. B. durch Hüpfen auf dem Trampolin kräftigen. Mangelnde Kraft der ischiocruralen Muskulatur führt zu reduzierter oder fehlender Kniebeugung beim Treppensteigen und kann aufgabenspezifisch im Stand mit Alltagsgegenständen trainiert werden (siehe **Abb. 5.9**).

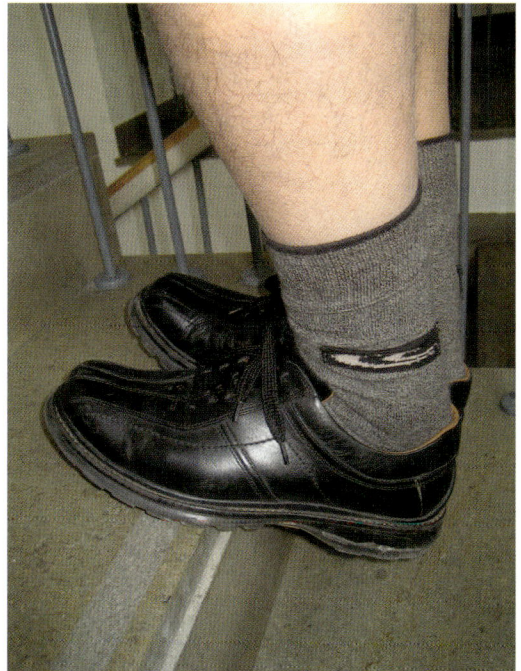
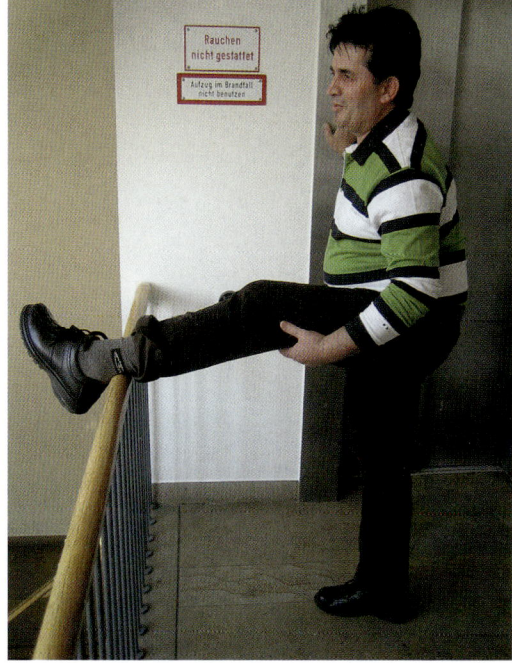

Abb. 5.7a – b Die Treppe ist nicht nur ideal zum Kräftigen, auch Dehnungen lassen sich hier sehr gut ausführen.

52 5 Mobil im Alltag

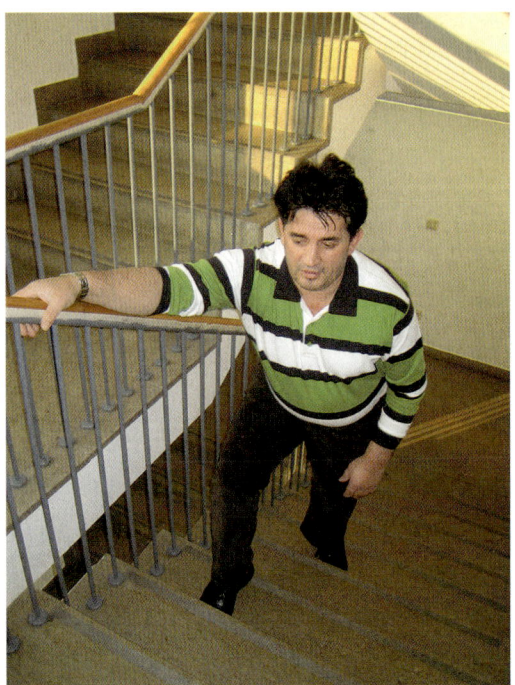

Abb. 5.8 Zwei Stufen auf einmal nehmen als Krafttraining.

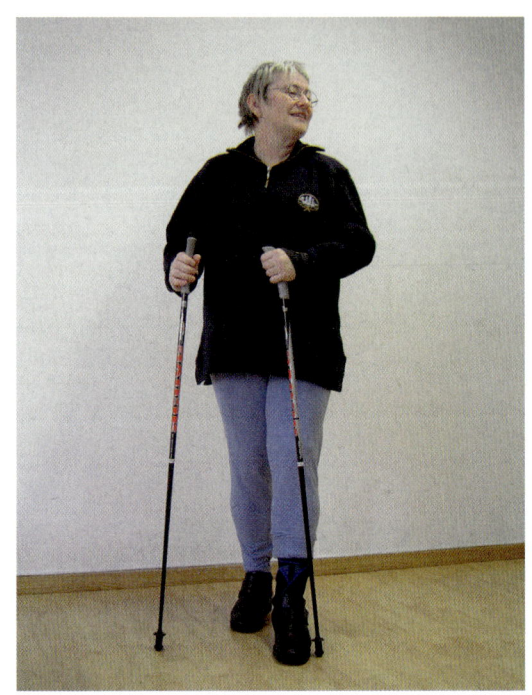

Abb. 5.10 Gehstützen als Hilfsmittel zur Sicherung beim freien Gehen.

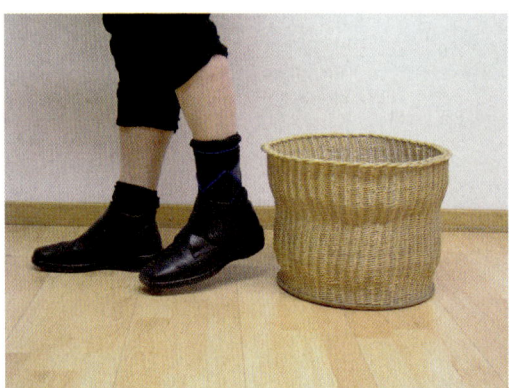

Abb. 5.9 Training der ischiocruralen Muskulatur mit Alltagsgegenständen im Stand.

▬ Posturale Kontrolle

Wichtig beim Training der posturalen Kontrolle ist das „Hands-off-Prinzip" (Freivogel 1997). Unterstützen des Patienten durch Festhalten am Rumpf oder an den Händen vergrößert die Unterstützungsfläche und verringert dadurch die Anforderung an seine Muskelaktivität. Der Patient muss selbstständig den Körperschwerpunkt halten. Bei Patienten, die das

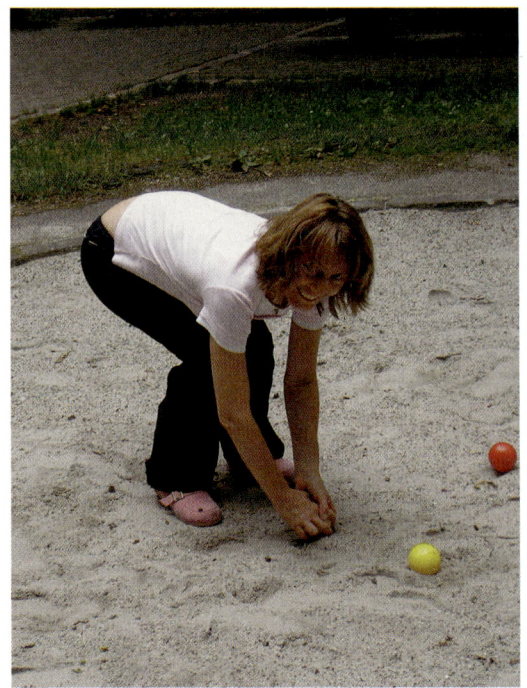

Abb. 5.11 Training der posturalen Kontrolle durch Aktivitäten im Freien.

5.2 Mobilität: Evidenzbasierte Therapie

nur schwer können, ist es sinnvoll, Anforderungen an die posturale Kontrolle zu reduzieren. Dies kann auf dem Laufband durch ein Gurtsystem geschehen. Beim freien Gehen können sie Gehstützen als Hilfsmittel zur Sicherung einsetzen (siehe **Abb. 5.10**).

Das Training der posturalen Kontrolle findet in Einzeltherapie und in der Gruppe statt. Es sollte nicht als isoliertes Funktionstraining, sondern so bald wie möglich auch außerhalb des Hauses (s. **Abb. 5.11**) und/oder im Alltagskontext (s. **Abb. 5.12** und **Abb. 5.13**) stattfinden.

5.2.2 Laufband, Lokomat und Gangtrainer

Laufbandtraining unterstützt das Wiedererlernen des Gehens durch Repetition. Grundlegende Informationen zur Laufbandtherapie über Indikation, Durchführung und Ergebnisse finden sich u. a. bei Jasper-Seeländer (2001), Wulf (2004). Die wesentlichen Vorteile der Laufbandtherapie liegen darin, dass bereits frühzeitig auch schwer paretische Patienten das Gehen, gegebenenfalls mit Gewichtsentlastung, üben können. Die Gehgeschwindigkeit kann individuell im Sinne des Shapings reguliert und ge-

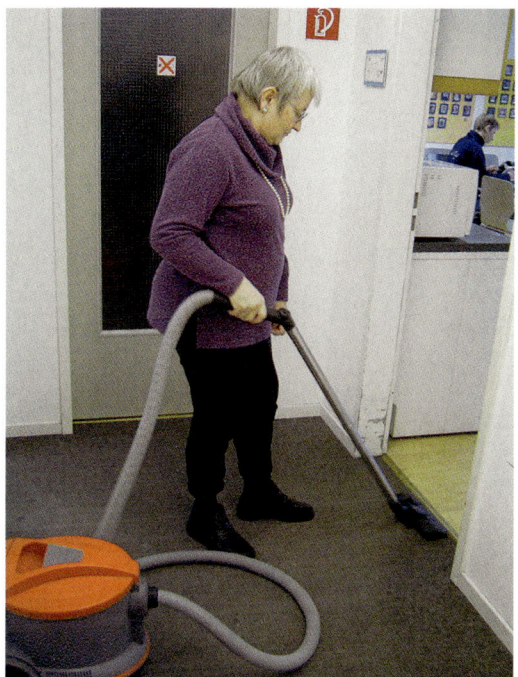

Abb. 5.12 Training der posturalen Kontrolle durch Tätigkeiten im Haushalt.

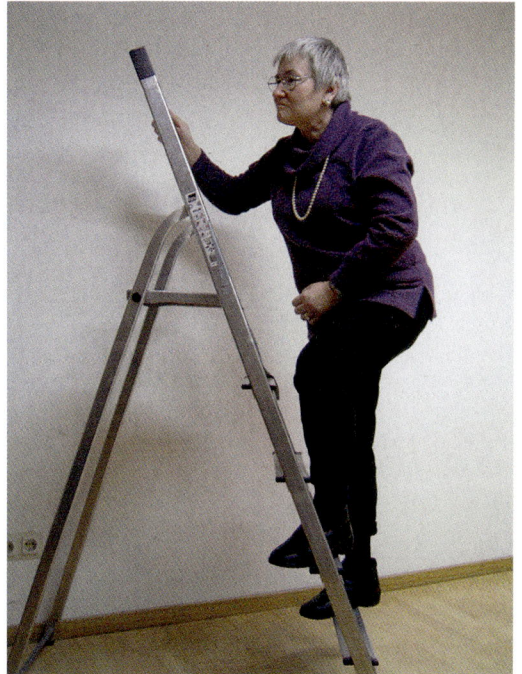

Abb. 5.13 Die Benutzung einer Leiter als Training der posturalen Kontrolle.

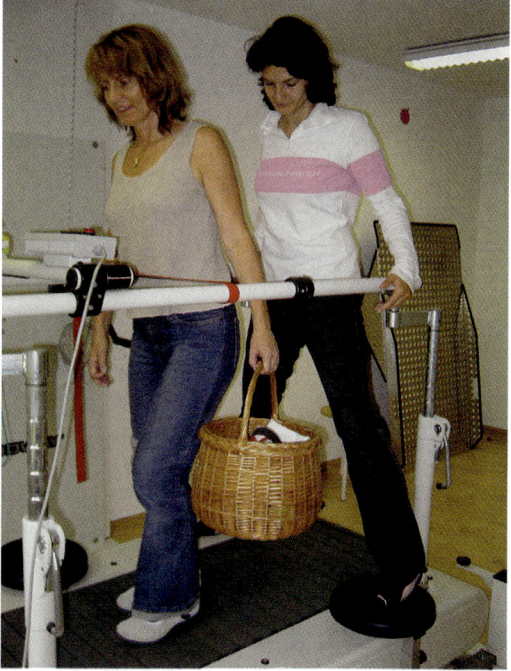

Abb. 5.14 Transportieren von Gegenständen beim Laufbandtraining.

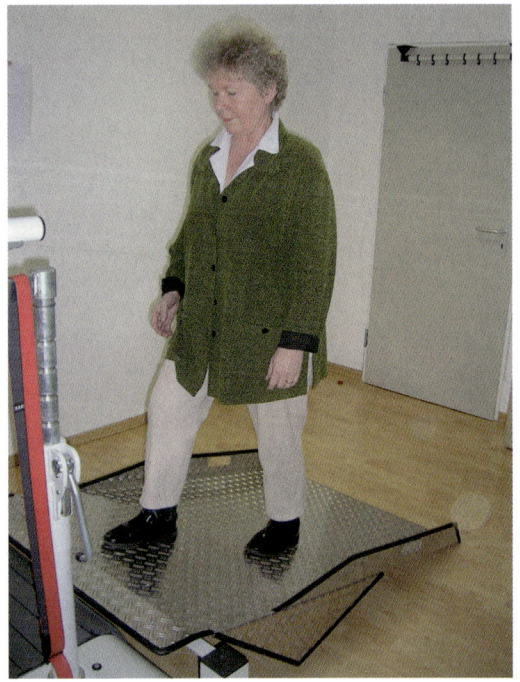

Abb. 5.15 Auf- und Absteigen ohne Therapeutenhilfe.

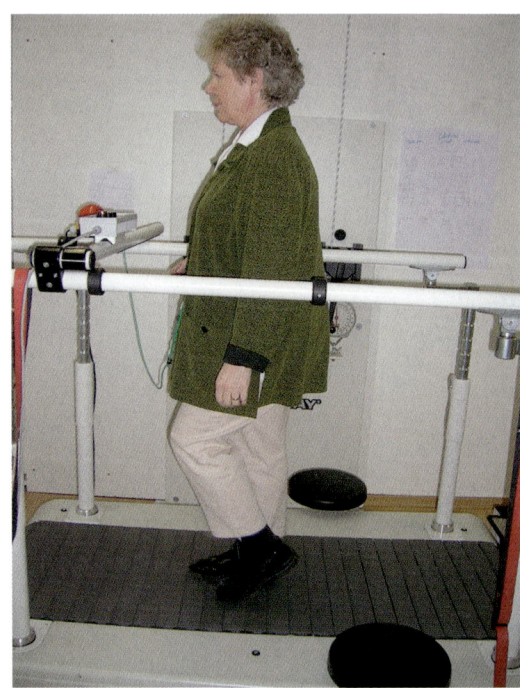

Abb. 5.16 Gehen auf dem Laufband ohne Festhalten.

steigert werden (Hesse et al. 1995). Ein Training mit systematischer Steigerung der Ganggeschwindigkeit verbessert die Gangparameter (Pohl et al. 2002). Nicht zuletzt erlaubt das Laufband auch ein aerobes Training, das die Herz-Kreislauf-Kondition verbessert. (Mehrholz und Pohl 2005).

Im Ergebnis, d. h. in der Gehfähigkeit, unterscheiden sich Laufbandtraining und zielorientiertes Gehtraining , d. h. eine „moderne", an den Prinzipien des „Motor Relearning Programme" (MRP) orientierte physiotherapeutische Behandlung allerdings nicht (Nilsson et al. 2001; Richards et al. 2004). Für das Ergebnis entscheidend ist, dass auf dem Laufband in der Regel die Anzahl der Schritte viel höher und die Übungsdauer sehr viel länger sind als beim Gehen auf dem Boden.

Wichtig ist ein langsamer Aufbau der Anforderung – vom Gehen unter Entlastung im Gurtsystem, bis zu freiem Gehen mit Temposteigerung, Dual- und Multi-Task-Aufgaben, Transportieren von Gegenständen wie Tabletts oder Einkaufstüten (s. **Abb. 5.14**).

Der Patient trainiert auf dem Laufband so selbstständig wie möglich; dazu gehört z. B. das Auf- und Absteigen ohne Therapeutenhilfe (siehe **Abb. 5.15**) und das frühzeitige Gehen ohne Festhalten (siehe **Abb. 5.16**).

Auch mit Lokomat oder Gangtrainer kann Gehen repetitiv, wie auf dem Laufband trainiert werden. Im Unterschied dazu ist kein aktiver Einsatz des Therapeuten nötig, da Extensions- und Flexionsphase vollautomatisch unterstützt werden. Nach Werner et al. (2002) sind Ergebnisse mit Gangtrainer/Lokomat und Laufband ähnlich, die Ergebnisse einer großen multizentrischen Gangtrainer-Studie erscheinen in diesem Jahr (Pohl et al. 2006).

5.2.3 Motomed

Kamps und Schüle (2005) untersuchten die Wirkung eines zyklischen Trainings am (MOTOmed®)-Bewegungstherapiegerät (siehe **Abb. 5.17**).

Dabei ließen sich in mehreren Messparametern (komfortable Ganggeschwindigkeit, Timed Up and Go, 2- und 6-Minuten-Gehtest) Verbesserungen nachweisen. Aufgrund dieser Ergebnisse empfehlen sie das Training mit dem Motomed als ergänzende Maßnahme zur Therapie.

Um Lokomotionsleistungen in den Alltag zu transferieren ist zusätzlich Kraft-, Ausdauertraining und Üben posturaler Kontrolle erforderlich. Dies kann zunächst im geschützten Rahmen innerhalb des Therapieraumes stattfinden, später vor Ort in

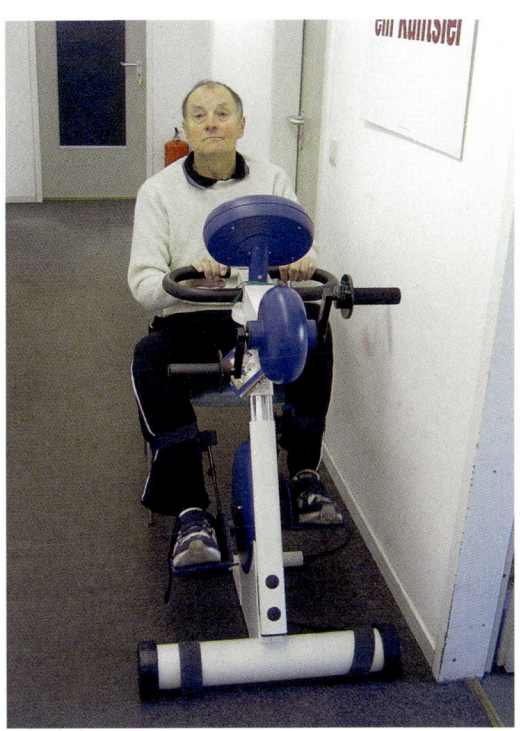

Abb. 5.17 Zyklisches Training am MOTOmed-Bewegungstherapiegerät.

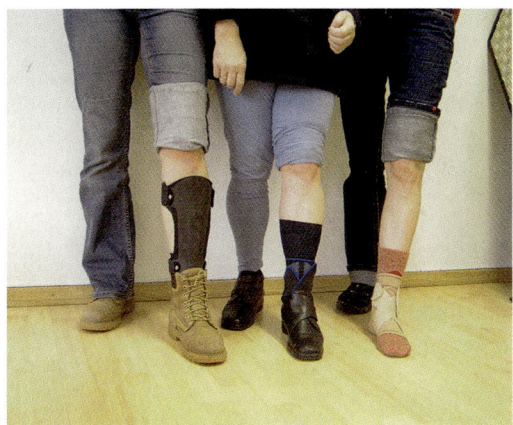

Abb. 5.18 Orthesenversorgung.

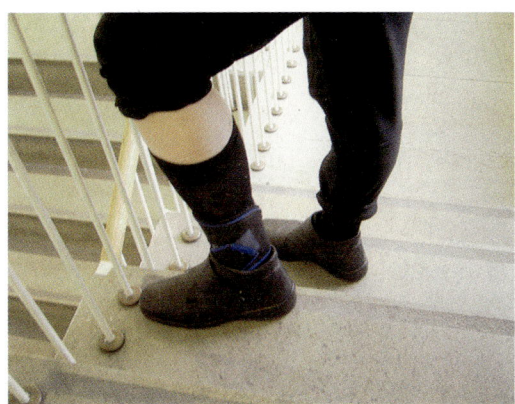

Abb. 5.19 Orthesenversorgung.

Begleitung eines erfahrenen Therapeuten, d. h. im Straßenverkehr oder an der Rolltreppe.

5.2.4 Rhythmisch-akustische Stimulation (RAS)

Die rhythmisch-akustische Stimulation zählt ebenfalls zu den „aufgabenorientierten" Therapien. Sie bewirkt als externer Taktgeber die Auslösung (als „Priming" bezeichnet) und die Synchronisation der Muskelaktivität für die Lokomotion (Thaut et al. 1993). Allerdings liegt auch die Fallbeschreibung eines Patienten mit rechtshemisphärischem Schlaganfall vor, bei dem externe rhythmische Taktgebung das Gehen verschlechterte (Fries und Swihart 1990).

Geeignet für rhythmisch-akustische Stimulation sind Metronom, Tamburin, noch besser aber Musik, die Patienten auch emotional anspricht und einen geeigneten „Gang-Tempo-Takt" besitzt. Rhythmisch akustisches Training ist auch auf dem Laufband möglich.

5.3 Die große Welt der Hilfsmittel: Stöcke, Stützen, Schienen

Hilfsmittel können fehlende oder nur unzureichend wiederherstellbare Funktionen ersetzen oder kompensieren (s. Kap. 3). Das Tragen einer Orthese verschlechtert, entgegen geäußerten Befürchtungen, die Gangparameter nicht. Im Gegenteil zeigen verschiedene Studien, dass Orthesen unter anderem die Gewichtsübernahme auf das paretische Bein, Gangsymmetrie und Geschwindigkeit verbessern (Burdett et al. 1988; Bestmann et al. 2000; Leung und Moseley 2003, Pohl und Mehrholz 2006). Zusätzlich kommt es zu einer Reduzierung der energetischen Kosten durch verminderten Kraftaufwand (Corcoran et al. 1970). In einer Studie stellten sich Laufband- und Gehtraining mit Schienen als gleich wirksam heraus (Kosak und Reding 2000).

Gibt es die Versorgung mit der „Idealschiene"? (s. **Abb. 5.18** und **Abb. 5.19**).

Bülau und Jüssen (2006) beschreiben verschiedene Orthesentypen und zitieren Studien zu deren Effizienz.

Von Vorteil ist ein dichtes Netzwerk mit Arzt und Orthopädietechniker, das Grenzen der Machbarkeit aufzeigt und die technische Seite beleuchtet. Häufig entscheidet die Orthesenversorgung über das Ausmaß der Mobilität: Sowohl Ablehnung durch den Patienten, fehlende Fähigkeit, die Schiene alleine anzuziehen, mangelndes Wissen über Orthesenauswahl, Verweigerung der Kostenübernahme durch die Kassen – dies alles sind Mobilität limitierende Faktoren.

Haben sich Patient und Therapeut für eine, möglicherweise auch vorübergehende, Versorgung mit Gehhilfe und/oder Orthese entschieden, ist es wichtig, gemeinsam Strategien bezüglich des „Handlings" zu überlegen und auszuprobieren. Mit Rollator oder Stock Rolltreppe zu fahren kann schwierig werden, ist aber nicht unmöglich!

Die Versorgung mit Rollatoren, Gehstöcken und Stützen dient der Anpassung (s. Kap. 3) und ermöglicht Teilhabe (s. **Abb. 5.20**).

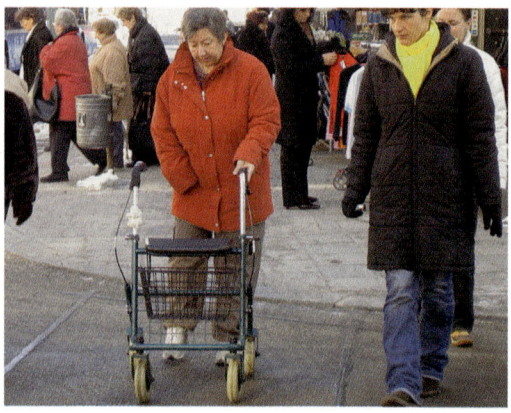

Abb. 5.20 Teilnahme am Straßenverkehr mit Rollator.

5.4 Mobilitätstraining für die Teilhabe

Mobilität muss gezielt für die Teilhabe im Alltag geübt werden. Sobald die medizinischen Bedingungen es erlauben, sollte Teilhabe-orientierte Therapie aufgabenspezifisch unter Alltagsbedingungen stattfinden. Gemeinhin gilt zwar, dass nach einem Schlaganfall ca. 75 % der Patienten wieder mobil werden (Nelles et al. 2002), jedoch bedarf es einer genaueren Betrachtung, was das im Alltag wirklich heißt. Eine bereits aus dem Jahre 1983 stammende Studie zur Gehfähigkeit von Patienten mit Hemiparese nach Schlaganfall zeigte, dass die aus der Rehabilitation als gehfähig entlassenen Patienten nach einem Jahr nur zu 16 % tatsächlich selbstständig das Haus verlassen (Skilbeck et al. 1983). Eine neuere Untersuchung berichtet, dass ca. 50 % der Patienten außerhäusliche Gehfähigkeit erreichen (Perry et al. 1995). Auch wenn die Gehfähigkeit anhand standardisierter Messinstrumente als gut eingeschätzt wurde, verließen etwa ein Drittel der Schlaganfallpatienten das Haus nicht (Lord et al. 2004). Eine andere Studie berichtet über Abnahme der Mobilität bei 21 % der untersuchten Schlaganfallpatienten nach Entlassung in die häusliche Umgebung (van de Port et al. 2006). Obwohl aufgabenorientiertes Gangtraining zunehmend Inhalt der Physiotherapie ist, trainieren Therapeuten noch immer sehr wenig Mobilität unter Alltagsbedingungen. Solche Übungen finden nur in 1,2–5,2 % der Therapiezeit in den letzten 6 Therapiestunden vor Entlassung aus der Schlaganfallrehabilitation statt (Latham et al. 2005).

5.4.1 Teilhabe-bezogene Diagnostik in der Physiotherapie

Um Teilhabe in der Domäne der Mobilität zu verbessern, müssen *alle* Faktoren berücksichtigt werden, die Patienten in der Mobilität behindern – nicht nur Paresegrad und Ausmaß der Spastik. Dazu werden sowohl Patient als auch Angehörige befragt, in welchem Bereich der Mobilität Einschränkungen im individuellen Alltag bestehen. Praktikable Tests wie Umsetzen vom Rollstuhl auf einen Stuhl, freier Stand und Einbeinstand ergeben ein grobes Bild über die Fähigkeiten der posturalen Kontrolle. Mit standardisierten Messinstrumenten und Verwendung von Kategorien – wie 10-Meter-Geh-Test und 6-Minuten-Geh-Test (Masur 2000), Motor Function Assessment Scale (Freivogel und Piorreck 1990), Berg-Balance-Scale (Berg 1995), Timed up and go (Podsiadlo u. Richardson 1991), Functional Ambulation Categories (FAC, Holden et al. 1984), Functional Walking Categories (Perry et al. 1995) wird das Ausmaß der Störung von posturaler Kontrolle, Lokomotion oder Ausdauer bestimmt. Darüber hinaus tragen diese Tests dazu bei, Hypothesen über Ursachen der Mobilitätsstörung zu bilden (Pott 2004).

Bei Entlassung ermöglichen sie eine Bewertung der Therapieergebnisse.

> **Fallbeispiel:** Frau Sommer wird von ihrem Mann im Rollstuhl zur Diagnostik gebracht. In einem Gespräch fragt die Therapeutin: „Können Sie sich schon hinstellen, …einige Schritte an meiner Hand, … alleine auf die Toilette gehen?". Im Abgleich mit den später tatsächlich überprüften Leistungen ergibt sich so ein Bild über die Fähigkeit zur realistischen Einschätzung durch Patientin und Ehemann. Dabei fallen sowohl Unter- als auch Überschätzung auf. Eine Unterschätzung der eigenen Fähigkeiten zeigt sich, wenn die Patientin sagt „Das kann ich noch nicht", im Weiteren aber die Aufgabe erfolgreich bewältigt. Auch die Angehörigen schätzen die Leistungsfähigkeit oft nicht richtig ein, z. B. wenn der Ehemann sagt „Das kann Sie noch nicht" und durch festes Zupacken mit der Hand die Frau beim Aufstehen unterstützt, obwohl Kraft und posturale Kontrolle für einen sicheren Transfer durchaus ausreichend sind.

Neben motorischen Störungen schränken auch kognitive Defizite die Mobilität ein und müssen erfasst werden (Pott und Fischer 2005).

Beachtet der Patient häufiger Hindernisse nicht und stößt z. B. mit der betroffenen Körperseite am Türrahmen an, liegt der Verdacht nahe, dass er durch ein Neglect-Syndrom zusätzlich beeinträchtigt ist. Ein Aufmerksamkeitsdefizit kann Ursache dafür sein, dass er beim Gehen stolpert. Visuelle Wahrnehmungsstörungen destabilisieren unter Umständen die posturale Kontrolle, wenn der Fluss der visuellen Information („optic flow") – z. B. bei entgegenkommenden Passanten auf der Strasse – nicht adäquat verarbeitet werden kann. Dies kann Angst auslösen und dadurch die außerhäusliche Fortbewegung im Straßenverkehr und beim Einkauf einschränken.

5.4.2 Welche Therapieform?

Unterschiedliche Defizite und Einschränkungen der Fähigkeiten verlangen jeweils einen individuellen Therapierahmen. Patientengefährdende Situationen wie außerhäusliches Gehen über glatte Gehwege, erstmaliges Rolltreppentraining oder Benutzen öffentlicher Verkehrsmittel erfordern eine 1:1-Betreuung im Rahmen der **Einzeltherapie**. Dabei können individuelle Schwierigkeiten des Patienten berücksichtigt werden. Geübt wird das Gehen unter schwierigen Bedingungen, z. B. bei „Wind und Wetter", „bergauf, bergab gehen", unter „Dual-" oder „multiple Task"-Anforderungen. Ebenso wird der Heimweg (mit öffentlichen Verkehrsmitteln) geübt. Um diesen Weg zu bewältigen, müssen eine Reihe von „Stolpersteinen" überwunden werden: Ausdauer- oder Orientierungsprobleme, Bordsteinkanten, volle Busse, drängelnde Menschenmengen, Ampeln. In der täglichen Wiederholung lernt der Patient diese Schwierigkeiten zu bewältigen. Durch Gespräche, genaues Beobachten der motorischen Leistungen und deren Transfer in den Alltag kann der Therapeut den Patienten beim Entwickeln von Kompensationen und Alternativen unterstützen. Realistische Selbsteinschätzung, Motivation und Krankheitsverarbeitung werden durch reflektierende Gespräche in der Einzeltherapie gefördert.

Selbstständiges Üben ist sinnvoll, um die Eigenverantwortlichkeit zu stärken, vor allem, wenn Therapiezeiten begrenzt sind. Es geht darum, in der so genannten **Selbsttherapie** abgesprochene Aufgaben selbstständig zu üben. Dazu gehört das gerätegestützte Training (Stepper, Motomed, Laufband) zum repetitiven Üben und zur Verbesserung von Kraft und kardiopulmonaler Belastbarkeit. Auch das Krafttraining an der Treppe und das selbstständige Dehnen zum Optimieren der muskulo-skeletalen Voraussetzungen kann in Selbsttherapie ausgeführt werden. Weitere Ziele der Selbsttherapie liegen darin, Angst zu mindern und Selbstvertrauen zu schaffen. Dies kann erreicht werden, wenn der Patient Aufgaben wie z. B. Einkäufe, Orientierungs- oder Terraintraining *ohne* therapeutische Begleitung erfolgreich bewältigt. Die Selbsttherapien erleichtern daher den Transfer erlernter Fähigkeiten in den individuellen Alltag der Patienten.

„Man lernt nur das, was man übt" (Freivogel 1997), jedoch bietet die Gruppensituation den besonderen Vorteil des Beobachtungslernens. In der **Gruppentherapie** lernen Patienten durch Beobachten anderer, durch Zuschauen, durch die Rückmeldung anderer Betroffener und durch den Vergleich mit ihnen. Üben in (Klein-)Gruppen z. B. beim Paar-

oder Zirkeltraining steigert Intensität und Frequenz des motorischen Trainings. Beide Faktoren haben eine wichtige Bedeutung für das Therapie-Ergebnis (Liepert et al. 1998; Mc Nevin et al. 2000; van Peppen et al. 2004). Die Rückmeldung in der Gruppe kann Motivation und damit auch motorisches Lernen verbessern (Mc Nevin et al. 2000).

Die Gruppensituation hilft auch, Angst zu überwinden. Bei eingeschränkter posturaler Kontrolle leiden viele Patienten unter Sturzangst, die häufig durch überfürsorgliches Verhalten der Angehörigen noch verstärkt wird. Eine interdisziplinär von einem Physiotherapeuten und einem Neuropsychologen geleitete Gruppe geht auf diese Problematik ein. Vorrangiges Ziel der Gruppe ist das Informieren über Entstehungsmechanismen und Bewältigungsstrategien der Angst. Dabei hilft die Reflexion anhand von Fragen: „Wie entsteht Angst? Welche Funktion hat sie? Wo ist sie nützlich und wo hinderlich?" Angst hat zunächst eine Schutzfunktion, sie warnt vor gefährlichen Situationen. Sie kann aber dazu führen, als bedrohlich erlebte Situationen auf Dauer zu vermeiden, obwohl sich Funktionen verbessern. Wenn die Ehefrau den Patienten beim Gehen *immer* begleitet und ihm einen Arm zum Festhalten anbietet, kann es passieren, dass er das freie Gehen nicht lernt. Individuelle Zielsetzung z. B. „freies Gehen ohne Begleitung" bis hin zu „ohne Angst öffentliche Verkehrsmittel benutzen" werden gemeinsam in der Gruppe besprochen und schriftlich festgehalten. Dann werden Nahziele wie „Gehen mit Begleitung, aber 3 Meter Abstand" formuliert und überlegt, unter welchen Voraussetzungen diese zu erreichen sind. Nach einer Woche wird überprüft, ob die Teilziele erreicht oder aus welchen Gründen sie nicht erreicht wurden. Da neben der theoretischen Arbeit die Therapeuten auch praktische Übungen zur Verbesserung der posturalen Kontrolle anleiten, ist es sinnvoll, für diese Gruppe eine Doppelstunde zu veranschlagen.

Ein weiteres Beispiel für eine interdisziplinäre Gruppe ist die **Fahrradgruppe**, die in Kapitel 5.4.3 beschrieben wird.

Das folgende Fallbeispiel von Frau Sommer veranschaulicht noch einmal, welche Hemmnisse für Mobilität auftreten können, und welche Therapieformen in einem interdisziplinären Team möglich sind.

Fallbeispiel: Frau Sommer ist nun schon einige Wochen in der Praxis. Sie kommt in den Physiotherapieraum, auf ihrem Stundenplan steht *„Selbsttherapie"*. Hoch motiviert erklimmt sie das Laufband: Aufsteigen, Technik bedienen und sicheres Gehen auf dem Band sind inzwischen ohne Schwierigkeiten möglich. Nach dem ca. 30 Minuten langen Training steigt sie schwitzend, aber offensichtlich zufrieden ab. „Toll, heute konnten Sie Strecke und Zeit steigern", lobt der Therapeut sie. „Sind Sie denn am Wochenende, wie geplant, auf der Bundesgartenschau gewesen?" Frau Sommer runzelt die Stirn. „Ja, aber ich habe die ganze Zeit im Rollstuhl gesessen. Mein Mann meint, das Gehen sei zu anstrengend, und mir war es auch angenehmer, weil dort so viele Leute waren; man wird ja schnell mal angerempelt." In der nächsten Teambesprechung bestätigen sich zwei Vermutungen des Therapeuten: Der Ehemann ist noch immer sehr ängstlich, traut seiner Frau wenig zu und hält sich nicht an Vereinbarungen, die mit der Patientin oder mit ihm getroffen wurden. Frau Sommer, die innerhalb der Praxisräume ihre lokomotorischen Fähigkeiten verbessert hat, zeigt große Probleme beim Gehen außerhalb des Hauses. Sie hat Angst, Gehen ist nur am Arm des Therapeuten möglich, nach ca. 20 Minuten, in denen eine Strecke von 200 m zurückgelegt wurde, ist sie schweißgebadet. Das interdisziplinäre Team einigt sich auf eine Stundenplanänderung: Zusätzlich zu den *physiotherapeutischen Einzelstunden*, der *Gleichgewichts- und der Terraintrainingsgruppe* besucht die Patientin ab nächste Woche die Sturzangstgruppe. Es wird vermehrt außerhäusliches Training auch in anderen Therapiebereichen stattfinden. Um die Angehörigenbefähigung zu fördern, vereinbart die Primärtherapeutin einen Gesprächstermin mit Ehemann und Tochter in *Form eines Hausbesuchs*. Um deren Angst abzubauen, plant der Physiotherapeut eine gemeinsame Einzelstunde mit Patientin und Angehörigen, damit sich diese ein Bild über tatsächliche Leistungen der Patientin machen können.

5.4.3 Aktivitäten üben: der Weg zur Teilhabe

Als Aktivitäten werden in der ICF (s. Kap. 1) Handlungen oder Handlungsabläufe definiert, die noch losgelöst von ihrer sozialen Bedeutung oder unter therapeutischer Anleitung, aber schon in einem realen Kontext ausgeführt werden. Für das Wiedererlernen von Aktivitäten wie Transfers, Treppensteigen oder Lokomotion gelten ebenfalls die Grundsätze des funktionellen Übens wie Repetition, Shaping, Aufgaben-Orientierung (s. Kap. 3) im Sinne des Motor Relearning Programme (MRP).

5.4 Mobilitätstraining für die Teilhabe

Dabei spielen Kenntnis der biomechanischen Grundlagen der jeweiligen Aufgabe und der Alltagskontext eine besondere Rolle, wie an dem nachfolgen Beispiel des Transfers vom Sitz in den Stand verdeutlicht werden soll.

Beispiel Transfer Sitz-Stand:
Viele Patienten starten den Transfer Sitz-Stand mit falscher Fußstellung, nämlich mit zu wenig Dorsalextension und brauchen daher durch die ungünstige Hebelwirkung mehr Kraft. In der Regel platzieren Patienten das betroffene Bein ventral vor dem anderen, die Gewichtsübernahme erfolgt dann fast ausschließlich auf dem gesunden Bein. Häufig findet, meist angstbedingt, keine ausreichende Bewegung des Oberkörpers nach ventral statt. Zum Erlernen und Optimieren des Bewegungsablaufes müssen die Füße in der Sagittalebene dorsal vom Kniegelenk stehen, um einen günstigen Hebel zu bilden. Um die Gewichtsübernahme auf dem betroffenen Bein zu verbessern, sollte es weiter dorsal stehen. Durch repetitives Üben und Überwinden der Angst wird eine ausreichende Oberkörperverlagerung nach ventral möglich. Kraftleistung, posturale Kontrolle und eine gewisse Adaptationsfähigkeit ermöglichen es, von *verschiedenen* Sitzgelegenheiten aufzustehen: vom fahrbaren Bürostuhl, vom tiefen Sofa oder in der S-Bahn. Existenz von Armlehnen, Höhe, Größe und Beschaffenheit der Sitzfläche (z. B. Weichheit des Polsters) und der Ort, an dem sich die Sitzgelegenheit befindet, charakterisieren die Sitzgelegenheit und bestimmen den Schwierigkeitsgrad: Eine hohe Anforderung bewältigen wir beim Aufstehen aus einem tiefen weichen Sofa oder in einem fahrenden öffentlichen Verkehrsmittel. Besonders Letzteres bereitet Patienten große Schwierigkeiten. In stark frequentierten Verkehrsmitteln wie S- und U-Bahn empfiehlt es sich daher, eine Station vor dem eigentlichen Ziel aufzustehen und einen sicheren Standplatz an der Tür zu suchen. In Bussen oder Straßenbahnen sind wir größeren Kräften durch Anfahren und Abbremsen oder Kurven fahren ausgesetzt – das vorzeitige Aufstehen ist dort nicht geeignet. Es empfiehlt sich, dem Fahrer beim Einsteigen mitzuteilen, an welcher Haltestelle man aussteigen möchte. Somit ist er auf eine längere Haltezeit vorbereitet oder kann dem Patienten behilflich sein. Unter Umständen ist das Herunterlassen einer Rampe erforderlich.

Andere Transfers, wie das Aufstehen vom Boden – für den Fall eines Sturzes, Treppensteigen, Aufstehen aus dem Liegen, Ein- und Aussteigen in die Badewanne sind ebenfalls wichtig für die Mobilität. Sie werden ebenso unter den genannten Aspekten der Biomechanik und Alltagsorientierung geübt.

Lokomotion, d. h. das Gehen wird in der Regel als Aktivität überwiegend in Therapieräumen unter einfachen Bedingungen trainiert. Das Gehen unter Alltagsbedingungen, vor allem außer Haus, lässt sich in Einzeltherapien, aber auch in der Gruppe, wie z. B. der *„Terraintrainingsgruppe"* üben. Hier müssen die Patienten lernen, auch ungünstige Licht- und Wetterverhältnisse oder gar schwierige Situationen wie Schneemassen bei plötzlichem Wintereinbruch zu bewältigen (s. **Abb. 5.21**).

Fahrradfahren ist ebenfalls eine wichtige Aktivität, um mobil sein zu können. Nach einer Hirnschädigung hemmen Gleichgewichtsstörungen, Spastik,

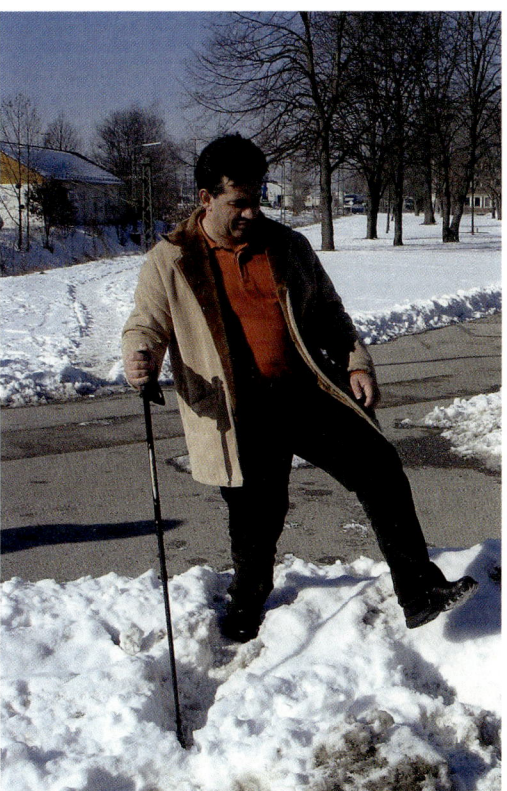

Abb. 5.21 Üben bei wetterbedingt schwierigen Situationen.

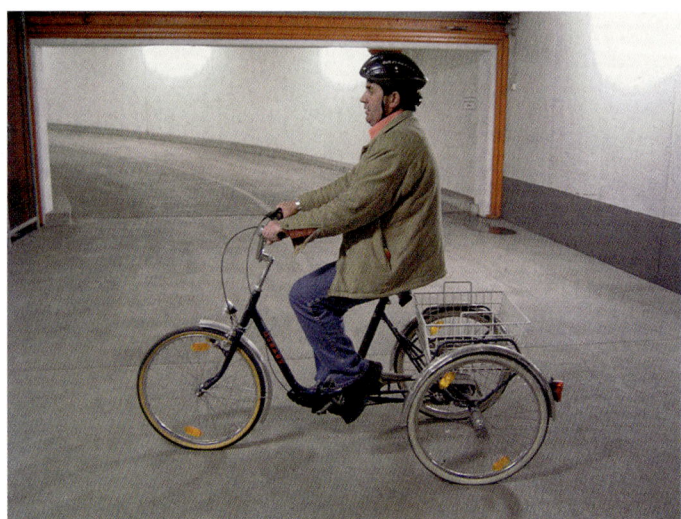

Abb. 5.22 Dreiradtraining: zu Beginn in geschützter Umgebung.

Angst und Unsicherheit das Wiedererlernen oder das Wiederausüben des Radfahrens. In der *Fahrradgruppe*, die interdisziplinär von einer Ergo- und einer Physiotherapeutin begleitet wird, lernen die Patienten zunächst in einer geschützten Umgebung, Zwei- oder Dreirad als Fahrzeug kontrolliert zu bewegen (s. **Abb. 5.22**).

Das Training hat zum Ziel, physische Ausdauer, posturale Kontrolle und den Grad der Automatisierung beim Hand- und Armgebrauch beim Lenken zu steigern. Gleichzeitig findet auch ein Aufmerksamkeitstraining durch die Multi-Tasking-Anforderungen statt. Regelmäßiges Training auf dem Rad kann Angst mindern und das Selbstbewusstsein steigern. Fahrradfahren ermöglicht die Teilnahme am Straßenverkehr und den Transport von Lasten z. B. beim Einkaufen. Wenn die Patienten sicherer sind, können sie unter therapeutischer Begleitung im Straßenverkehr üben und Ausflüge mit dem Rad unternehmen. In der Regel machen die Patienten gute Fortschritte in der Fahrradgruppe und berichten über eine vermehrte Zufriedenheit und Erhöhung der Lebensqualität.

5.4.4 Teilhabe üben!

Oberste Priorität aller therapeutischen Bemühungen liegt in der Teilhabe. Das heißt, geübte Aktivitäten in die individuelle Lebenssituation des Patienten zu übertragen. In Bezug auf die Mobilität liegen Ziele der Teilhabe-orientierten Therapie darin, am Straßenverkehr wieder teilnehmen, sportliche Hobbys wiederaufnehmen und öffentliche Verkehrsmittel wieder benutzen zu können.

Welche Anforderungen dabei zu bewältigen sind, macht ein kleines Beispiel aus der Perspektive des Patienten deutlich, der die S-Bahn benutzen möchte:

Viele drängelnde Menschenmassen schon im Bahnhofsbereich. „Ohne Rücksicht auf Verluste" wird man Richtung Bahngleis geschoben. Stopp! Noch ein kleiner Abstecher zum Fahrkartenautomat. Angekommen! Welche Karte, welche Zone, welcher Ring? Und überhaupt, wie kommt das Ding aus der Maschine? Und abgestempelt werden muss die Karte auch noch! (**Abb. 5.23**)

Weiter: der S-Bahn-Einstieg wird zum Geschwindigkeitsrekord, denn er muss in 20 Sekunden bewältigt werden. Das heißt, schnell den Spalt zwischen Bahnsteig und Waggon überwinden. Trotz Lichtschranke schließen sich die Türen, denn der Fuß befindet sich nicht genau in der Lichtschranke. Zum Glück hilft eine Passantin und drückt nochmals auf den Knopf, um zu verhindern, dass sich die Tür endgültig schließt. Wo ist der Griff zum Festhalten? Geschafft, ohne eingeklemmt zu werden! Leider heißt es an der nächsten Station schon wieder aus- und umsteigen. Wo ist der Lift? „Außer Betrieb"... – oh je!

5.4 Mobilitätstraining für die Teilhabe

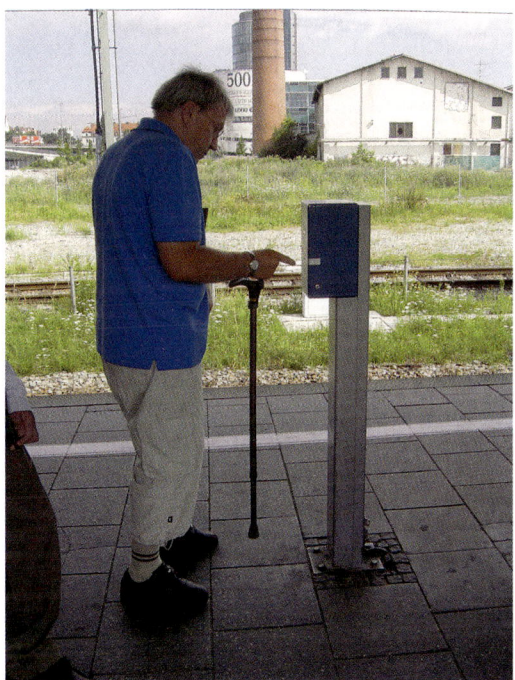

Abb. 5.23 Den Fahrkartenautomaten bedienen zu können ist Voraussetzung, um öffentliche Verkehrsmittel zu benutzen.

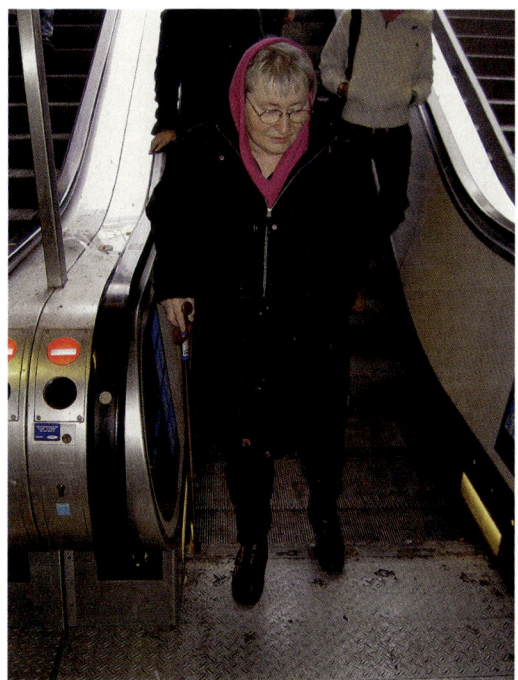

Abb. 5.24 Ohne Begleitung eines Therapeuten Rolltreppe fahren stellt eine besondere Herausforderung dar.

Jetzt gibt es zwei Möglichkeiten, auf die Reparatur des Liftes warten oder alleine Rolltreppefahren (**Abb. 5.24**). *Angst kommt auf, obwohl Rolltreppefahren mit dem Therapeuten schon in einem Kaufhaus geübt wurde. Eigenschaften einer Rolltreppe: Optisch verwirrend, viel zu steil, sehr schnell, gefüllt mit drängelnden Passanten.*

Wohin mit dem Gehstock? Was passiert, wenn er eingeklemmt wird? Die rechte Hand ist gelähmt, mit links festhalten ist daher die einzige Möglichkeit. Also steht man auf der linken Seite und blockiert die schnelleren Passanten, die vorbei möchten. Von hinten kommt der Hinweis „rechts stehen, links gehen" – schnelles verbales Reagieren ist gefragt. Uff, fast zu Hause! Jedoch warten noch einige Hindernisse wie Bordsteinkanten, Freitreppen, die kurze Grünphase an der Ampel, der 4. Stock ohne Lift und andere „Kleinigkeiten" – Mobilität bedeutet Abenteuer pur!

Übersetzt man diese Beobachtungen in therapeutisches Handeln, bedeutet das Folgendes: Neben den „Basisleistungen" wie Kraft, Geschwindigkeit, Ausdauer, Gleichgewicht muss der Patient über ausreichende Fähigkeiten verfügen, um auch in schwierigen Umgebungsverhältnissen mobil zu sein. Das Üben in konkreten Alltagssituationen nimmt daher einen hohen Stellenwert in der Therapie ein.

Teilhabe-orientierte motorische Therapie heißt auch, verloren gegangene Freizeitaktivitäten wieder zu aktivieren. Wenn es die motorischen Funktionen zulassen, können sportliche Aktivitäten Therapieziel sein. Dies spielt als Ressource für die Steigerung der Lebensqualität eine wichtige Rolle.

Fallbeispiel: Zusammen zum Sport
Herr Block ist schon seit einigen Jahren Rentner. Vor 6 Monaten erlitt er eine Hirnblutung, er hat seitdem starke Gleichgewichtsprobleme und eine leichte Fußheberschwäche. Im Leben des Rentners hatten Hobbys wie Golfspielen und Tanzen den höchsten Stellenwert. Beim Gespräch zur Zielfindung kommt schnell ein Hauptziel zu Tage: Wieder über den Golfplatz gehen und spielen zu können! Zur Teilhabe am Leben gehört für Herrn Block, mit seinen Freunden auf dem Grün aktiv zu sein.

In der Therapie werden Nahziele formuliert, um dem Hauptziel näher zu kommen. Dazu gehörten unter anderem, mit öffentlichen Verkehrsmitteln zum Golfplatz fahren und das aktive Bewegungsausmaß beim Halten und Schwingen des Schlägers zu vergrößern. Später begleitet ein Therapeut den

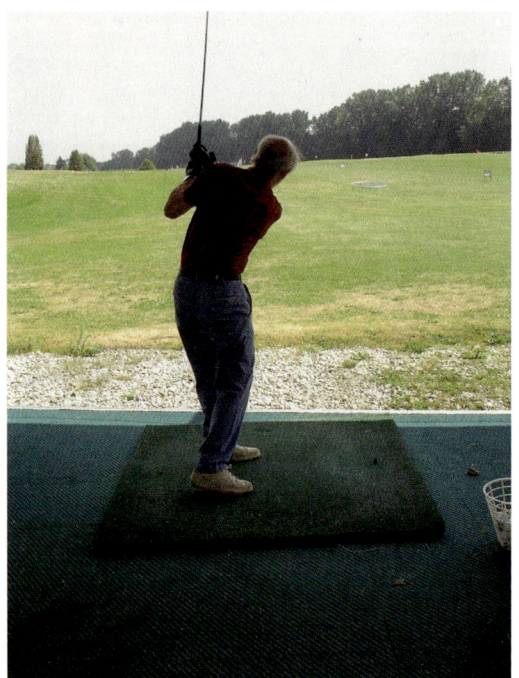

Abb. 5.25 Zurück auf dem Golfplatz.

Patienten zum Golfplatz und übt mit ihm vor Ort (s. **Abb. 5.25**). Nach diesem Erfolg aktiviert der Patient seine zurzeit ruhende Mitgliedschaft im Golfclub wieder – damit ist „Teilhaben" erreicht!

5.5 Grenzen

Teilhabe-orientierte Therapie für die Mobilität findet ihre Begrenzung, wenn sich funktionelle Voraussetzungen, vor allem in der posturalen Kontrolle, aber auch in der notwendigen Kraft nicht erreichen lassen. Dies kann an der Schwere der Hirnschädigung liegen, aber auch Komorbidität stellt eine Grenze dar, z. B. durch Kontrakturen bei Polytrauma, peripheren Nervenläsionen bei „Intensive-Care-Polyneuropathie" (Druschky 2001) oder wenn Erkrankungen wie Herzrhythmusstörungen, insulinpflichtiger Diabetes mellitus oder dialysepflichtige Niereninsuffizienz hinzukommen. Schwere bis schwerste Formen eines Pusher-Syndroms (Karnath et al. 2001) oder therapieresistente Angststörungen erlauben bisweilen nicht, den Rollstuhl zu verlassen; starke Schmerzen limitieren in manchen Fällen Therapiemöglichkeiten.

Grenzen liegen auch in den Kontextfaktoren. Hierzu zählen physikalische Barrieren. Wenn ein Patient das Treppensteigen nicht bewältigt, aber im dritten Stock eines Hauses ohne Lift lebt, lässt sich Teilhabe, d. h. Rückkehr in die eigene Wohnung nicht erreichen. Ein weiterer Umweltfaktor kann bei den Angehörigen liegen. Zum Beispiel erklärt der Ehemann in dem Angehörigengespräch, dass er seine Frau weiterhin nicht alleine außerhalb des Hauses gehen lassen wird – eine klare Grenze für die Therapie!

Eine weitere Grenze entsteht, wenn der Patient zu viele „Baustellen" zu bewältigen hat, d. h. wenn neben den motorischen, kognitiven und sprachlichen Einschränkungen noch schwere psychische Belastungen, z. B. schwere Depressionen, aber auch durch die Erkrankung ausgelöste Partnerschaftskonflikte, bestehen. Dann kann es schwierig sein, Mobilität für die Teilhabe wiederherzustellen.

Literatur

Barth CA. Fotos Anhang. In: Hüter-Becker A, Dölken M. Hrsg. Physiotherapie in der Neurologie. Stuttgart: Thieme; 2005:

Berg K, Wood-Dauphinee S, Williams JI. The Balance Scale: reliability assessment with elderly residents and patients with an acute stroke. Scand J Rehabil Med. 1995; 27(1):27–36.

Bernardi M, Macaluso A, Sproviero E et al. Cost of walking and locomotor impairment. J Electromyogr Kinesiol: 1999;9:149–57.

Bestmann A, Sonntag D, Hesse S. Der Einfluss von Sprunggelenkorthesen und Stützen auf das Gehen hemiparetischer Patienten. Neurol Rehabil: 2000; 6(3):117–20.

Bohannon RW. Importance of Physical Therapy grows. Phys Ther. 1988;68(4):584.

Borg G. Anstrengungsempfinden und körperliche Aktivität. Dtsch. Ärzteblatt. 2004;A:1016–21.

Burdett RG, Borello-France D, Blatchly C, Potter C. Gait comparison of subjects with hemiplegia walking unbraced, with ankle-foot orthosis, and with Air-Stirrup brace. Phys Ther. 1988;68(8):1197–203.

Bülau P, Jüssen W. Sprunggelenkorthesen in der Rehabilitation von zentral-motorischen Gangstörungen. Neurol Rehabil. 2006;12 (2): 57–68.

Cockburn J, Haggard P, Cock J, Fordham C. Changing patterns of cognitive-motor interference (CMI) over time during recovery from stroke. Clin Rehabil. 2003; 17(2):167–73.

Corcoran PJ, Jebsen RH, Brengelmann GL, Simons BC. Effects of plastic and metal leg braces on speed and energy cost of hemiparetic ambulation. Arch Phys Med Rehabil. 1970;51 (2):69–77.

Dean CM, Richards CL, Malouin F. Walking speed over 10 metres overestimates locomotor capacity after stroke. Clin Rehabil. 2001;15(4):415–21.

Druschky M, Herkert M, Radespiel-Tröger K. Druschky E, Hund CM, Becker MJ et al. Critical illness polyneuropathy: clinical findings and cell culture assay of neurotoxicity assessed by a prospective study. Intensive Care Medicine. 2001;27(4): 0342–4642.

Enright PL, Sherill DL. Reference equations for the six-minute walk in healthy adults. Am. J. Respir. Crit. Care Med. 1998;158:1384–7.

Forster A, Young J. Incidence and Consequences of falss due to stroke: a systematic injury. BMJ. 1995;311: 83–6.

Freivogel S. Motorische Rehabilitation nach Schädel-Hirn-Trauma. Heidelberg: Pflaum; 1997.

Freivogel S, Piorreck S. Motor function assessment scale. In: Adapted Physical Activity. Doll-Trepper, Dahms, von Selzam (Hrsg.). Berlin, Heidelberg: Springer; 1990.

Fries W, Swihart AA. Disturbance of rhythm sense following right hemisphere damage. Neuropsychologia. 1990;28:1317–23.

Fries W, Lössl H, Wilkes F (Hrsg.). Fahreignung bei Krankheit oder Verletzung. München: Zuckschwerdt; 2003.

Hesse S, Bertelt C, Jahnke MT, Schaffrin A, Baake P, Malezic M, Mauritz KH. Treadmill training with partial body weight support compared with physiotherapy in nonambulatory hemiparetic patients. Stroke. 1995;26(6):976–81.

Holden MK, Gill KM, Magliozzi MR. Clinical gait assessment in the neurologically impaired: reliability and meaningfulness. Phys Ther. 1984;64:35–40.

Jasper-Seeländer J. Laufbandtherapie in der motorischen Rehabilitation. Stuttgart: Thieme; 2001.

Kamps K, Schüle. Zyklisches Bewegungstraining der Unteren Extremität in der Schlaganfallrehabilitation. Neurol Rehabil. 2005;10–23.

Karnath HO, Brotz D, Gotz A. Clinical symptoms, origin, and therapy of the „pusher syndrome". Nervenarzt. 2001;72(2):86–92.

Kosak MC, Reding MJ. Comparison of partial body weight-supported treadmill gait training versus aggressive bracing assisted walking post stroke. Neurorehabil Neural Repair. 2000;14(1):13–9.

Krampe RT, Rapp MA, Bondar A, Baltes PB. Selektion, Optimierung und Kompensation in Doppelaufgaben. Nervenarzt. 2003;74:211–8.

Latham NK, Jette DU, Slavin M, Richards LG, Procino A, Smout RJ, Horn SD. Physical therapy during stroke rehabilitation for people with different walking abilities. Arch Phys Med Rehabil. 2005;86(12/2): 41–50.

Lerner-Frankiel MB, Vargas S, Brown MB. Functional community ambulation: what are your criteria? Clinical Management. 1990;6:12–5.

Leung J, Moseley AM. Impact of ankle-foot orthoses on gait and leg muscle activity in adults with hemiplegia. Physiotherapy. 2003;89(1):39–55.

Liepert J, Miltner WH, Bauder H, Sommer M, Dettmers C, Taub E, Weiller C. Motor cortex plasticity during constraint-induced movement therapy in stroke patients. Neurosci Lett. 1998;250(1):5–8.

Lord SE, Mc Pherson K, McNaughton HK, Rochester L, Weatherall M. Community ambulation after stroke; how important and obtainable is it and what measures appear predictive? Arch Phys Med Rehabil. 2004; 85:234–9.

Masur H. Skalen und Scores in der Neurologie, Stuttgart: Thieme; 2000.

Mayo NE, Wood-Dauphinee S, Ahmed S, Gordon C, Higgins J, Mc Ewen, Salbach N. Disablement following stroke. Disabil Rehabil. 1999;21(5–6):258–68.

McNevin NH, Wulf G, Carlson C. Effects of attentional focus, self-control, and dyad training on motor learning: implications for physical rehabilitation. Phys Ther. 2000;80(4):373–85.

Mehrholz J, Pohl M. Trainiert Physiotherapie im Rahmen der neurologischen Rehabilitation ausreichend das Herz-Kreislaufsystem? Neurol Rehabil. 2005;11 (3):126–30.

Nelles G, Hesse S, Hummelsheim H, Liepert J. Motorische Rehabilitation nach Schlaganfall. In: (Diener H.C., Hacke W., Hrsg.) Leitlinien für Diagnostik und Therapie in der Neurologie. Stuttgart: Thieme; 2002: 237–42.

Nilsson L, Carlsson J, Danielsson A, Fugl-Meyer A, Hellstrom K, Kristensen L, Sjolund B, Sunnerhagen KS, Grimby G. Walking training of patients with hemiparesis at an early stage after stroke: a comparison of walking training on a treadmill with body weight support and walking training on the ground. Clin Rehabil. 2001;15:515–27.

Pang MY, Eng JJ, Dawson AS. Relationship between ambulatory capacity and cardiorespiratory fitness in chronic stroke: influence of stroke-specific impairments. Chest. 2005;127(2):495–501.

Patla AE, Shumway-Cook A. Dimensions of mobility defining the complexity and difficulty associated with community mobility. J Aging Phys Activity. 1999;7:7–19.

Perry J, Garrett M, Gronley JK, Mulroy S. Classification of Walking Handicap in the Stroke Population. Stroke. 1995;26:982–9.

Podsiadlo D, Richardson S. The timed „Up and Go" test: a test of basic functional mobility of frail elderly persons. J Am Geriatr Soc. 1991;39:142–8.

Pohl M, Mehrholz J, Ritschel C, Ruckriem S. Speed-dependent treadmill training in ambulatory hemiparetic stroke patients: a randomized controlled trial. Stroke. 2002;33(2):553–8.

Pohl M, Mehrholz J. Immediate effects of an individually designed functional ankle-food orthosis on stance and gait in hemiparetic patients. Clin Rehabil. 2006;20:324–30.

Pohl M, Werner C, Holzgraefe M, Kroczek G, Mehrholz J, Wingendorf I, Hölig G, Koch R, Hesse S. Repetitive locomotor training and physiotherapy improve walking and basic activities of daily living in subacute, non-ambulatory stroke patients: a single-blind, randomised multi-centre trial (Deutsche Gangtrainer-Studie, DEGAS). 2006 submitted.

Pott C, Fischer S. Wie neuropsychologische Störungen die motorische Rehabilitation beeinflussen. Physiopraxis 2005;10:30–3.

Pott C. Störung der Lokomotion. In: Hüter-Becker A (Hrsg.) Das Neue Denkmodell, Band 2. Stuttgart: Thieme; 2004.

Richards CL, Malouin F, Bravo G, Dumas F, Wood-Dauphinee S. The role of technology in task-oriented training in persons with subacute stroke: a randomized controlled trial. Neurorehabil Neural Repair. 2004;18(4):199–211.

Roth EJ, Lovell L, Harvey RL, Heinemann AW, Semik P, Diaz S. Incidence of and risk factors for medical complications during stroke rehabilitation. Stroke. 2001; 32 (2): 523–9.

Runge M. Gehstörungen, Stürze, Hüftfrakturen. Darmstadt: Steinkopff; 1998.

Salbach NM, Mayo NE, Robichaud-Ekstrand S, Hanley JA, Richards CL, Wood-Dauphinee S. Balance self-efficacy and its relevance to physical function and perceived health status after stroke. Arch Phys Med Rehabil. 2006;87,364–70.

Skilbeck CE, Wade DT, Hewer RL, Wood VA. Recovery after stroke. J Neurol Neurosurg Psychiatry. 1983; 46(1):5–8.

Thaut MH, McIntosh GC, Prasa SG, Ruth RR. Effect of rhythmic auditory cueing on temporal stride parameters and EMG patterns in hemiparetic gait of stroke patients. J Neurol Rehab. 1993;7:9–16.

van de Port IG, Kwakkel G, van Wijk I, Lindeman E. Susceptibility to deterioration of mobility long-term after stroke: a prospective cohort study. Stroke. 2006;37(1):167–71.

van Peppen RPS, Kwakkel G, Wood-Dauphinee S, Hendriks HJM, Van der Vees PhJ, Dekker J. The impact of physiotherapy on functional outcome after stroke: What is the evidence? Clinical Rehabilitation. 2004; 18: 833–862

Werner C, von Frankenberg S, Treig T, Konrad M, Hesse S. Treadmill training with partial body weight support and an electromechanical gait trainer for restoration of gait in subacute stroke patients. A randomized crossover study. Stroke. 2002;33:2895–901.

Wolman RL, Cornall C, Fulcher K, Greenwood R. Aerobic training in brain-injured patients. Clin. Rehabil. 1994;8:253–57.

Wulf D. Prinzipien Motorischen Wieder-(Lernens). In: Hüter-Becker A, Dölken M (Hrsg.) Physiotherapie in der Neurologie. Stuttgart: Thieme; 2004.

6 Häusliche Lebensführung – weit mehr als Kochen und Putzen

Mascha Rehbein, Nicole Lojewski

*Die Leitung eines Haushaltes
bringt kaum weniger Ärger
als die eines ganzen Staates
(M. E. de Montaigne)*

In diesem Kapitel geht es darum zu zeigen, welche vielfältigen und komplexen Fertigkeiten es erfordert, einen Haushalt zu führen. Um diese Fertigkeiten wieder zurückzugewinnen, müssen diese Aufgaben in der Therapie möglichst alltagsnah geübt werden. Ziel ist es, den häuslichen Alltag wieder selbstständig bewältigen zu können.

6.1 Worum geht es?

Aus dem beschützten Klinikalltag nach Hause entlassen, erleben die Patienten, wenn sie mit den Anforderungen des häuslichen Alltags konfrontiert sind, das Ausmaß ihrer Behinderung besonders stark. Gerade saßen sie doch noch am gedeckten Tisch in der Klinik, für den „normalen" Tagesablauf sorgten die Krankenschwestern, alles schien zu funktionieren. Wieder zu Hause, überfordert sie schnell die Komplexität der Anforderungen. Da wird zum Beispiel das Frühstück nicht rechtzeitig fertig, oder es gelingt nicht, ein Mittagessen zuzubereiten, oder es landet Salz im Pudding. Mahnungen bleiben liegen, oder der Garten vertrocknet. Nach Hause entlassen, kann man der häuslichen Lebensführung nicht entkommen. Sie ist für alle Menschen zentraler Teil ihrer Teilhabe. In der Klassifikation der ICF (s. Kap. 1) werden ihre vielfältigen Aspekte benannt (Tab. 6.1).

Motorische und kognitive Funktionsstörungen nach einer erworbenen Hirnschädigung können in vielfältiger Weise daran hindern, diese Aufgaben zu bewältigen:

Tabelle 6.1 Begriffsbestimmung häuslicher Lebensführung (in Auszügen) im Rahmen der ICF

Bezeichnung	ICF-Nummer	Partizipation	Beispiele
Häusliche Lebensführung	d710	Vermeidung Fremdhilfe oder institutionelle Versorgung	Pflegedienst, Nachbarschaftshilfe, Hilfeleistungen der Angehörigen, Pflegeheim
	d640	Haushaltsführung (z. B. Putzen, Instandhaltung)	Mahlzeiten für sich und die Familie zubereiten, Messer zum Schneiden und Schmieren benutzen, Betten machen, Müll runterbringen, Kochtöpfe im Blick halten, Reihenfolgen beim Kochen beachten, Fenster putzen, Staubsaugen, Mixer und Spülmaschine bedienen, Kaffeemaschine bedienen, Gartenarbeit, Nähen, Nagel in die Wand hauen u.v.m.
	d620	Erledigung von Einkäufen	Wegstrecke zum Markt bewältigen, Einkauf merken, sich im Laden orientieren und explorieren, Einkaufswagen schieben, Preisangebot erfragen, Semmeln bestellen u.v.m.
	d660	Sicherung administrativer Selbstständigkeit (z. B. Verträge, häusliche Selbstverwaltung)	Internetbanking, Rechnungen überweisen, Lohnsteuerjahresausgleich, Koordination der Familientermine, sich um Kinder kümmern, Auseinandersetzung mit Vermieter u.v.m,

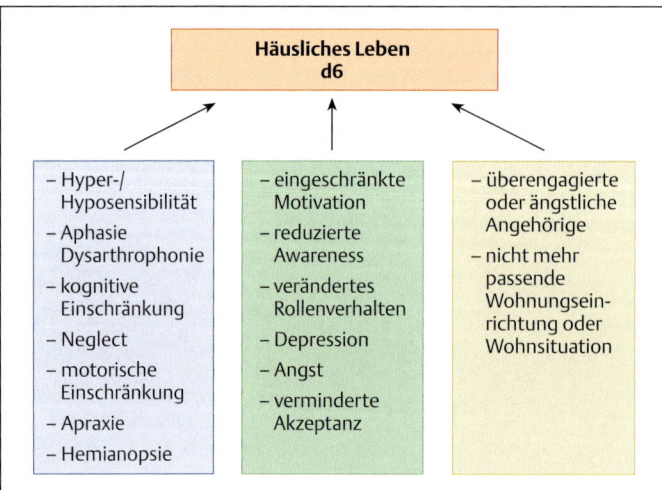

Abb. 6.1 Beispiele für hinderliche Einflussfaktoren für die Bewältigung des häuslichen Lebens (links: Funktionsstörungen; Mitte: interne Kontextfaktoren; rechts: externe Kontextfaktoren).

- **Eingeschränkte Handfunktion und Apraxie.** Beim Zubereiten von Mahlzeiten ist es schwierig, Messer zu greifen, Gemüse zu putzen, Kartoffeln zu schälen, Töpfe zu halten oder Dosen zu öffnen.
- **Einschränkungen in der Mobilität und Angst vor Stürzen.** Der Weg zum Laden ist zu weit oder zu beschwerlich (s. Kap. 5).
- **Neglect und Hemianopsie.** Aufgrund der Sehstörung werden an der Kasse die Geldstücke nicht erkannt. Wegen des Neglects lässt sich die Lieblingsmarmelade im Regal nicht finden.
- **Gedächtnisstörung.** Der Einkaufszettel als Erinnerungshilfe bleibt zu Hause liegen. Wieder zu Hause angekommen, fehlen wichtige Zutaten für den Kuchen.
- **Einschränkungen der Aufmerksamkeit und reduzierte Belastbarkeit.** Rechnungen und die Steuererklärung bleiben liegen, weil die Konzentration fehlt.
- **Reduzierte exekutive Funktionen.** Das Planen, Organisieren, Kommunizieren, sich Orientieren und die Übersicht behalten sowie das Zeitmanagement im Familienverbund können erschwert sein.

Solche Beeinträchtigungen können auch in ganz unterschiedlichen Kombinationen auftreten und zu kritischen Situationen führen.

Wie die verschiedenen Einflüsse aus den motorischen und kognitiven Krankheitsfolgen sowie aus internen und externen Kontextfaktoren die Patienten einschränken können, den häuslichen Alltag zu meistern, zeigt in graphischer Form Abbildung **6.1**.

Zur häuslichen Lebensführung kann man auch Teile der Selbstversorgung zählen, die mit zur unabhängigen Lebensführung gehören und die in der Literatur den IADLs (Instrumental Activities of daily living oder DADLs (Domestic Acvtivities of daily living) zugeordnet werden (Hagedorn 2004). Denn möchte ein Mensch wieder am gesellschaftlichen Leben teilnehmen, verändert sich zwangsläufig die Zielsetzung in dem Maße, in dem die Teilhabe zunimmt.

6.2 Therapiekonzepte für häusliche Selbstständigkeit

Die Ergotherapie liefert mit ihren Modellen über Betätigungsverhalten einen wichtigen Beitrag zur Therapieplanung und Zielfindung. Ist doch der Begriff Teilhabe und individuelles Alltagsleben der Kernpunkt des Berufsbildes und dies schon seit Beginn des 20. Jahrhunderts (Hagedorn 2004; Feiler 2002; George 2002). Zur Therapieplanung in der Rehabilitation zur häuslichen Selbstständigkeit eignen sich besonders das „Canadian Occupational Performance Measure" COPM (Law et al. 2004) welches auf dem „Canadian Model of Occupational Performance" CMOP basiert sowie das „Occupational Performance Process Model" OPPM (Fearing et al. 1997). Diesen Modellen liegt ebenso wie der ICF eine ganzheitliche, Teilhabe-bezogene Betrachtung des Patienten und seines persönlichen Umfelds zugrunde. Damit ist für die Rehabilitation das Prinzip der Finalität (s. Kap. 2) sichergestellt.

Das COPM erlaubt wie kaum ein anderes Messinstrument, die individuellen Betätigungen und die subjektiv erlebten Einschränkungen des Patienten in den Bereichen Selbstversorgung, Produktivität

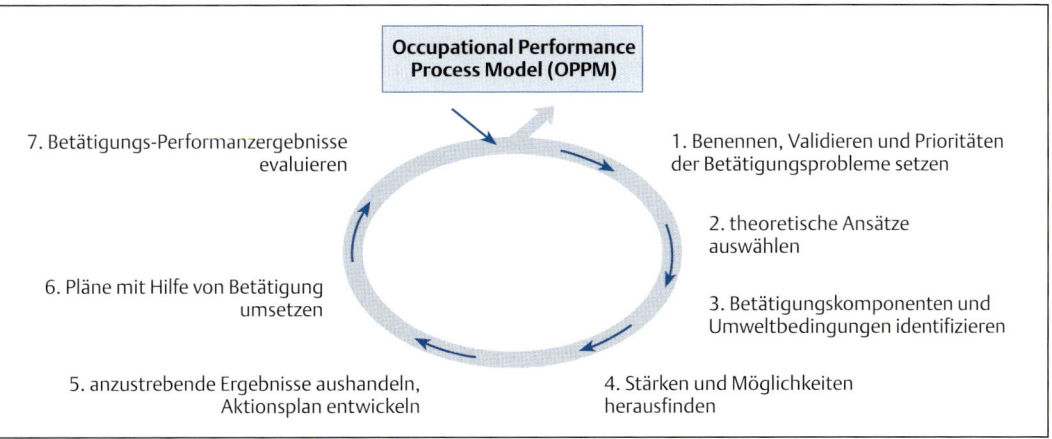

Abb. 6.2 Occupational Performance Process Model (OPPM).

und Freizeit schnell zu erfassen. Es hat sich als effizient erwiesen, den teilstandardisierten Interviewstil in der Gesprächsführung des COPM zu erweitern und *bei Bedarf* ergänzend nachzufragen, z. B. wenn Schwierigkeiten vermutet, aber vom Patienten selbst nicht benannt werden. So kann der Zusammenhang zwischen Funktionsstörung und Teilhabe-Beeinträchtigung vervollständigt werden.

Der OPPM (s. **Abb. 6.2**) bietet eine Struktur, die es sowohl Therapeuten als auch Patienten erlaubt, jederzeit festzustellen, in welchem Abschnitt des Therapieprozesses sie sich befinden. Das hilft, bei der Vielseitigkeit von Therapie zur Teilhabe, das Ziel nicht aus den Augen zu verlieren.

Hilfreich ist es, die therapeutischen Fragestellungen im Sinne des Clinical Reasoning (s. Kap. 3) zu diskutieren (Feiler 2003).

> **Wichtige Kriterien zum Vorgehen in der Behandlungsplanung im Sinne des Clinical Reasoning**
> Eruieren der persönlichen Lebensgeschichte (persönliche Ziele, bisherige Therapiemaßnahmen, soziales Umfeld, Gewohnheiten, Rollen)
> - Auswahl konkreter, für das häusliche Leben bedeutsamer Betätigungen
> - Überprüfung der o. g. Betätigungen auf Effektivität und Ökonomie durch gezielte und geübte Beobachtungen von motorischen Fertigkeiten, Planen, Problemlösen, Erleben und Umgang mit Situationen im Alltag
> - Abgleich mit Ergebnissen der Diagnostik auf der Ebene von Körperfunktion und -struktur,
> Prognose und Kontextfaktoren sowie die Fähigkeit Gelerntes umzusetzen (s. **Abb. 6.3**)
> - Entscheidung für therapeutischen Weg (Restitution oder Kompensation)

6.3 Diagnostik

Zunächst ist eine ausführliche Diagnostik auf Funktionsebene unabdingbar, zum Beispiel mit standardisierten Messinstrumenten wie Dynamometer, Ashworth-Skala, *Fugl-Mayer-Assesment (pROM, aROM, Sensibilität)*, Frenchay-Arm-Test, Box-and-Block-Test, Nine-Hole-Peg-Test (Greifen und Manipulation). Diese Messinstrumente erklären jedoch noch nicht die tatsächlichen Einschränkungen in der Haushaltsführung. Hierfür ist es notwendig, in der Diagnostik mittels des COPM funktionsbedingte Schwierigkeiten in der häuslichen Lebensführung zu evaluieren und mit den Funktionsstörungen in Zusammenhang zu bringen (Steinhagen 2004).

Auch das subjektive Erleben der Beeinträchtigungen muss in der Diagnostik erfasst werden. Dabei ist es von großer Bedeutung, wie der Patient selbst seine subjektiven Beeinträchtigungen im Alltag erlebt, unabhängig davon, wie schwer er tatsächlich betroffen ist. Das kann bedeuten, dass die subjektive und objektive Beurteilung, wie gut eine Betätigung ausgeführt werden kann, nicht immer übereinstimmen müssen. Eine Betätigung sollte im Hinblick auf die Art, wie gut sie ausgeführt werden kann (Performanz), die persönliche Wichtigkeit und die innere Zufriedenheit beurteilt werden.

Fallbeispiel: Frau Tagträumer hatte 33-jährig einen Mediateilinfarkt erlitten. Bereits bei Therapiebeginn kristallisierte sich heraus, wie sie ihre Einschränkungen wahrnahm. Sie konnte bereits den Haushalt wieder ohne Hilfestellung führen, dennoch gab sie in diesem Bereich schwer wiegende Einschränkungen an. Durch geringe, von außen kaum sichtbare feinmotorische und sensorische Einschränkungen fühlte sie sich erheblich beeinträchtigt. Wenn sie Freunde oder Verwandte zum Essen einlud, konnte sie nicht anstoßen, ohne beim Zuprosten etwas zu verschütten. Es war ihr peinlich, nicht souverän mit Messer und Gabel essen zu können. Beim Tischdecken gelang es ihr nicht mehr, die Servietten so schön und akkurat zu falten wie vorher. Sie war in der häuslichen Lebensführung und damit in ihrer Teilhabe stärker durch ihre subjektive Wahrnehmung als durch eine objektive Funktionsstörung behindert.

6.4 Entscheidungsgrundlagen für die Therapie

Liegen die Diagnostikergebnisse vor, sind für die Therapieplanung eine Reihe von Faktoren zu berücksichtigen und zu bewerten, um für das therapeutische Vorgehen Entscheidungen im Sinne eines Clinical Reasoning treffen zu können. Dies wird an einem Fallbeispiel illustriert.

Fallbeispiel: Frau Koch, eine 63-jährige Patientin, die eine Thalamus-Blutung rechts erlitten hatte, gab vor allem im Bereich der häuslichen Lebensführung Schwierigkeiten an:
- ständig den Geldbeutel und Schlüssel suchen zu müssen (Gedächtnis)
- den Tag nicht einteilen zu können – putzen, kochen, Frisörbesuch (exekutive Funktionen)
- beim Einkaufen Sachen zu vergessen (Gedächtnis)
- den Kaffee zu verschütten (Stereoagnosie, Handkraft)
- beim Schneiden das Messer aus der Hand zu verlieren (Stereoagnosie, Handkraft)
- ein Tablett nicht transportieren zu können (Koordination, Handkraft),
- den Pulli verkehrt anzuziehen (räumliche Wahrnehmung)
- Bankgeschäfte nicht tätigen zu können (räumliche Wahrnehmung, Angst)
- keine Gäste mehr zum Essen nach Hause einzuladen (Angst, Selbstverstauen)

Als wichtigstes Anliegen gab Frau Koch an, wieder Tagesstruktur zu bekommen und ihrem Gedächtnis wieder vertrauen zu können. Deshalb wurden als Ziele für die nächsten 3 Wochen vereinbart, Gedächtnisstrategien zu entwickeln, um den wöchentlichen Einkauf zu schaffen, und den Tagesablauf besser zu planen. Ihre motorischen Einschränkungen standen für Frau Koch zunächst weniger im Vordergrund.

Anschaulich ist in diesem Beispiel, mit welchen Schwierigkeiten die Patienten in den eigenen vier Wänden zurecht kommen müssen. Die detaillierte individuelle Betätigungsanalyse und ihre Umsetzung in die Therapie gab der Patientin das Gefühl, in ihren Belangen ernst genommen zu werden. Dies erhöhte ihre Motivation und förderte ihre Eigeninitiative.

Von zentraler Bedeutung ist die Entscheidung, ob der therapeutische Weg in Richtung Restitution oder Kompensation geht (s. Kap. 3). Für die häusliche Lebensführung kann das heißen, ob die eingeschränkten Leistungen mit Einhänderbrett oder

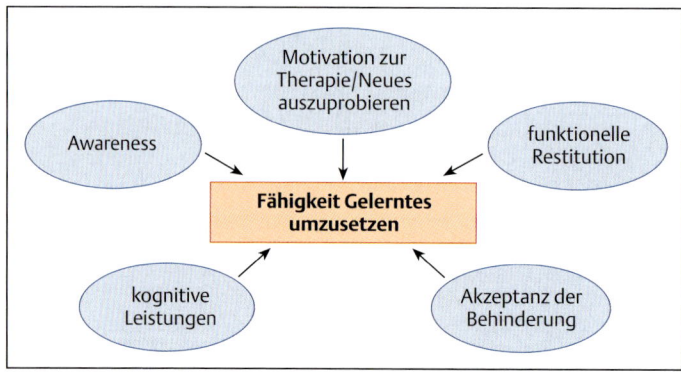

Abb. 6.3 Wichtige Einflüsse auf die Fähigkeit des Lernens im therapeutischen Prozess.

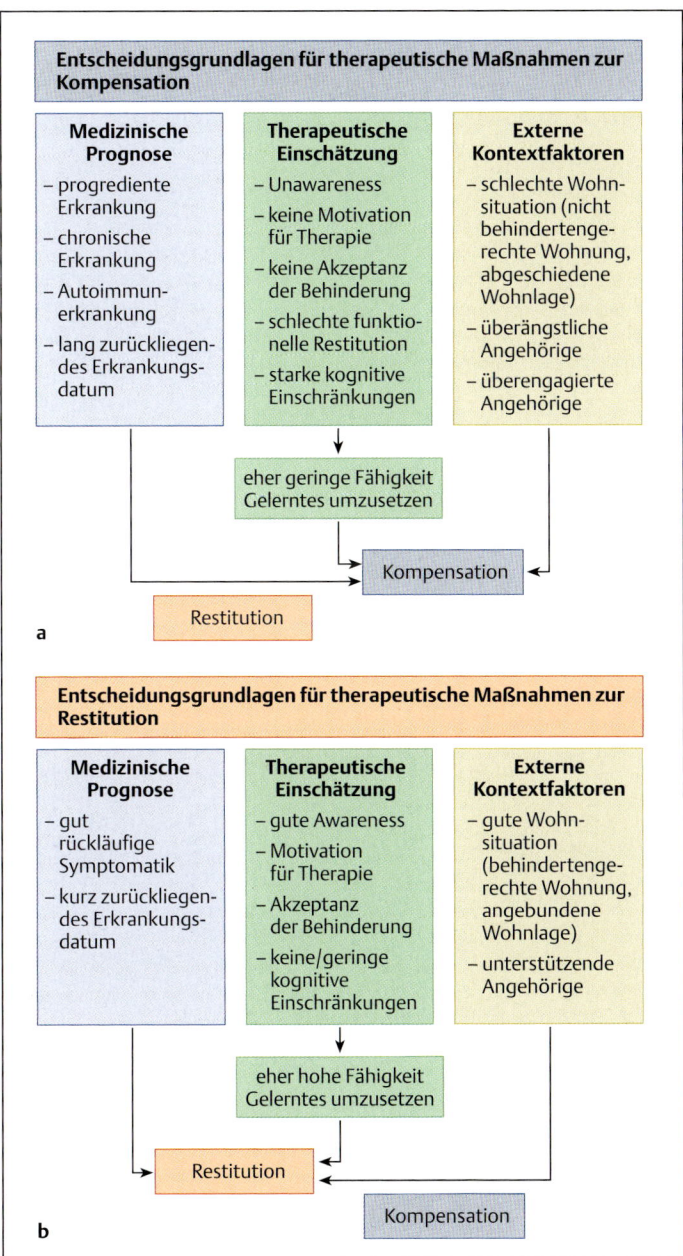

Abb. 6.4a–b Zum anderen fließen in die Entscheidung noch zwei weitere wichtige Komponenten mit ein, nämlich die medizinische Prognose und die externen Kontextfaktoren.

mit Hilfsdiensten für den Haushalt kompensiert werden sollen oder ob zu erwarten ist, dass der Patient in absehbarer Zeit z. B. ohne Fixierbrett zurecht kommt. Ein wichtiger Faktor hierfür ist zum einen die Fähigkeit des betroffenen Menschen, Gelerntes umzusetzen (siehe **Abb. 6.3**).

In den Abbildungen **6.4a–b** soll anschaulich dargestellt werden, welche Kriterien im Einzelnen die Entscheidung für eine Therapie mit oder ohne Kompensation rechtfertigen. Bei gut rückläufiger Symptomatik, hoher Motivation und günstigen externen Kontextfaktoren ist es sinnvoll, an der Restitution zu arbeiten. Aus der klinischen Erfahrung lässt sich ableiten, dass die Fähigkeit zur Restitution eingeschränkt ist, wenn ein oder mehrere dieser Kriterien eingeschränkt sind. Dann geht die therapeutische Entscheidung eher in Richtung Kompensation.

Nicht selten kommt es vor, dass Patienten und Therapeuten unterschiedliche Ziele hinsichtlich Kompensation und Restitution anstreben. Oft wünschen Patienten, wieder vollständige Funktionsfähigkeit, d. h. Restitution, zu erlangen. Kompensationsstrategien, die der Therapeut vorschlägt, anzunehmen und anzuwenden bedeutet für den Patienten jedoch, von der Vorstellung Abschied zu nehmen, „wieder vollständig gesund zu werden". Hier ist es wichtig, dem Patienten die Entscheidung für Kompensation zu begründen und die Gründe transparent zu machen, um so einen gemeinsamen therapeutischen Weg zu finden. Das Fallbeispiel eines Patienten, der auch drei Jahre nach seiner Erkrankung ausschließlich funktionelle Therapie möchte, um eigenständig leben zu können, soll dies verdeutlichen.

Fallbeispiel: Der 41-jährige Herr Laimer ist 3 Jahre nach seiner Kleinhirntumor-OP aufgrund seiner bestehenden erheblichen motorischen und sprachlichen Schwierigkeiten (medizinische Prognose) stark isoliert. Er sitzt wegen einer schweren Ataxie im Rollstuhl. Zudem ist das Sprechen für ihn sehr anstrengend und seine Stimme klingt gequält aufgrund einer ausgeprägten Dysartrophonie. Sein Wunsch ist es, jetzt bei seinen Eltern auszuziehen, selbstständig in einer eigenen Wohnung zu leben und Freunde zu finden, er hat also realistische Ziele (therapeutische Einschätzung). Derzeit wird er von seinen 72-jährigen Eltern noch gut und vorausschauend versorgt (externe Kontextfaktoren). Bislang hat er aufgrund mangelnden Selbstbewusstseins und unzureichender Krankheitsbewältigung (therapeutische Einschätzung) Hilfen wie Elektro-Rollstuhl zur schnelleren Fortbewegung und Selbsthilfegruppen zur sozialen Integration abgelehnt. Funktionelles motorisches Training war dagegen bisher wenig erfolgreich (therapeutische Einschätzung). Herr Laimer benötigte zum Einkaufen sehr viel Zeit und Kraft, „Dual-Task-Aufgaben" waren kaum möglich. Die therapeutische Entscheidung in diesem Fall war, Kompensation und Anpassung zu fördern, z. B. die Benutzung eines Elektro-Rollstuhls sowie das Einbinden von Hilfskräften für die Bewältigung des häuslichen Alltags.

6.5 Konkrete Übungsinhalte

Im Kontext der Teilhabe umfassen konkrete Übungsinhalte für die häusliche Lebensführung auf der funktionellen Ebene vorrangig die Handfunktion; die hierfür ebenfalls relevanten Themen Mobilität und Kognition werden ausführlich in den Kapiteln 5 und 9 erörtert. Auf wichtige Teilhabefördernde Elemente innerhalb der Haushaltsgruppe und auf konkretes Teilhabe-bezogenes Üben wird ebenfalls eingegangen.

6.5.1 Verbesserung der Handfunktion

Für ein wirksames funktionelles Üben der Handfunktion liegen mittlerweile eine Reihe von evidenzbasierten Konzepten vor (Platz 2003, Freivogel 2006), die den Prinzipien des „Motor Relearning Programme" (s. Kap. 3) entsprechen. Dazu gehören unter anderem Repetition (Bütefisch et al. 1995), Krafttraining (Winstein et al. 2004), aufgabenorientiertes Training (Freivogel 2006) und „erzwungener Gebrauch (constraint induced therapy)" (Taub et al. 2006). Wichtig ist auch, die notwendigen muskuloskeletalen Voraussetzungen zu schaffen (Freivogel 2006).

Die ICF (WHO) beschreibt Handfunktion unter folgenden Aktivitäten:
„d430–d449: Gegenstände tragen, bewegen und handhaben". Greifen und Manipulation meint die alltagsnotwendige Fähigkeit, Objekte zu ergreifen, zu halten, zu bewegen und zu manipulieren. Dies setzt nicht nur Hand-, Ellbogen- und Schulterbewegungen voraus, sondern auch kognitive Funktionen.
Die Vielzahl von Bewegungsmöglichkeiten von Hand, Fingern und Arm können nach Platz (Platz et al. 1999) funktionell systematisiert werden:
- Hand in unterschiedlichen Positionen ruhig halten (Steadiness)
- kleinere und größere Objekte greifen und manipulieren (Dexterity)
- Finger und Hand bei stabilisiertem Arm bewegen
- Objekt und Arm halten und präzise bewegen
- Arm schnell und zielgerichtet bewegen.

Auch bei einem Handfunktionstraining ist die top-down-Betrachtungsweise (s. Kap. 2) wegweisend. Unsere klinischen Erfahrungen zeigen, dass es wichtig ist, in diesem Bereich sinnvolle, wichtige und bedeutungsvolle Betätigungen auszuwählen. Für den Patienten werden damit Bewegungen und Bewegungsabfolgen durch die erhöhte Motivation und den direkten Bezug zu seinen Bedürfnissen nachvollziehbar, reproduzierbar und transferierbar. Ein wichtiges Instrument ist es, motorische Fertigkeiten gezielt unter dem Gesichtspunkt von Ökonomie und Effektivität zu beobachten. Ebenso ist zu berücksichtigen, wie gut Gelerntes umgesetzt werden kann. Nicht zuletzt sind Entscheidungen zu treffen, inwieweit die therapeutischen Maßnahmen auf Restitution oder Kompensation abzielen.

Die Automatisierung eines neuen oder wiedererlernten Bewegungsverhaltens durch repetitives Üben erfordert ein großes Engagement und Disziplin der Patienten.

Der Therapeut gibt dem Patienten wichtige Informationen über Bewegungskomponenten und -zusammenhänge in Bezug auf Ökonomie, zeitliche Abfolge, Raum und Richtung einer Bewegung oder Bewegungsabfolge.

Therapeutenhände können hier zu Beginn dem Patienten gezielte, wichtige, sogar notwendige sensorische Inputs geben, um Zusammenhänge eines Bewegungsverhaltens besser spüren zu können, d. h. eine neue Bewegung anzubahnen und zu festigen (s. **Abb. 6.5**).

Das Verständnis über eine veränderte Ausgangsposition kann eine Betätigung erleichtern. Beim Schreiben ist beispielsweise die Wichtigkeit der Auflage von Unterarm und Kleinfingerballen oder aufgebautes Handgewölbe und ökonomische Stifthaltung von entscheidender Bedeutung. Der Therapeut variiert und steigert schrittweise die Übungen und Betätigungen und bezieht den Patient stets in den Prozess auf die beschriebene Weise ein. Das hilft dem Patienten, neue Bewegungserfahrung zu sammeln, die Situation zu verstehen und auf andere Betätigungen zu übertragen. Der Patient kann neben den einzelnen Therapien immer wieder sinnvoll im Alltag üben und damit selbst Verantwortung für seinen Heilungsprozess übernehmen. So begleitet der Therapeut den Patient schrittweise vom Fokussieren zur Variation, über die Integration in den Alltag zur Automatisierung.

Grundsätzlich für den therapeutischen Prozess gilt:
- Die Aufgabe des Therapeuten besteht insbesondere im Unterstützen, Beraten, Empfehlen (eigene Kreativität der Patienten entdecken lassen, Selbstvertrauen stärken).
- Zeitnahe Entscheidung über Restitution oder Kompensation, um den Umgang mit den evtl. neuen Hilfsmitteln rechtzeitig üben zu können.
- Motorische Skills müssen in der 1:1-Situation gezeigt und erklärt werden. In diesem Setting erklärt der Therapeut einen Großteil der funktionellen Zusammenhänge mit unterschiedlichen Anschauungsmaterialien.
- Die klinische Erfahrung zeigt, dass motorisches Lernen schneller und effektiver erfolgt, wenn die Analyse der Biomechanik in der Betätigung erfolgt.

Praktische Beispiele

Fallbeispiel: Herr Laimer konnte insbesondere aufgrund seiner starken Ataxie und Koordinationsstörung die Karotten nicht schälen, weil es ihm nicht möglich war, den Schäler zu benutzen (**Abb. 6.6**). Herrn Laimer hat in oben beschriebener Weise die Zusammenhänge von Raum und Richtung insbesondere in Handgewölbe und Fingern erfahren und die Wichtigkeit der vergrößerten Auflagefläche des Unterarms und Handgelenks verstanden (**Abb. 6.8**). Zudem wurde mit ihm gemeinsam erarbeitet, in welchen anderen Tätigkeiten er diese neuen Erfahrungen integrieren kann. Aufgrund dieses intensiven Lernprozesses konnte Herr Laimer gezielt und sinnvoll sowohl in der Haushaltsgruppe als auch zu Hause beim Kochen, beim Schälen von Zucchinis, beim Greifen der Kaffeetasse, beim Öffnen einer Chipstüte üben. Herr Laimer lernte innerhalb kurzer Zeit seine Ataxie gezielt zu kompensieren und dadurch wieder Karotten zu schälen (**Abb. 6.7**).

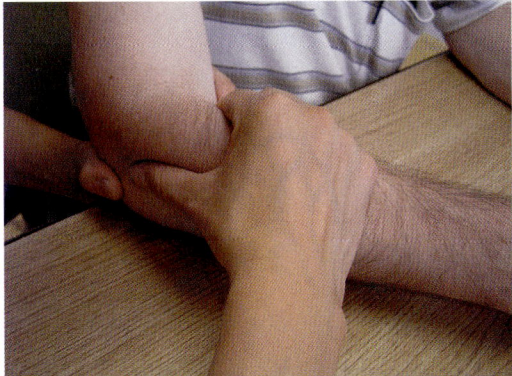

Abb. 6.5 Sensorischer Input und Bewegungsverständnis für Pro- und Supination.

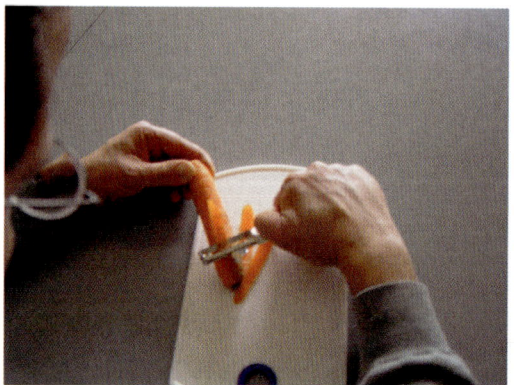

Abb. 6.6 Zwei Phasen beim Karottenschälen: vorher mit hohem Kraftaufwand.

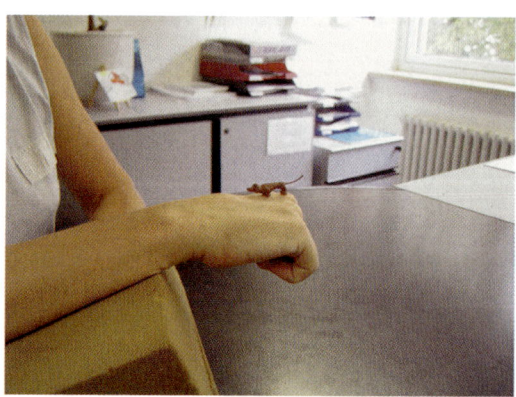

Abb. 6.9 Patient übt unter verbaler Anleitung, die Hände des Therapeuten sind nicht am Geschehen (hands-off-Konzeption).

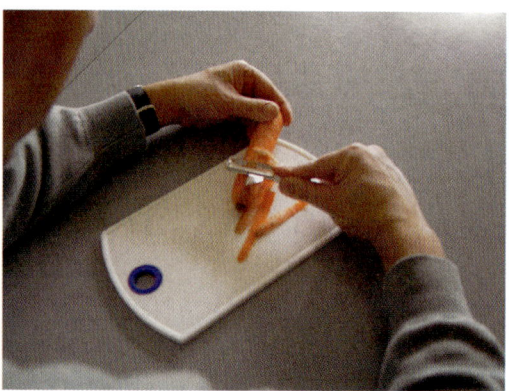

Abb. 6.7 Karottenschälen nach Korrektur.

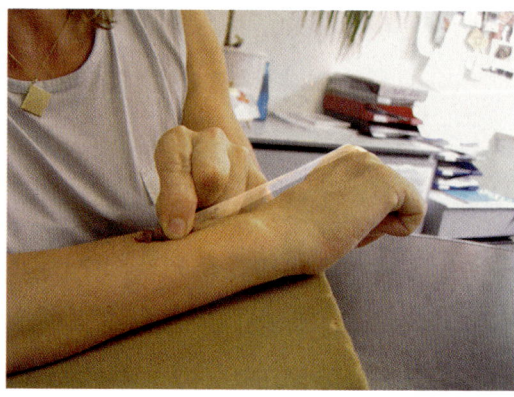

Abb. 6.10 Die Figur „Waldi" und Klebestreifen werden zur Visualisierung der Muskel-Zugrichtung eingesetzt.

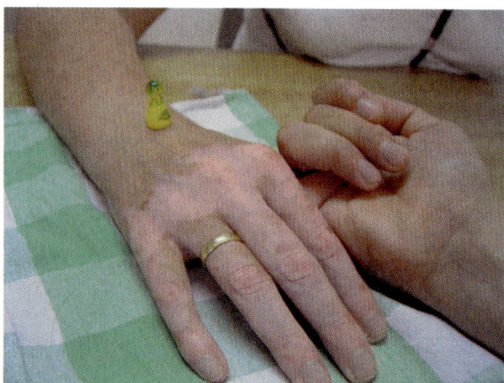

Abb. 6.8 Impulsfunktion der Hand spüren und verstehen, insbesondere Aufbau des Längsgewölbes. Der Therapeut gibt wichtige sensorische Inputs (hands-on-Konzeption).

Der Einsatz von unterschiedlichen Anschauungsmaterialien erweist sich als sehr förderlich, um den Lernprozess zu visualisieren, z. B. Skelett, Ball oder Bänder (**Abb. 6.9, Abb. 6.10**).

Die Taubsche-Bewegungsinduktionstherapie (Constraint-Induced-Movement-Therapy) (Bauder et al. 2001), auch als „Forced-Use-Therapie" bekannt, ist zur Verbesserung von Handfunktion außerordentlich wirksam und darin wissenschaftlich belegt (Taub et al. 2006). Sie kann auch zum Üben von Tätigkeiten im normalen Alltagsgeschehen eingesetzt werden, z. B. beim Einräumen der Spülmaschine mit der betroffenen Hand, während die nicht betroffene Hand durch eine Schiene daran gehindert wird, mitzuhelfen (**Abb. 6.11**).

6.5 Konkrete Übungsinhalte

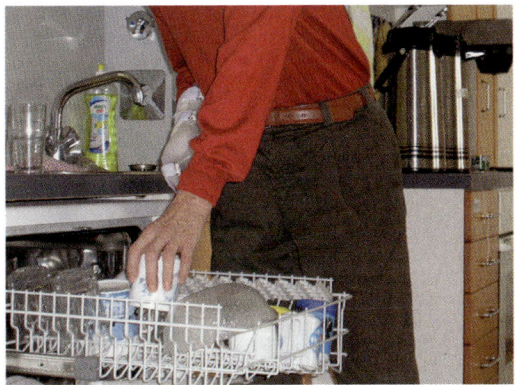

Abb. 6.11 Die Forced-use-Therapie (Bander, Taub, Miltner, Behandlung motorischer Störungen nach Schlaganfall, Hogrefe 2001) ist bei vielen Patienten im normalen Alltagsgeschehen sehr hilfreich, hier noch unter Supervision. – Einräumen der Spülmaschine mit der betroffenen Hand, während die andere Hand mittels Schiene am Mithelfen gehemmt wird.

6.5.2 Selbsttherapien und Haushaltsgruppe: wichtige Bausteine in der Teilhabe-orientierten Therapie

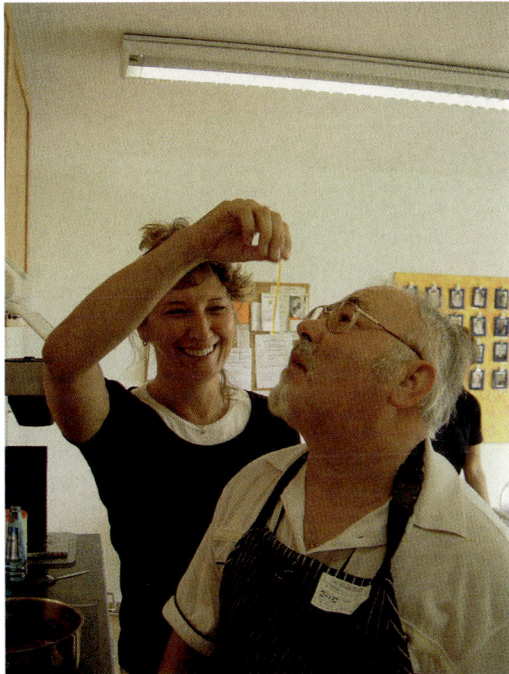

Abb. 6.12 Sind die Nudeln al dente?

Neben Einzeltherapien und Gruppentherapien werden einzelne Inhalte zur häuslichen Lebensführung durch Hausaufgaben, oder Selbsttherapien verstärkt.

Für das Ziel „Tasse greifen" beispielsweise bekommt der Patient in der Einzeltherapie vorbereitete gezielte Übungen zum Trainieren des Handgewölbes und der Impulsfunktion der Hand. Zudem wird in Einzeltherapien vorbereitet, in welchen anderen Tätigkeiten diese Funktionen stecken. Ein weiterer wichtiger therapeutischer Rahmen zur Förderung der häuslichen Selbstständigkeit ist die Haushaltsgruppe. Auch hier werden die zuvor genannten Inhalte geübt. Für die Haushaltsgruppe gibt es wichtige strukturelle Vorbedingungen, die für eine erfolgreiche Arbeit wichtig sind.

Eine Vorbedingung betrifft den sinnvollen Zeitrahmen. Denn Patienten benötigen erfahrungsgemäß die doppelte bis vierfache Zeit z. B. zur Zubereitung einer kleinen Mahlzeit. Deshalb haben sich in der klinischen Erfahrung mindestens zwei Zeitstunden am Stück als ein sinnvoller Zeitrahmen erwiesen, in dem es möglich ist, einen realistischen Ablauf inklusive Vorbereitung, Arbeitsplatzgestaltung, Zubereitung und Nachbereitung auszuprobieren. Um die Selbstständigkeit in der Haushaltsführung im Ganzen weiter zu fördern, sollte zusätzlich mindestens eine weitere Stunde für Planung und/oder Einkauf angesetzt werden. Das vollständige und zusammenhängende Ausprobieren aller Teilschritte ist wichtig, damit die Patienten noch im geschützten Umfeld eine Einschätzung bekommen, wie viel Zeit sie für ihre häusliche Lebensführung brauchen. Hat ein Patient den gesamten Ablauf bewältigt, wird er eher zuhause kochen, putzen oder Wäsche waschen. Im Gespräch mit der Therapeutin können weitere Ideen zum Ökonomisieren und zur Bewältigung des individuellen häuslichen Alltags entwickelt werden.

Eine weitere wichtige Vorbedingung liegt in einer vorstrukturierten Gruppenführung. Patienten benötigen häufig viel Energie und Aufmerksamkeit zur Durchführung der meisten Tätigkeiten. Daher haben sie oft nur geringe Kapazitäten, um den Überblick zu bewahren oder um aktuelle Absprachen zu treffen. Will man jeweils einzelne patientenbezogene Ziele fördern, ist es daher wichtig, für eine gute Planung zu sorgen und die Aufgaben für die jeweiligen Patientenziele genau zu verteilen.

Neben dem praktischen Üben unterstützt die Haushaltsgruppe die Patienten durch das Feedback, das sie sich gegenseitig geben. So kann eine erfolgreiche Zusammenarbeit sowohl das Selbstvertrauen als auch das Gruppengefühl unter „Betroffenen" bei häuslichen Tätigkeiten stärken. Patienten schauen sich gegenseitig Tricks und Kniffe zur Bewältigung der Einhändersituation im Haushalt ab und erleben dabei auch „spaßige" Momente in der Gruppe, die den Reha-Alltag erfrischen (**Abb. 6.12**).

Das Gruppenfeedback kann auch die realistische Selbsteinschätzung eines Patienten verbessern, wenn etwas nicht gelingt. Beispielsweise kann es vorkommen, dass ein gemeinsam zubereitetes Gericht zur Mittagszeit nicht rechtzeitig fertig wird, weil er beim Einkaufen entgegen seiner Bekundungen doch etwas vergessen hat.

Die Teilnahme an der Haushaltsgruppe kann dazu führen, dass Patienten Haushaltstätigkeiten als Perspektive für sich entdecken. Wenn z. B. der ehemalige Hauptverdiener einer Familie nun krankheitsbedingt nicht mehr arbeiten kann und die Frau zum Hauptverdiener wird, kann er nun für die häusliche Versorgung zuständig sein. Dies entlastet nicht nur den Partner, sondern kann eine neue Aufgabe und Verantwortung für den Betroffenen bedeuten, die auch zur Ausgeglichenheit und zur Lebensqualität im Familiensystem beiträgt.

6.5.3 Teilhabe-bezogenes Üben

Die Inhalte der Therapie richten sich stets nach den jeweiligen Patientenzielen, müssen sich aber an den Einschränkungen der Patienten orientieren. Die Aufgaben reichen von der Abklärung von Selbst- und Fremdgefährdung, dem Koch- und Einhändertraining, dem Ein- und Ausräumen der Spülmaschine, dem Einkaufen bis zum Putzen, Wäsche Waschen und Aufhängen. Bei Bedarf werden Hilfsmitteleinsatz und Kompensationsstrategien erprobt.

Wichtig ist es, diese vielfältigen Aufgaben unter dem Gesichtspunkt der Teilhabe zu üben, d. h. wie der Betroffene in seiner Situation die komplexe Organisation der täglichen Haushaltsführung bewältigen kann:

Verbesserung der Belastbarkeit und Mobilität – das Bügeln beginnt beim Aufbauen des Bügelbretts (**Abb. 6.13**). Hier geht es neben häufig genannten Therapiezielen wie „länger am Herd stehen" oder „Teller zum Tisch transportieren" auch um Tätigkeiten wie Staubsaugen, Bügeln und Wäsche waschen (**Abb. 6.15, Abb. 6.16**). Auch hier ist es wichtig, die Patienten die Handlung vom ersten Schritt an übernehmen zu lassen. Konkret heißt das, mit dem Herausholen, Platzieren und Aufstellen des Bügelbretts zu beginnen und mit Wegräumen zu beenden (**Abb. 6.14**). Es geht auch darum, Gefahrensituatio-

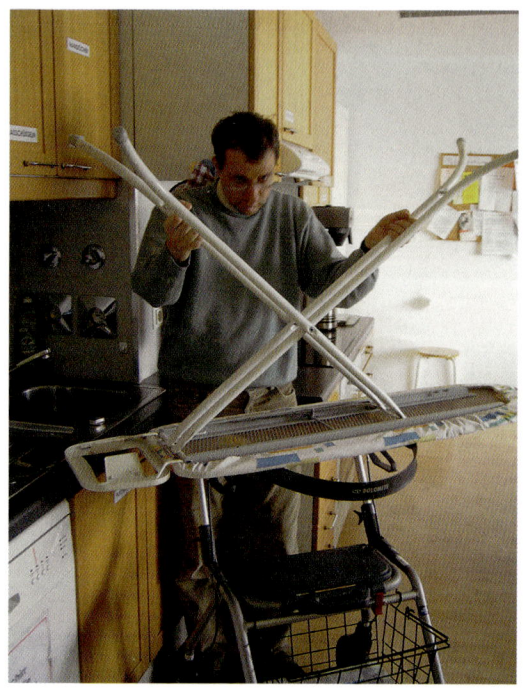

Abb. 6.13 Bügelbrett selbstständig holen und aufbauen.

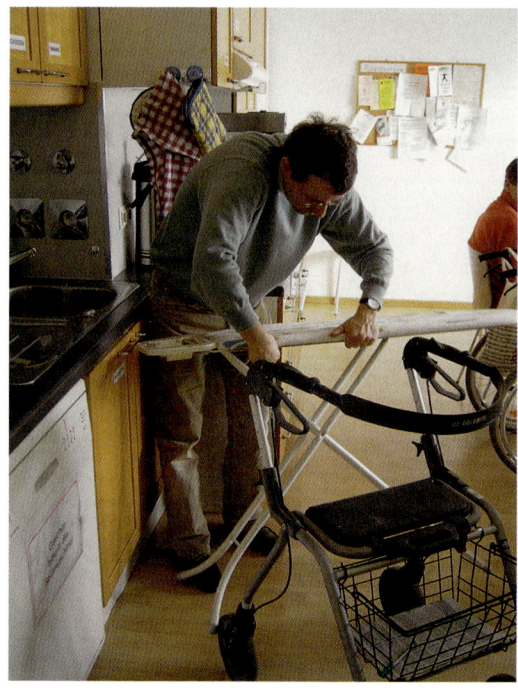

Abb. 6.14 Bügelbrett zusammenklappen und wegräumen.

nen zu erkennen und deren Vermeidung zu üben (Götze und Höfer 2002). Deshalb muss das Staubsaugen auch in der Therapiesituation real mit ausgezogenem Elektrokabel geübt werden, denn nur so kann das Kabel als Stolperfalle erkannt werden.

Eigene Ideen sind manchmal besser als jedes Hilfsmittel. Ein wichtiger Grundsatz des alltagsorientierten Trainings ist es, Patienten eigene Strategien entwickeln zu lassen. Selbstständig entwickelte Strategien sind häufig – aber nicht immer – die beste Lösung und können von den Patienten leichter in ihren Alltag übertragen werden. (Götze, R. und Höfer 2002). Wenn sich erkennen lässt, dass die gewählten Strategien wenig ökonomisch oder sogar gefahrenträchtig sind, kann oder muss der Therapeut andere Vorschläge und Handlungsmöglichkeiten anbieten.

In der Rehabilitation lassen sich nicht alle möglichen Anforderungssituationen vorhersehen. Daher ist wichtig, die Kreativität der Patienten zur selbstständigen Lösung von Problemen zu fördern. So kann es eine Herausforderung sein, herauszufinden, wie zum Beispiel das Ei mit einer Hand ohne Schale in den Kuchenteig kommt. Erfolgreich selbstständig Lösungsstrategien zu entwickeln bestärkt die Patienten darin, bei Problemsituationen zu Hause weiter zu probieren und nicht sofort aufzugeben. Ebenso muss auch der Umgang mit Hilfsmitteln geübt werden, damit sie nicht aufgrund von Unsicherheit oder Misserfolg unbenutzt in der Ecke liegen. Antirutschfolie, Fixierbrett, elektrischer Zerkleinerer (Küchenmaschine) und elektrischer Dosenöffner stellen die wichtigsten Hilfsmittel dar. Dennoch gilt hier stets die Devise: So viel wie nötig und wenig wie möglich.

Verbesserung der Wahrnehmung und Aufmerksamkeit – merken, wann das Nudelwasser überkocht. Bei Einschränkungen in der Wahrnehmung, der Aufmerksamkeit oder der Krankheitseinsicht kann es zuweilen sinnvoll sein, das Nudelwasser überkochen oder die Schnitzel anbrennen zu lassen,

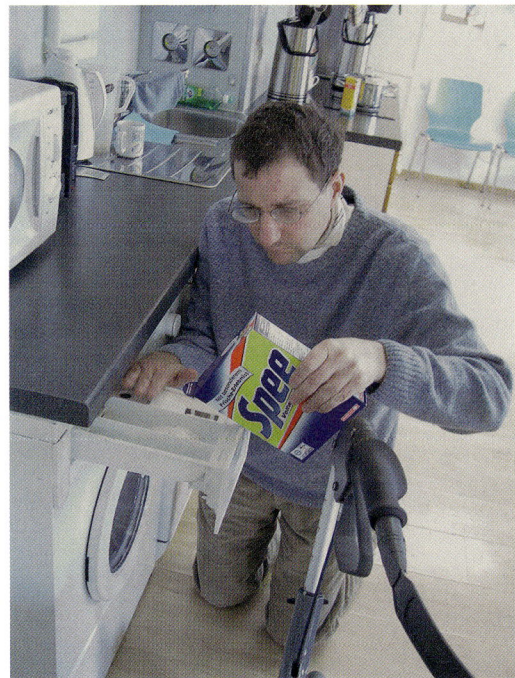

Abb. 6.15 Einfüllen des Waschpulvers.

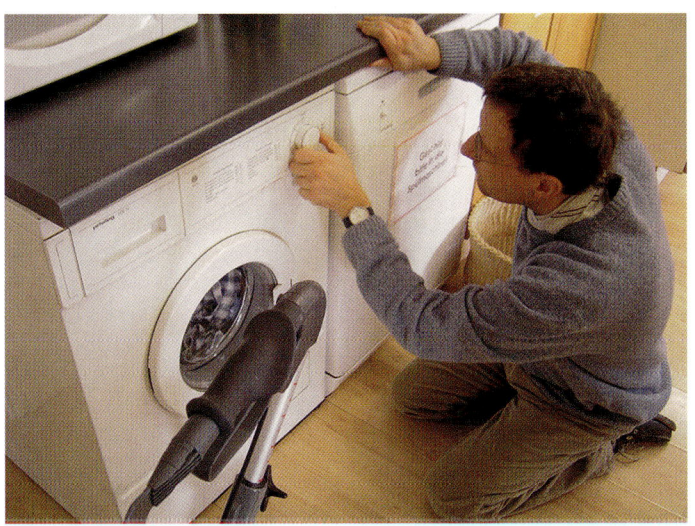

Abb. 6.16 Waschprogramm einstellen und Maschine anschalten.

denn der Patient befindet sich noch in „geschütztem Umfeld", erlebt die Situation aber doch „am eigenen Leib". Die Situation sollte im Rahmen der Therapie besprochen und Kompensationsstrategien erarbeitet werden, damit im häuslichen Umfeld nicht bereits ein einmaliger Misserfolg zu Frustration und Angst und somit zum Scheitern führt. Ist eine Selbst- oder Fremdgefährdung nicht auszuschließen, sind natürlich alternative Überlegungen anzustellen, wie z. B. der Einbau einer Herdzeitschaltuhr, Hilfsdienste o. ä.

Verbesserung der Handlungsplanung – Arbeitsschritte illustrieren. Bei Patienten mit Störung der Handlungsplanung sind „Aphasikerkochbücher" hilfreich für das Kochtraining. Denn diese zeigen neben einer Auflistung der Zutaten auch eine „Materialaufstellung" in Wort und Bild. Außerdem ist jeder einzelne Arbeitsschritt der Reihenfolge nach illustriert (Hundertpfund 1991; Jarolimeck 2000). So können sich Patienten im Handlungsablauf am Kochbuch orientieren und die einzelnen Schritte anhand der Bilder nachvollziehen. So kann trotz starker Beeinträchtigungen in der Handlungsplanung das selbstständige Kochen trainiert werden.

Einkaufen – Soziale Interaktion und andere Schwierigkeiten. Selbstständig einkaufen zu gehen stellt Patienten oft vor Anforderungen, die nicht nur in der Wegstrecke und dem schwierigen Umgang mit dem Einkaufswagen im Supermarkt liegen, sondern auch darin, an der Kasse mit unfreundlichen Zeitgenossen, denen es nicht schnell genug geht, zurechtzukommen. Hier gilt es, die Patienten darin zu ermutigen und zu bestärken, eigene Erfahrungen zu machen. Man kann ihnen Tricks zeigen, wie man z. B. mit dem Rollstuhl einkaufen oder den Einkaufswagen als Gehhilfe benutzen kann. So können Patienten erfahren, wie viele ihrer Kompetenzen beim Einkaufen noch erhalten sind. Eine weitere Möglichkeit im Einkaufstraining kann darin liegen, dass sich der Therapeut immer wieder von den Patienten entfernt, um eine möglichst reale Situation zu schaffen, aber dennoch zur Hilfestellung zur Verfügung steht. Denn viele Patienten stehen zu Beginn des Einkaufstrainings häufig anderen Einkäufern im Weg, ohne es zu merken. Hier entstehen hin und wieder Konflikte. Die Patienten empfinden die Bemerkungen gestresster Passanten häufig als ungerecht, kränkend oder beleidigend. Gespräche mit dem Therapeuten direkt im Anschluss an die Situation können entlastend wirken. Für die Patienten ist es wichtig, solche Situationen zu erleben. Wenn es gelingt, solche Situationen adäquat zu bearbeiten, können sie einen zufriedenen Umgang mit sich und der Umwelt finden. Mitpatienten können hierbei ein gutes Modell sein (Götze und Höfer 2002).

Einbeziehung individueller Essgewohnheiten. Kochtraining ist manchmal nicht zielführend, wenn Patienten Schwierigkeiten oder keine Motivation haben, die erlernten Fertigkeiten in den Alltag zu transferieren. Um Teilhabe zu ermöglichen, ist es wichtig, das bisherige Essverhalten miteinzubeziehen. Wenn ein Patient nur Fertiggerichte gegessen hat, oder wenn sich herausstellt, dass dies jetzt eine annehmbare ökonomische, weil nicht so zeitintensive Möglichkeit ist, Mahlzeiten zuzubereiten, sollten vorrangig diese Produkte ausprobiert und das Zubereiten von ihnen geübt werden.

6.6 Wann ist die Therapie häuslicher Lebensführung erfolgreich?

Die Frage, inwieweit ein Patient erfolgreich am häuslichen Leben teilhat, muss mit geeigneten Messinstrumenten überprüft werden. Geeignete Instrumente, um Teilhabe zu erfassen, sind COPM (Law et al. 2004), MAL (Bauder et al. 2001), Marburger Kompetenzskala (MKS; Gauggel 1998) und die Therapiezielliste (Netz 2005). Eine qualitative Einschätzung lässt sich auch aus Gesprächen mit Patienten und Angehörigen erzielen. Diese kann zusätzlich bei einem abschließenden Hausbesuch (s. Kap. 10) überprüft und gefestigt werden. Nicht zuletzt muss auch die Zufriedenheit der Patienten und ihrer Angehörigen mit geeigneten Fragebögen erfasst werden.

Nach unserer klinischen Erfahrung lässt sich sagen, dass ein wesentlicher Beitrag zur Erreichung der individuellen Teilhabe geleistet worden ist, wenn der Patient einen Großteil seiner Betätigungen, die ihm Lebensqualität verschaffen, für ihn zufriedenstellend ausführt. Lebensqualität setzt sich erfahrungsgemäß in individuell unterschiedlichen Anteilen aus der erfolgreichen Bewältigung aller drei Bereiche – Selbstversorgung, Produktivität und Freizeit – zusammen. Das heißt für die häusliche Lebensführung: Kann der Patient einen Großteil der für ihn und/oder seine Familie bedeutungsvollen häuslichen Tätigkeiten aufgrund von Restitution oder mittels Kompensation wieder subjektiv zufriedenstellend ausführen, ist die erfolgreiche häusliche Lebensführung erreicht worden.

6.7 Grenzen

Das häusliche Leben trotz erkrankungsbedingter Einschränkungen zu bewältigen, ist für die selbstbestimmte Teilhabe unumgänglich. Die Tatsache, damit täglich konfrontiert zu werden, empfinden die Patienten häufig als Kränkung. Neben den physischen und kognitiven Erkrankungsfolgen können interne und externe Kontextfaktoren die häusliche Lebensführung behindern. Hinderliche externe Kontextfaktoren können darin bestehen, dass die Wohnung weitab von Geschäften und Haltestellen des öffentlichen Nahverkehrs liegt. Dies erschwert das Einkaufen, vor allem bei Einschränkungen in der Mobilität. Zu den internen, in der Person des Betroffenen begründeten Kontextfaktoren gehören unter anderem Schwierigkeiten in der Krankheitsbewältigung (s. Kap. 4), die sich beispielsweise in einer mangelnden Akzeptanz äußern. Vor allem bei therapeutischen Entscheidungen für kompensatorische Strategien macht sich dies bemerkbar, wenn der Patient diesen nicht ohne Weiteres zustimmt. Eine Verbesserung in der häuslichen Lebensführung durch Kompensation führt nicht unbedingt zu einer gesteigerten Lebensqualität (Götze et al. 2005).

Um einen Transfer des in der Therapie Erarbeiteten nach Hause zu gewährleisten, müssen Lebenspartner, Angehörige und Familienmitglieder alle Entscheidungen, die die häusliche Lebensführung betreffen, mittragen. Dies gelingt nicht immer, da auch die Angehörigen durch die Situation stark belastet sind (s. Kap. 12). Daher müssen sie unbedingt in Form von Angehörigengesprächen und Hausbesuchen in den Prozess miteinbezogen werden.

Eine weitere Grenze betrifft die Reha-Strukturen. Es ist es wichtig Teilhabe in möglichst realistischen Zeitfenstern zu üben. Um häusliche Betätigungen von Anfang bis Ende ausprobieren zu können und zu einer zutreffenden Einschätzung zu gelangen, sind die Arbeitsbedingungen in der Rehabilitation oft nicht geeignet. Der Zeitrahmen mit Halbstundentaktung ist in der Regel zu kurz. Eine sinnvolle interdisziplinäre Zusammenarbeit ist aufgrund des gegebenen Personalschlüssels nicht möglich. Auch die von den Kostenträgern bewilligte Gesamtdauer der Rehabilitation ist häufig für eine erfolgreiche soziale Reintegration und damit für die vom Gesetzgeber geforderte selbstbestimmte Teilhabe nicht ausreichend.

Literatur

Bauder H, Taub E, Miltner WHR. Behandlung motorischer Störungen nach Schlaganfall. Die Taubsche Bewegungsinduktionstherapie. Tübingen: Hogrefe; 2001.

Bütefisch C, Hummelsheim H, Denzler P, Mauritz KH. Repetitive training of isolated movements improves the outcome of motor rehabilitation of centrally paretic hand. Journal Neurological Science. 1995; 130:59–68.

Canadian Model of Occupational Performance, Department of National Health and Welfare, CAOT 1997.

Canadian Occupational Performance Measure, M. Law et al. 1998, Übersetzung B. Dehnhart et al.. 1999.

Fearing VG, Law M, Clark J. An Occupational Performance Process Model: Fostering Client and Therapist Alliances. Canadian Journal of Occupational therapie. 1997;64(1):7–15.

Feiler M (Hrsg.). Ergotherapeutische Modelle praktisch angewandt. Heidelberg: Springer; 2002.

Feiler M (Hrsg.). Klinisches Reasoning in der Ergotherapie. Heidelberg: Springer; 2003.

Freivogel S. Zerebral bedingte Paresen und Spastik: welche Physiotherapie hilft? Nervenheilkunde. 2006; 25:129–36.

Gauggel S. Marburger Kompetenzskala (MKS). 1998; http://www.tu-chemnitz.de/phil/psych/professuren/klinpsy/ress/mks_skala.shtml (accessed April 26, 2006)

George S. Praxishandbuch COPM. Idstein: Schulz-Kirchner; 2002.

Götze R, Höfer B. (Hrsg.) Alltagsorientierte Therapie bei Patienten mit erworbener Hinschädigung. 2. Auflage. Stuttgart: Thieme; 2002.

Götze R, Pössl J, Ziegler W. Überprüfung der Wirksamkeit der Alltagsorientierten Therapie (AOT) bei Patienten mit erworbener Hirnschädigung. Neurol Rehabil. 2005;11(1):13–20.

Hagedorn R. Praxismodelle der Ergotherapie. In: Jerosch-Herold C, Marotzki U, Hack B, Weber P. Konzeptionelle Modelle für die ergotherapeutische Praxis, 2. Aufl. Berlin, Heidelberg: Springer; 2004: S. 15–26.

Hundertpfund S. Rezepte in Bildern, Tübingen: Narr; 1991.

Jarolimeck U. Rezepte sehen und kochen, Dortmund: modernes lernen Borgmann; 2000.

Jerosch-Herold C, Marotzki U, Hack B, Weber P. Konzeptionelle Modelle für die ergotherapeutische Praxis, 2. Auflage, Berlin, Heidelberg: Springer; 2004.

Law M, Polatajko H, Carswell A, McColl MA, Pollock N, Baptiste S. Das kanadische Modell der „occupational performance" und das „Canadian Occupational Performance Measure". In: Jerosch-Herold C, Marotzki U, Hack B, Weber P. Konzeptionelle Modelle für die ergotherapeutische Praxis, 2. Aufl. Berlin, Heidelberg: Springer; 2004: S. 137–49.

Netz J. Konstruktion und Praxiserprobung einer ICF-orientierten Therapiezielliste und Outcome-Messung in der ambulanten Neurorehabilitation. Neurologie und Rehabilitation. 2005;11(4):227.

Platz T. Evidenzbasierte Armrehabilitation. Eine systematische Literaturübersicht. Nervenarzt. 2003;74: 841–9.

Platz T, Prass K, Denzler P, Bock S, Mauritz KH. Testing a motor performance series and a kinematic motion analysis as measures of performance in high functioning stroke patients: reliability, validity and responsiveness to therapeutic intervention. Arch Phys Med Rehabil. 1999;80:270–7.

Steinhagen A. Betätigungsorientierte Zielfindung, Ergotherapie Zeitschrift für angewandte Wissenschaft 2004;5(2):34–49.

Taub E, Uswatte G, King DK, Morris D, Crago JE, Chatterjee A. A placebo-controlled trial of constraint-induced movement therapy for upper extremity after stroke. Stroke. 2006;37:1045–9.

Winstein CJ, Rose DK, Tan SM, Lewthwaite R, Chui HC, Azen SP. A randomized controlled comparison of upper-extremity rehabilitation strategies in acute stroke: A pilot study of immediate and long-term outcomes. Arch Phys Med Rehabil. 2004;85(4): 620–8.

7 „Jeder ist ein KÜNTSLER" – Kreativität als Ressource

Christa Petersen

*„Die Kunst ist ein Weg,
dem Leben näher zu kommen,
vielleicht sogar, um zu ihm zurückzukehren"
(Igor Sacharow-Ross,
russ.-dt. Objektkünstler 1947)*

> „Jeder ist ein KÜNTSLER®" ist der Titel einer Kunstpostkarte! www.schaschko.de

Zusammenfassung
Dieses Kapitel beschreibt die Aufgabe und die Möglichkeiten, verborgene Ressourcen mithilfe von freiem künstlerischem Gestalten im Rahmen der Kunsttherapie zu wecken. Die Kunsttherapie versteht sich als ein Teil der psychodynamischen und psychosozialen Behandlungsmethoden. Es geht beim bildnerischen Tun um ein nonverbales Medium, das den Patienten einen emotionalen Zugang zu ihrer seelischen Befindlichkeit schafft und sie in ihrer Krankheitsbewältigung (s. Kap. 4) konstruktiv unterstützt.

7.1 Worum geht es?

Kunsttherapie in der neurologischen Rehabilitation erscheint zunächst ungewöhnlich. Sie ist auch nicht in der Beschreibung der Rahmenempfehlungen der Bundesarbeitsgemeinschaft für Rehabilitation (BAR) für die neurologischen Indikationen enthalten (s. Kap. 2). Das aktive bildnerische Tun, das Malen und Gestalten, hat sich jedoch in der Psychiatrie und Psychosomatik als anerkannte und wirksame Therapieform etabliert. Weltweit bekannt ist die Bildersammlung „Bildnerei der Geisteskranken", die der promovierte Kunsthistoriker, Mediziner und Psychotherapeut Hans Prinzhorn von 1919 bis 1921 zusammentrug. Durch bildnerisches Gestalten konnte bei vielen Patienten eine Besserung des psychischen Gesundheitszustandes erreicht werden. Das Malen in der Kunsttherapie berührt den Erlebnisbereich der Emotionen. Vorrangig geht es beim bildnerischen Tun um ein nonverbales Medium, das einen Zugang zu der eigenen seelischen Befindlichkeit ermöglicht. Dies kann im Falle neurologischer Erkrankungen eine Hilfe sein, wenn das Sprechen über Kränkung und Verletzung der eigenen Identität durch die Erkrankung (s. Kap. 1 und 4) schwer fällt. Damit fällt der Kunsttherapie eine besondere Rolle in der Aufgabe der Krankheitsbewältigung zu (s. Kap. 4). Sie übernimmt je nach Schwerpunkt Arbeitsansätze aus der Heil- und Kunstpädagogik, aus der Psychotherapie und dem künstlerischen Bereich. Diese sind nicht zwangsläufig isoliert voneinander. In der Praxis zeigt sich, dass sie ineinander greifen oder aufeinander aufbauen.

Für die Patienten steht zu Beginn der Rehabilitation die Aufgabe im Vordergrund, sich mit den Auswirkungen der Erkrankung oder Verletzung auf ihre funktionelle Leistungsfähigkeit auseinander zu setzen. Die Möglichkeit zur Besserung ihres Zustandes sehen sie in einer möglichst intensiven funktionellen Therapie ihres Arms, ihres Gehvermögens, des Sprachvermögens und ihrer kognitiven Beschwerden. Ihr Wunsch ist, dass alles so werden soll, wie es vor der Erkrankung war. Sie können sich nicht vorstellen, mit einer bleibenden Behinderung zu leben. Hier erscheint Malen als therapeutische Intervention ungewohnt oder irritierend. Viele Patienten trauen sich das nicht zu oder reagieren ablehnend mit Sätzen wie: „Ich bin kein Künstler", „Ich habe schon seit meiner Schulzeit keinen Pinsel mehr in der Hand gehabt…!", „Oh je – das kann ich nicht", „Für mich ist das Material- und Zeitverschwendung", „Ich mach' lieber etwas Vernünftiges…" oder „Mit dieser Hand geht nichts mehr". Es geht aber meist nicht um das Nicht-Malen-Können, auch nicht um die eingeschränkte Handfunktion, sondern um Angst und Unsicherheit, um Abwertung, Kränkung, Misstrauen oder Leistungsdruck, die zunächst nichts mit dem Schlaganfall oder dem Unfall zu tun haben.

Solche Vorbehalte lassen Abwehr und Bedenken erkennen, die als Schutz vor dem herannahenden Unbekannten dienen. Darin liegen eine Chance für die Therapie und günstige Bedingungen für die Krankheitsbewältigung. Denn in der Regel kann der Patient beim Malen nicht auf Gelerntem oder Vertrautem aufbauen. Was beim Gestalten geschieht, ist eher unberechenbar, nicht kontrollierbar und somit nicht einschätzbar. Das bildnerische Gestalten ermöglicht das „Aufschließen des individuellen kreativen Potenzials. Das Malen befreit die Phantasie und stärkt die schöpferische Fähigkeit" (Itten 1975).

Wesentlich ist, dass es für die Bewertung des eigenen gestalterischen Tuns – im Gegensatz zu den motorischen, sprachlichen oder kognitiven Leistungen – keinen Vergleichsmaßstab mit dem „wie früher" gibt. Dies ermöglicht, die eigene Leistung uneingeschränkt anerkennen zu können, auch wenn sie nicht perfekt ist. Hier setzt die Kunsttherapie an. Ihr bildnerisches Therapieangebot bietet einen Handlungsspielraum, in dem der Patient zu ungewohnten und neuen Gestaltungsmöglichkeiten ermutigt wird, durch die er lernt, sich selbst auszudrücken und sich selbst in den Bildern wiederfinden zu können. Dadurch kann er sich mit sich selbst auch in dem Zustand nach Schlaganfall oder Unfallverletzung positiv und nicht abwertend auseinander setzen. Ziel der therapeutischen Arbeit in der Kunsttherapie ist es, Fertigkeiten zu entfalten, die nicht als gestört erlebt und somit als mögliche Ressourcen entdeckt und aktiv genutzt werden können. Es geht dabei nicht um die Verbesserung funktioneller Defizite. Dennoch kann die Kunsttherapie helfen, den seelischen Leidensdruck zu mindern, die Akzeptanz der Behinderung zu fördern und damit wesentlich zum Rehabilitationserfolg beizutragen. Im funktionellen Sinne fördert das Malen die Wahrnehmung sowie die Aufmerksamkeits- und die Konzentrationsleistungen. Es kann unter Umständen auch als feinmotorisches Üben eingesetzt werden. Freude am bildnerischen Tun dient der Entspannung. Eine Patientin nannte die Zeit des Malens „geschenkte Stunden" – sie hatte im Malen Ruhe gefunden und eine neue Einstellung zu „Leistung" gewonnen.

Das Bild als Ausdruck seelischer Befindlichkeit kann zum Medium des therapeutischen Gesprächs werden. Dabei schafft das Sprechen über das Bild eine hilfreiche Distanz. Indem der Patient über das Bild und seine Bildinhalte spricht, kann er sich über seine seelische Verfassung äußern, ohne den Druck, direkt über sich selbst sprechen müssen. Der „Zauber" des gestalteten Bildes bleibt trotzdem erhalten.

Die Effektivität und die Wirkungsprinzipien von Maltherapie (Riedel 1992) beruhen daher

- auf dem *Gestaltungsvorgang* selbst
- auf dem dabei entstandenen *Bildinhalt*
- auf dem *Bildbetrachtungs- und Bildbesprechungsvorgang*
- auf dem *Begegnungs- und Beziehungsvorgang* zwischen Therapeut und Patient oder Gruppe und Patient.

Quester et al. (1999) geben eine Übersicht über die Entwicklung der ersten künstlerischen therapeutischen Versuche schwerstkranker Menschen ausgehend vom Mittelalter über das Hospitalwesen bis hin zu den Vorläufern der heutigen Krankenhäuser. Über die Kunsttherapierichtungen der heutigen Zeit schuf Kraus (Kraus 1996) ein Überblickswerk, das den Einstieg in Theorie und Praxis sowohl für Fachkundige wie auch für den Laien ermöglicht.

7.2 Kunsttherapie in der Teilhabe-orientierten Rehabilitation

Ein umfangreiches Angebot an Malmaterial und gezielte Gestaltungsaufgaben regen die Patienten zum bildnerischen Handeln an und motivieren sie zum Malen. Die Vielfalt der Farben, des Materials und deren Einsatzmöglichkeit verlocken zum Ausprobieren und erlauben selbst dem Ungeübten, ansprechende Bilder zu gestalten. Hilfreich sind außerdem einführende und lockernde Kritzel- oder Schwungübungen, welche die Phantasie anregen und Ideen zum Malen entstehen lassen ebenso wie gezielte Themen, Vorlagen, Visualisierungen. In den meisten Fällen werden die Patienten neugierig, die Schwellenangst ist überwunden. Eine Patientin äußerte sich einmal sehr vorsichtig: „ich male noch nicht, ich probiere nur aus..." und schon war sie in den Erlebnisprozess des Gestaltens eingetaucht. Die Patienten konzentrieren sich auf das, was auf dem weißen Blatt *geschieht*, und nicht mehr auf das, was sie möglicherweise *nicht* können. Der Prozess des Malens ist eingeleitet. Die Bilder werden während des Therapieaufenthaltes mit einem Rahmen versehen und im Flur der Therapieeinrichtung als Bildergalerie ausgestellt. Die Patienten können nach Ende der Therapie ihre Bilder selbstverständlich als ihr Eigentum mit nach Hause nehmen. Diese Bilderausstellung ist eine wichtige Stätte der Begegnung und des Austauschs zwischen den Patienten, den Therapeuten und den Angehörigen. In den eigenen Bildern beachtet und wertgeschätzt zu werden hat für die Patienten große Bedeutung. Die Bilder öffentlich zu präsentieren ist deshalb ein wichtiger Bestandteil der therapeutischen Arbeit.

7.2 Kunsttherapie in der Teilhabe-orientierten Rehabilitation

Nachfolgend werden Möglichkeiten bildnerischen Gestaltens vorgestellt, die nicht als fertige Rezepte zu verstehen sind, sondern vielmehr als ein Instrumentarium, das Handlungsspielraum bieten soll für individuelle Entfaltung. Wertvolle Anregungen zu solchen Gestaltungsbeispielen finden sich im Werk von Makarowa über Friedel Dicker-Brandeis (Makarowa 2000).

7.2.1 Freies, experimentelles Malen

Diese Art des Gestaltens bietet persönliche Entfaltungsmöglichkeit. Eigene Vorstellungen, momentane Stimmungen wie Angst, Freude oder Trauer werden dabei zum Ausdruck gebracht. Das Bildbeispiel **Abb. 7.1** zeigt das Initialbild eines 47-jährigen Patienten nach einem rechtsseitigen Schlaganfall. Er beschrieb seine Stimmung als Wechselbad der Gefühle, an diesem Tag als traurig und niedergeschlagen. Im bildnerischen Ausdruck zeigte sich diese Befindlichkeit als düster und als hoher schwarzer Berg. Im Hintergrund sieht man dagegen eine grüne Wiese und die Sonne, die einen hoffnungsvollen Blick auf hellere Zeiten andeuten soll.

Für manche Patienten ist diese freie Form des Malens zu offen. Viele finden vor allem zu Anfang in solch einem Freiraum keinen Halt. Sie schöpfen mehr Nutzen aus anderen Gestaltungsangeboten.

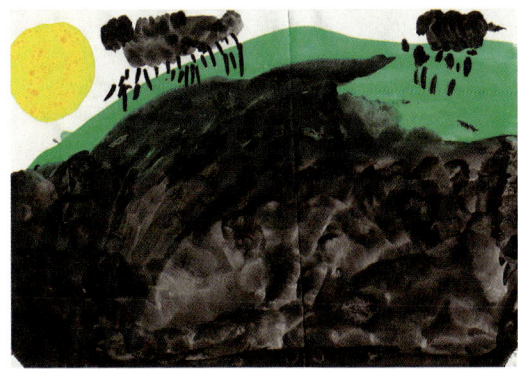

Abb. 7.1 Freies experimentelles Malen.

7.2.2 Malen nach Vorlage

Das Kopieren der Bildinhalte von Kunstpostkarten oder Zeitungsausschnitten verlangt im kunsttherapeutischen Sinne nicht das mechanische Wiederholen oder exakte Wiedergeben von vorgegebenen Motiven. Solche Vorlagen sollen anregen, zu einem Bildinhalt zu finden oder Farb- und Formkompositionen zu entwickeln. Bei dieser Art des bildnerischen Gestaltens fühlen sich die meisten Patienten sicher und finden dadurch Halt und Struktur.

Abb. 7.2 zeigt das Bild eines 56-jährigen Patienten nach einem rechtsseitigen Schlaganfall, der Freude am Malen hatte. Die Eigenart seiner Darstellung zeigt, dass er keine Scheu vor komplizierten Formen hatte, wie das z. B. bei einem aufgespannten Schirm der Fall ist. Beachtenswert ist, dass sich in der Gestaltung der linken Hälfte des Motivs sein klinisch vorhandenes Neglect-Syndrom bemerkbar macht.

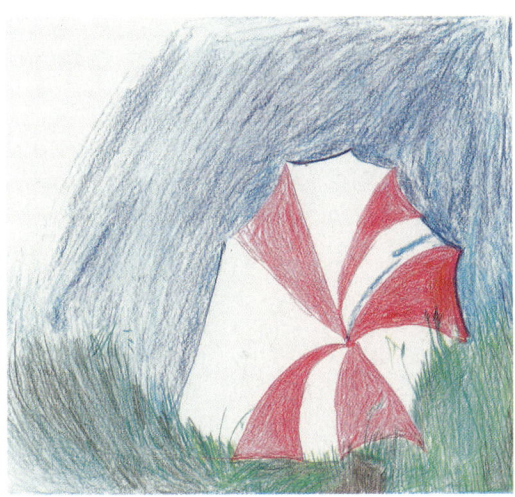

Abb. 7.2 Malen nach Vorlage.

7.2.3 Malen nach Themen

Der Blick wird hierbei auf Themen wie Haus, Baum, Landschaft, Menschen, Jahreszeiten oder Gegenstände gerichtet. Das heißt, es werden Vorstellungen des alltäglichen Lebens in Erinnerung gerufen und bildnerisch dargestellt.

In **Abb. 7.3** hat ein 50-jähriger Patient nach einem Schädel-Hirn-Trauma das Bildthema „Frühling" originell und mit viel Phantasie zum Ausdruck gebracht. Im Einführungsgespräch stellte er sich als Realist und Techniker vor und zweifelte an seinen Malkünsten.

Im weiteren Verlauf entwickelte er Einfallsreichtum und Freude am bildnerischen Umsetzungsvermögen.

7.2.4 Bildnerische Rekonstruktion

Diese Methode erfordert eine hohe Gedächtnisleistung. Die Erinnerung an Museumsbesuche oder Bildbeispiele von Kunstpostkarten werden als Anschauungsmaterial genutzt. Betrachtungsschwerpunkte sind Bildaufbau, Bildinhalt, Farben, Stimmung und Besonderheiten. Im Anschluss wird das Anschauungsmodell in Eigengestaltung rekonstruiert. Dies kann auch als visuelle Gedächtnisübung dienen.

Vorrangiges Ziel der Bildnerischen Rekonstruktion liegt darin, das Wesentliche des Bildinhaltes zu erfassen und sich nicht in Details zu verlieren.

In **Abb. 7.5** hatte der Patient bei der Wiedergabe das Motiv in **Abb. 7.4** klar erkannt, erfasst und rekonstruiert. Schwerpunktmäßig konzentrierte er sich mehr auf die farblichen Auffälligkeiten und die Besonderheiten der Formen als auf die genaue Anordnung der Gefäße.

7.2.5 Reizbildcollage

Ein *Reizbild* (siehe auch Eid und Ruprecht 1990) ist ein Ausschnitt oder ein Teil eines vorgegebenen Bildes von Kunstpostkarten oder aus Zeitschriften. Es dient – auf ein leeres Blatt aufgeklebt – als optische Vorgabe und Impulsgeber für einen völlig neuen Bildinhalt. Teilvorgaben dieser Art ermutigen und verlocken zum Weiterarbeiten. In dem Bild in **Abb. 7.6** illustriert ein 52-jähriger Patient nach einem linksseitigen Schlaganfall mit schwerer Aphasie seinen Rehabilitationsverlauf: Als Reizbild diente eine zufällig gezogene Karte aus einem für therapeutische und für die Gruppenarbeit entwickelten Kartenset (Raman 1989). Darauf ist eine kauernde Person zu erkennen. Ähnlich wie diese Figur fühlte sich der Patient zu Therapiebeginn. Auf diesem Motiv baute er auf, und er konnte auf diese Weise bildnerisch vermitteln, wie er persönlich die schrittweisen Verbesserungen erlebte.

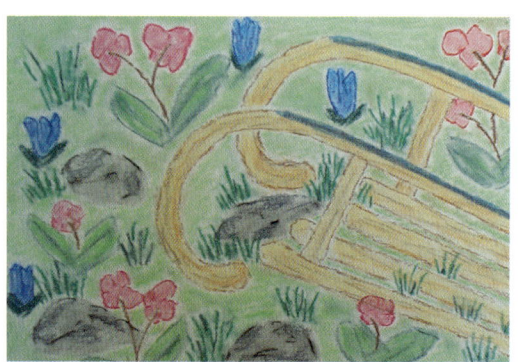

Abb. 7.3 Malen nach Themen.

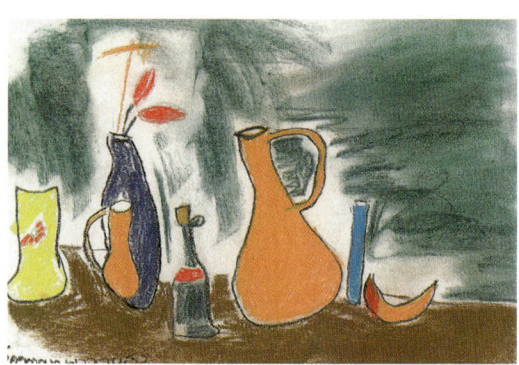

Abb. 7.5 Bildnerische Rekonstruktion.

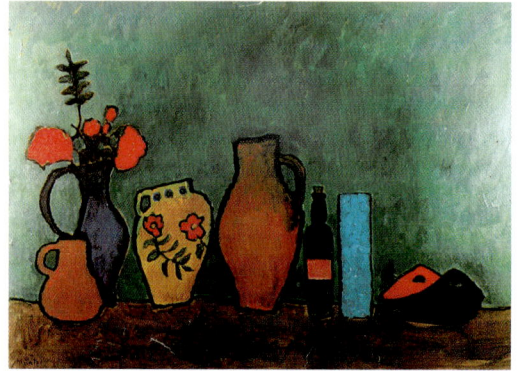

Abb. 7.4 Gabriele Münter, Stillleben mit Vasen, Flaschen und Geranien, um 1908/09.

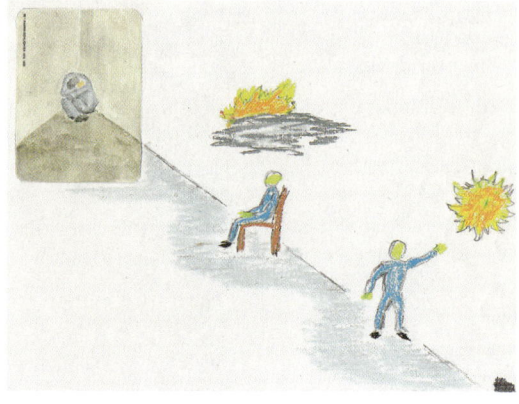

Abb. 7.6 Reizbildcollage.

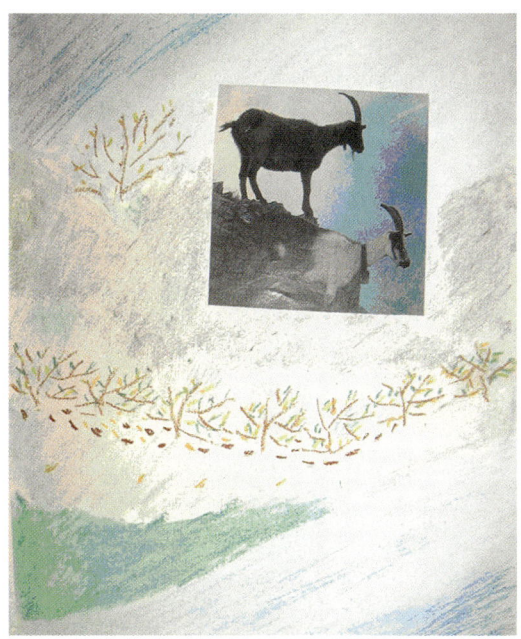

Abb. 7.7 Reizbildcollage. Das Reizbild ist ein Foto aus dem Reiseteil der Süddeutschen Zeitung.

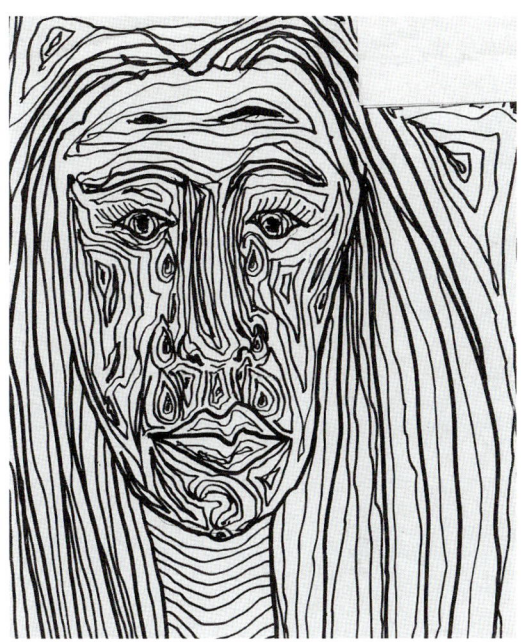

Abb. 7.8 Malen als Selbstausdruck.

In dem Bild in **Abb. 7.7** hatte die 52-jährige Patientin, die eine linksseitige Aneurysmablutung erlitten hatte, dieses Reizbild gezielt ausgewählt. Das Motiv kam ihr sehr gelegen. Sie assoziierte damit *Freiheit und Ausblick*. Zu diesem Zeitpunkt gab es einen Wendepunkt in der Therapie, denn es gelang ihr, eine Zukunftsperspektive zu entwickeln.

7.2.6 Malen als Selbstausdruck

In der Rehabilitation können die meisten Patienten die Auswirkungen ihrer Erkrankung oder Verletzung noch nicht in vollem Umfang wahrnehmen. Manche mögen die Realität ihrer Veränderungen erahnen. Das Malen wird hier zum Ventil ihrer Empfindungen. Die Bildmotive zeigen dann die Ausdruckskraft einer „gekränkten Seele", wie es ein Patient einmal benannte. **Abb. 7.8** zeigt das Bild eines solchen Gestaltungsthemas von einer 24-jährigen Patientin, die ein schweres Schädel-Hirn-Trauma erlitten hatte.

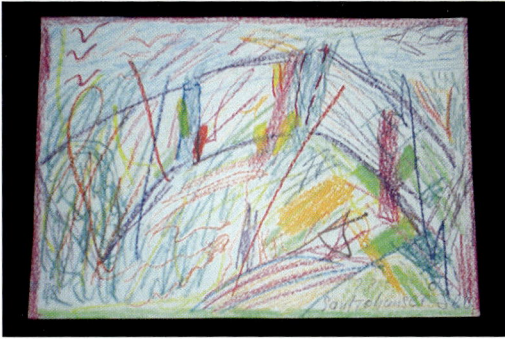

Abb. 7.9 Materialwechsel.

7.2.7 Materialwechsel

Das Initialbild (**Abb. 7.9**) eines 71-jährigen Patienten nach Schlaganfall links und einer schweren Wernicke-Aphasie zeigt fahrige, unruhige Striche.

Die Darstellung wirkt chaotisch und zerrissen. Genau so fühlte sich der Patient – aufgeregt, unkonzentriert, unsicher. Nach einem Wechsel zu Pastellkreide (**Abb. 7.10**) wirkte die Darstellung durch den meditativen Auftrag dieses Materials entspannt und lenkte seine Aufmerksamkeit auf Geschehen und Entstehen von Farbe und Form. Im Malprozess kam

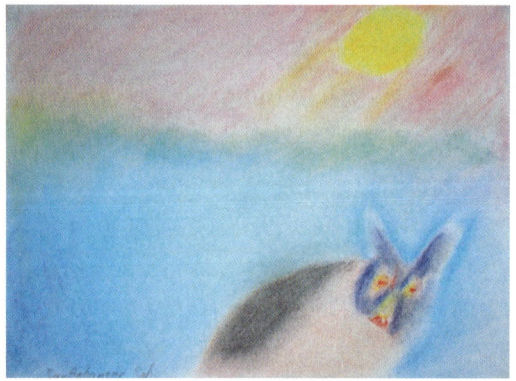

Abb. 7.10 Materialwechsel.

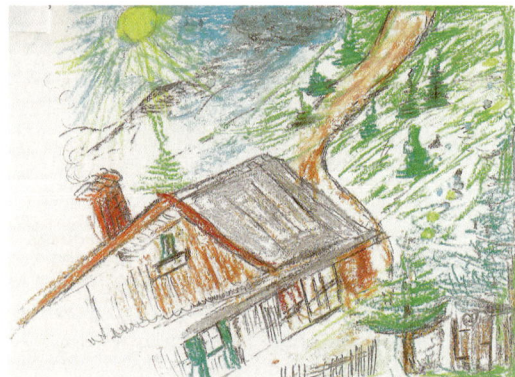

Abb. 7.11 Von der Schräglage zur Senkrechten.

er zu innerer Ruhe und Konzentration, wie er selbst dazu anmerkte.

7.3 Gestaltungsprozesse und ihre Veränderungen im Verlauf der Rehabilitation

7.3.1 Von der Schräglage zur Senkrechten

Die Bilder in **Abb. 7.11** und **7.12** malte ein 67-jähriger Patient nach einem rechtsseitigen Schlaganfall.

Die Darstellung in **Abb. 7.11** spiegelt die Sitzhaltung in seinem Rollstuhl. Das Bild vermittelt ein Gefühl, als würde er vom Stuhl kippen. Eindrücklich ist, wie die linke Bildseite aufgrund der Neglect-Symptomatik leer bleibt.

Im weiteren Verlauf wurde er stabiler und belastbarer und vor allem sicherer in seiner Haltung. Dies wird auch aus den Bildern deutlich, die zum Ende des Therapieaufenthaltes entstanden sind. Deutlich zeigt sich eine Besserung in der Neglect-Symptomatik, indem die linke Bildhälfte weiter aufgefüllt wird.

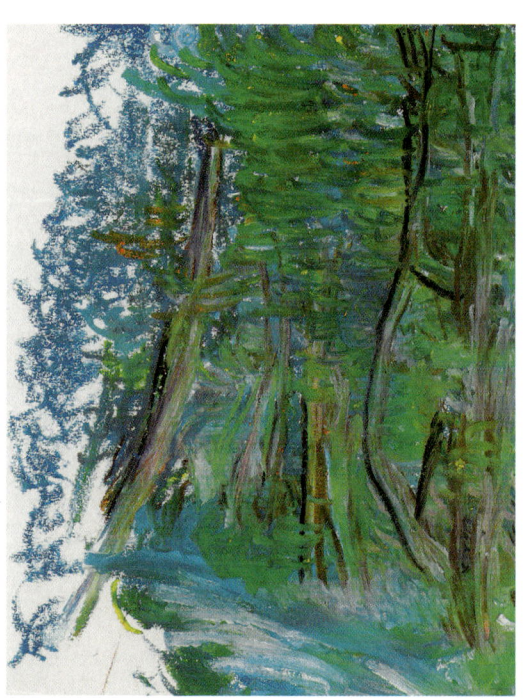

Abb. 7.12 Von der Schräglage zur Senkrechten.

7.3.2 So kann die gefühlte Mitte aussehen

Abb. 7.13 zeigt das Bild eines 75-jährigen Patienten nach einem rechtsseitigen Hirninfarkt. Bei der Bildbesprechung wurde er gefragt, ob er das Gefühl hätte, nach rechts zu fallen. Er verneinte dies in voller Überzeugung, es ziehe ihn im Gegenteil immer nach links. So wurde durch sein Bild verständlich,

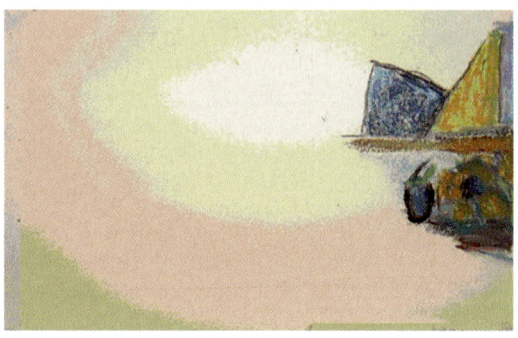

Abb. 7.13 So kann die gefühlte Mitte aussehen.

7.3 Gestaltungsprozesse und ihre Veränderungen im Verlauf der Rehabilitation

wie das Gefühl, nach links zu kippen, kompensatorisch zu einer extrem starken Neigung nach rechts führte, die sich nicht nur beim Gehen, sondern auch in der Bildgestaltung zeigte.

7.3.3 Neuer Handlungsspielraum

Das in **Abb. 7.14** gezeigte Bild gestaltete ein ca. 18-jähriger Patient, der nach einem Tauchunfall reanimiert wurde. Er hatte mit ausgeprägten motorischen Defiziten zu kämpfen. Er konnte nicht mehr schreiben, und die rechte Hand zeigte kaum Funktionen. Auch sein Sehvermögen war betroffen. Die kognitiven Leistungen waren erheblich eingeschränkt.

Er war sehr motiviert und fand schnell Zugang zum bildnerischen Gestalten. Zu Beginn der Therapie war es ihm nicht möglich, konkrete Formen wie Dreieck, Viereck, Kreis darzustellen. Das ideale Material war für ihn die Pastellkreide, die er mit ausladenden Bewegungen flächig auf dem Blatt verteilen konnte. Durch die Kunsttherapie gewann er einen Handlungsspielraum, der es ihm ermöglichte zu erleben, was er tatsächlich konnte. Hier gelang es ihm, selbstständig zu agieren und teilzuhaben.

7.3.4 Im Gestalten liegt die Kraft

Die nachfolgenden Bilder (**Abb. 7.15 – 7.17**) stammen von einer 39-jährigen Patientin nach rechtsseitigem Schlaganfall. Neben ihren funktionellen Einschränkungen fielen ihre Hektik und Unruhe auf. Sie konnte sich schlecht konzentrieren, war leicht ablenkbar, und es fiel ihr schwer, sich mit einer Sache länger zu befassen. Vor ihrem Schlaganfall war sie gerne unter Menschen und liebte die Abwechslung, konnte aber in ihrem jetzigen Zustand Gesellschaft nicht mehr gut verkraften, sie zog sich zurück und trauerte dem früheren Zustand sehr nach.

Der Bildinhalt in **Abb. 7.15** spiegelte ihr momentanes Verhalten wider – flüchtig und unkonzentriert. Sie wollte die Aufgabe schnell hinter sich bringen. Die ruhige und konzentrierte Stimmung in der Gruppe brachte sie unter Druck und führte zu Anspannung.

Über das Malen mit Wasserfarbe entdeckte die Patientin im Verlauf der Therapie ihre Freude am Malen. Ihre Energie verpuffte nicht mehr in vielen

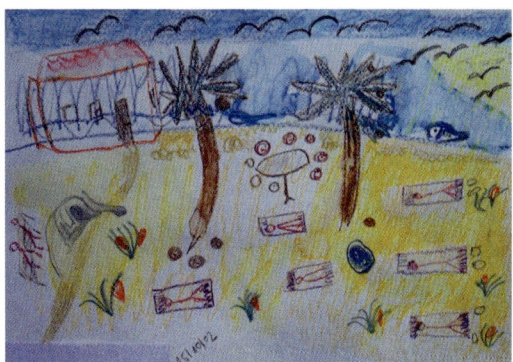

Abb. 7.15 Im Gestalten liegt die Kraft (1).

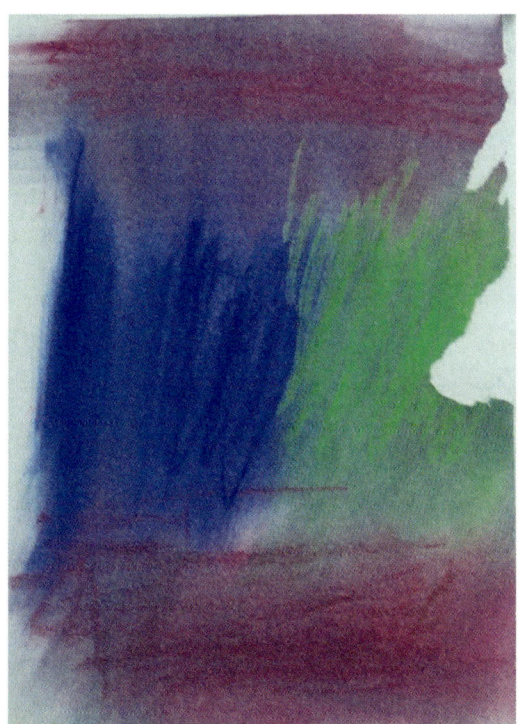

Abb. 7.14 Neuer Handlungsspielraum.

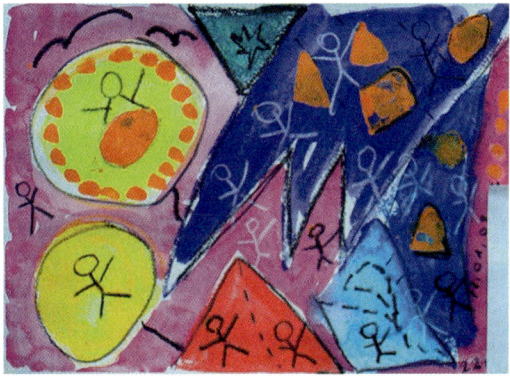

Abb. 7.16 Im Gestalten liegt die Kraft (2).

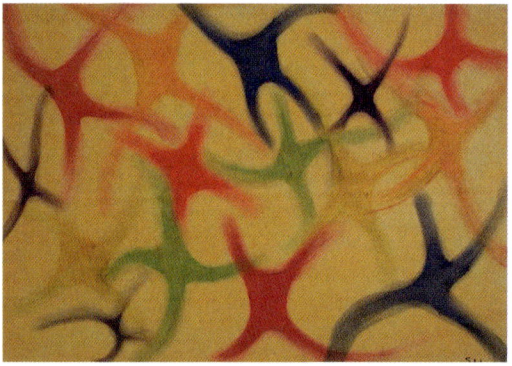

Abb. 7.17 Im Gestalten liegt die Kraft (3).

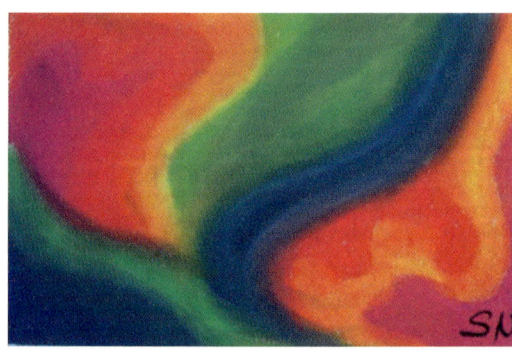

Abb. 7.18 Wie das Malen Selbstvertrauen schaffen kann.

zahllosen Aktionen (wie bei der Strichführung der Kreide), sondern breitete sich im Malprozess in satten und kräftigen Farbflächen aus. Sie arbeitete nun ausdauernd an ihren Bildern und war von ihrem Ergebnis überrascht und begeistert.

In ihrem Abschlussbild (**Abb. 7.17**) brachte sie ihre Gedanken in Bezug auf das Thema „Therapie-Ende" bildnerisch zum Ausdruck. Auf einem großflächigen Untergrund verteilen sich verschiedenfarbige Formen dynamisch über die Bildfläche.

Ihre Stärke lag im Gestalten von Farb- und Formkompositionen und der kreativen Anwendung des Malmaterials. Sie entwickelte Bildinhalte, die spielerisch und unverkrampft wirkten. Im Bild konnte sie innere Balance und ausgewogene Dynamik entwickeln.

7.3.5 Wie das Malen Selbstvertrauen schaffen kann

Eine 41-jährige Patientin nach einer rechtsfrontalen Hirnblutung freute sich auf das Angebot zu malen, war jedoch sehr verunsichert. Sie war soweit motiviert, es zumindest einmal auszuprobieren und begann mit der Vielfalt des Materialangebotes zu experimentieren (**Abb. 7.18**). Eine von der Form her harmonische und weiche, von der Farbauswahl expressive abstrakte Farbkomposition entstand.

Die Patientin fühlte sich über das Material ermutigt und entwickelte im weiteren Verlauf noch eine Reihe farbenfroher Bildkompositionen. Sie konnte ihr kreatives Potenzial zur Entfaltung bringen, von dem sie vorher nichts geahnt hatte. Die Entdeckung dieser Fähigkeiten diente ihr als Ressource, um die Unsicherheit zu überwinden und neuen Lebensmut und Selbstvertrauen zu gewinnen.

7.3.6 „Malen zu sich selbst"

Die Bilder in **Abb. 7.19**–**7.22** sind Teil einer Bilderserie einer 46-jährigen Patientin, die bei einem Fahrradunfall ein schweres Schädel-Hirn-Trauma erlitten hatte. Im Vordergrund stand bei ihr eine aphasische Störung, motorisch bestanden wenig Defizite. Zunächst reagierte sie ablehnend auf das Angebot zu malen. Sie ließ sich aber zum „Ausprobieren und Schnuppern" motivieren. Die Patientin war erstaunt und überrascht über sich und das Ergebnis. Bei den ersten Bildern war sie noch vorrangig mit dem „handwerklichen Geschehen" beschäftigt. Im Verlauf spürte sie einen Wandel im Malprozess – weg vom Leistungsdruck hin zum Gestalten eines unverhofften Bildinhaltes.

Die Inhalte dieser Bilderfolge mit dem Thema „Weg", „Baum", „Brücke" zeigen in ihrer Darstellungsweise Verletzungen, Brüche und Dramatik, die etwas über die Person und ihre Befindlichkeit zum

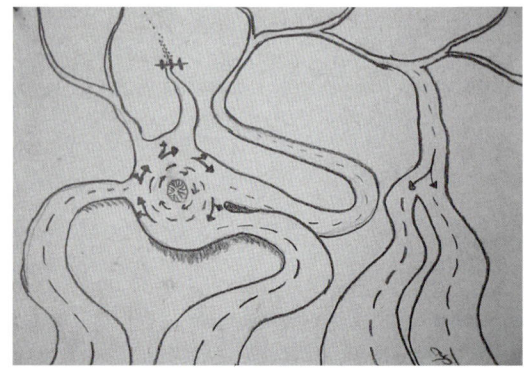

Abb. 7.19 Malen zu sich selbst (1).

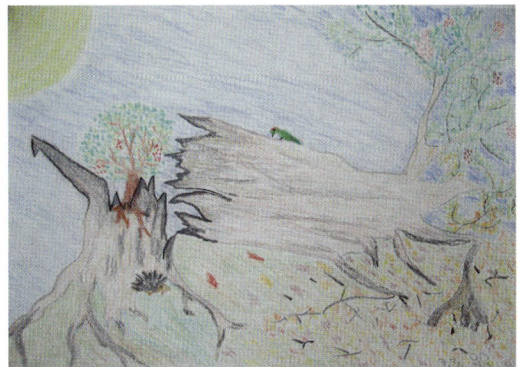

Abb. 7.20 Malen zu sich selbst (2).

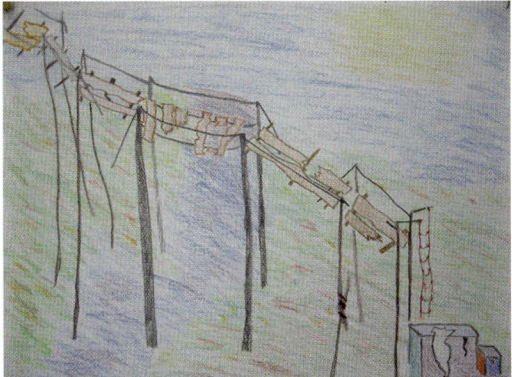

Abb. 7.21 Malen zu sich selbst (3).

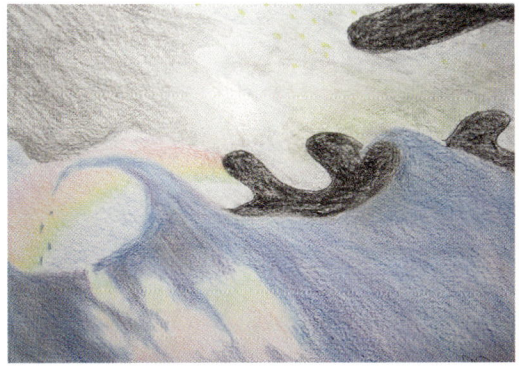

Abb. 7.22 Malen zu sich selbst (4).

Ausdruck bringen. Gleichzeitig offenbart sich eine sensible, differenzierte und feinfühlige Gestaltungsfähigkeit, die bis zu diesem Zeitpunkt unentdeckt war. Zunehmend wichtig wurden die objektive Betrachtung der Bilder und die begleitenden Bildbesprechungen, die dem Gefühlten und Dargestellten Sinn gaben. In ihrem Abschlussbild (**Abb. 7.22**) gestaltete die Patientin ein Bild, das ihr momentanes Gefühlsbarometer darstellen sollte. Im Vordergrund stehen Farbigkeit, Licht und ein mittlerweile reduzierter „schwarzer Fleck".

Insgesamt hatte ihr es die Kunsttherapie ermöglicht, Ordnung in das Chaos ihrer Gefühle zu bringen.

7.4 Grenzen

Funktionelle Defizite in Motorik, Sprache und/oder Kognition schränken die Teilnahme an der Kunsttherapie nicht ein. Im Gegenteil macht es diese Therapieform möglich, auch bei schweren Beeinträchtigungen einen direkten Zugang zu den Patienten zu finden. Allerdings bedeutet Kunsttherapie auch, die eigene Befindlichkeit für andere sichtbar zu machen, zum Beispiel in der Gestaltungsgruppe. Grenzen entstehen hier, wenn es Patienten nicht gelingt, Ängste vor dieser Situation selbst oder vor der Auseinandersetzung mit der eigenen inneren Befindlichkeit im Allgemeinen zu überwinden. Ablehnung oder Widerstand sind ernst zu nehmende Signale und werden selbstverständlich respektiert. Auch ein Selbstverständnis, das sich vorrangig an technischer Effizienz und Leistung orientiert, kann es Patienten erschweren, sich auf eine nicht leistungsorientierte Therapieform einzulassen. Im Verlauf ist zu prüfen, ob es nicht zu einem späteren Zeitpunkt möglich ist, doch noch am Gestalten teilzunehmen.

Literatur

Eid K, Ruprecht H. Collage und Collagieren. Köln: DuMont; 1990.
Hias Schaschko Postkarten, www.SCHASCHKO.de
Itten J. Gestaltungs- und Formenlehre. Neubearbeitete Ausgabe. Ravensburg: Ravensburger Buchverlag; 1975.
Kraus W. Die Heilkraft des Malens. München: C.H. Beck; 1996.
Makarowa E. Friedl Dicker-Brandeis. Ein Leben für Kunst und Lehre. Wien: Christian Brandstätter Verlagsgesellschaft; 2000.
Quester R, Schmitt EW, Lippert-Grüner M. Stufen zum Licht. Leimersheim: Fachverlag hw-studio weber; 1999.
Raman E. OH Verlag, 1989. www.oh-cards.com.
Riedel I. Maltherapie. Stuttgart: Kreuz-Verlag; 1992.

8 Wege aus der Sprachlosigkeit:
Kommunikation mit Hindernissen – Mut zum trotzdem Sprechen

Gerlinde Lamprecht

Die Sprache braucht nicht immer Worte.
(François Mitterrand)

In der Sprache und im Sprechen beeinträchtigt zu sein bedeutet für die Betroffenen eine große Einschränkung ihres Selbstausdrucks. Dieses Kapitel will vermitteln, dass Sprachtherapie nicht nur den linguistischen Aspekt der Kommunikation beinhaltet, sondern sie den Betroffenen ermöglichen soll, auch ungewohnte Wege des Ausdrucks zu wählen. „Das Sprechen im Alltag nicht vermeiden, sondern trotz aller Hindernisse den kommunikativen Ausdruck wagen."

8.1 Worum geht es?

Sprache und Sprechen durchziehen unseren Alltag. Teilhabe ist ohne Kommunikation nicht möglich. Nach dem Spracherwerb in der Kindheit ist Sprechen zu einer gebräuchlichen Normalität geworden. Die Worte fließen aus dem Mund – das Medium Sprache wird selbstverständlich eingesetzt. Die Schriftsprache umgibt unser Leben, ohne dass wir dem noch groß Beachtung schenken. Jeder verlässt sich auf das gesprochene oder geschriebene Wort.

Sprechen und Schreiben funktionieren in der Regel ohne bewusste Kontrolle für diesen komplexen Vorgang. Erst wenn eine Schädigung des Gehirns die sprachliche, sprecherische und/oder stimmliche Ausdrucksfähigkeit einschränkt, zeigt sich, welche Dimensionen und welche Bedeutung Sprache für die Teilhabe am Leben in der Gesellschaft hat. Ohne diese Fähigkeiten sind wir in unserer Umwelt nahezu verloren.

Etwa 80 % aller Störungen der Sprache (Aphasie) und des Sprechens (Dysarthrophonie) sind durch

Tabelle 8.1 Klassifikationsschema der Aphasien (Leitlinien der DGN)

Standard-Syndrome	Nichtstandard-Syndrome
Globale Aphasie *Leitsymptom:* Sprachautomatismen *Sprachfluss:* stark eingeschränkt, oft sprechapraktisch *Kommunikation:* stark gestört	**Leitungsaphasie** *Leitsymptom:* herausragend gestörtes Nachsprechen mit phonematischen Paraphasien und Suchverhalten, stark reduzierte verbale Merkspanne *Sprachfluss:* häufig phonematisches Suchverhalten *Kommunikation:* mittelgradig gestört
Wernicke-Aphasie *Leitsymptom:* Paragrammatismus, Paraphasien, Jargon *Sprachfluss:* unauffällig, teilweise überschießend (Logorrhoe) *Kommunikation:* bei Jargon schwer gestört, sonst schwer bis mittelgradig	**Transkortikale Aphasie** *Leitsymptom:* herausragend gutes Nachsprechen *Sprachfluss:* unauffällig, aber eingeschränktes Verstehen (transkortikal-sensorisch), stark eingeschränkt mit gutem Verstehen (transkortikal-motorisch), stark eingeschränkt mit schlechtem Verstehen (gemischt-transkortikal) *Kommunikation:* mittelgradig bis schwer gestört
Broca-Aphasie *Leitsymptom:* Agrammatismus *Sprachfluss:* eingeschränkt, oft sprechapraktisch *Kommunikation:* schwer bis mittelgradig gestört	
Amnestische Aphasie *Leitsymptom:* Wortfindungsstörungen *Sprachfluss:* unauffällig, aber häufig Suchverhalten und Satzabbrüche *Kommunikation:* mittelgradig bis leicht gestört	

Tabelle 8.2 Dysarthtriesyndrom

	schlaff	spastisch	rigid-hypokinetisch	ataktisch	dyskinetisch
Sprechatmung	verkürzte Exspiration	verkürzte Exspiration	verkürzte Exspiration	paradoxe Atmungsmuster, hörbare Einatmung	inspiratorisches Sprechen
Stimmqualität	behaucht	gepresst, rau	behaucht, rau	variabel	wechselnd
Stimmstabilität	Lautstärkeabnahme	–	Lautstärkeabnahme, Stimmschwund	Tonhöhen- und Lautstärkevariationen	unwillkürliche Phonation Tonhöhensprünge unwillkürliche Lautstärke-Änderungen Stimmzittern
Resonanz	hypernasal	hypernasal	–	variabel	–
Artikulationsschärfe	reduziert	reduziert	reduziert	variabel	variabel
Artikulationsbasis	vorverlagert	rückverlagert	–	–	–
Sprechtempo	verlangsamt	verlangsamt	normal oder beschleunigt	verlangsamt	verlangsamt
Intonation	monoton	monoton	monoton	variabel	–

Klassifikationsschema der Sprechstörungen (Leitlinien der GAB)

Tabelle 8.3 Klassifikationsschema der modalitätsspezifischen Sprachstörungen (Leitlinien der GAB)

Sprechen	Verstehen	Schriftsprache
Sprechapraxie *Leitsymptome:* artikulatorisches Suchverhalten, Unfähigkeit bzw. Störung der Initiierung von Artikulationsbewegungen und des Auffinden von artikulatorischen Zielen Dysarthrie *Leitsymptome* (vgl. Tab. 8.2): Unfähigkeit der Ausführung von Artikulationsbewegungen	Verbale auditive Agnosie (Worttaubheit) *Leitsymptome:* Nichtverstehen und Raten, Unfähigkeit bzw. Störung der auditiven Analyse von sprachlichen Einheiten	Reine Alexie/Agrafie *Leitsymptome:* mühsames buchstabierendes Lesen bzw. Schreiben, Unfähigkeit bzw. Störung des visuell-grafischen Erkennens bzw. des Konstruierens von Buchstaben Oberflächen-Dyslexie/Dysgrafie *Leitsymptome:* einzelheitliches lautierendes Lesen bzw. Schreiben, orthographische Regularisierungen, phonematische Verwechslungen Tiefen-Dyslexie/Dysgrafie *Leitsymptome:* ganzheitliches wortweises Lesen bzw. Schreiben, lexikalische Vertrautheitseffekte und semantische Verwechslungen

einen Schlaganfall bedingt. Als Aphasien bezeichnet man erworbene Sprachstörungen, die in der Regel – wenn auch mit unterschiedlicher Gewichtung – alle expressiven und rezeptiven sprachlichen Fähigkeiten betreffen, also Sprechen und Schreiben ebenso wie Verstehen und Lesen. Sie werden durch Läsionen der Sprachregion verursacht, die bei mehr als 90 % der Menschen in der linken Großhirnhemisphäre liegt (Huber u. Ziegler 2000). Dysarthrophonien umfassen Störungen der Sprechmotorik und der Stimmgebung, häufig nach Schädigung des Hirnstamms und/oder des Kleinhirns. Die Gesellschaft für Aphasieforschung und -behandlung (GAB), die Deutsche Gesellschaft für Neurologie (DGN) und die Deutsche Gesellschaft für Neurotraumatologie und Klinische Neurorehabilitation (DGNKN) haben Leitlinien herausgegeben, in denen die verschiedenen Formen von Aphasien und Dysarthrophonien klassifiziert sind (**Tab. 8.1, Tab. 8.2**).

Wenn sich nach Hirnschädigung eine solche Sprach- oder Sprechstörung zeigt, ist ab diesem Zeitpunkt nichts mehr selbstverständlich. Dann macht sich auch bemerkbar, dass Sprache nicht aus einem linguistischen Selbstzweck heraus existiert. Sie dient vielmehr dem Austausch von Gedanken, Wünschen, Emotionen und Informationen mit einem Kommunikationspartner. Auch wenn die Sprache und das Sprechen im Leben des Betroffenen vor der Erkrankung vielleicht nicht so eine bedeutende Rolle gespielt hat, so kommt danach zum Vorschein, wie stark sie den sozialen Austausch beeinträchtigt, wenn Wörter, Grammatik, Artikulation und Stimme nicht mehr in gewohnter Weise zur Verfügung stehen. Tiefe innere Verletzungen entstehen, wenn nach einer Hirnschädigung das Innere nicht mehr nach außen vermittelt werden kann (Lutz, 1996). Aphasische Störungen führen daher zu erheblichen Einschränkungen im familiären und sozialen Leben und stellen ein wesentliches Hindernis für die berufliche Wiedereingliederung dar. Eine Teilhabeorientierte, holistische Sprachtherapie muss diesen Aspekten Rechnung tragen; dieses Grundverständnis lenkt die therapeutische Beziehung und das therapeutische Angebot (Grötzbach 2004).

8.2 Gesicherte Therapieverfahren

Wenn nach einem Schlaganfall eine Aphasie eintritt, haben 44% der Patienten nach 6 Monaten keine Aphasie mehr (Pedersen et al. 1995), die Prognose für eine spontane Rückbildung der Störung – auch ohne Therapie – ist also relativ gut. Spätestens nach 12 Monaten kann eine weitere spontane Rückbildung nicht mehr erwartet werden. Dennoch empfehlen die Leitlinien zur Rehabilitation aphasischer Störungen, möglichst früh mit der sprachtherapeutischen Behandlung einzusetzen. Eine hohe Behandlungsfrequenz ist notwendig, um Sprachtherapie wirksam zu machen (Bhogal et al. 2003).

Die wichtigsten Empfehlungen der Leitlinien der DGN auf einen Blick:
- Systematische sprachliche Übungstherapie soll bereits in der frühen Phase der Spontanerholung beginnen.
- Sprachtherapie soll möglichst täglich, mindestens aber 3-mal wöchentlich stattfinden. Nachweisbar wirksam ist Sprachtherapie bei einer Intensität von 5–10 Stunden pro Woche. Sprachtherapie, die der Restitution sprachlicher und kommunikativer Funktionen dienen soll, ist bei einer Intensität von nur 2 Stunden pro Woche unwirksam.
- Bei aphasischen Patienten, die in der postakuten Phase intensive Sprachtherapie erhalten, kann eine adjuvante medikamentöse Therapie mit Piracetam über einen Zeitraum von etwa 6 Wochen den Verlauf günstig beeinflussen.
- Je nach den individuellen Rehabilitationszielen und der Dynamik der erreichbaren Verbesserungen sind intensive Intervallbehandlungen auch mehr als 12 Monate nach dem Schlaganfall zu empfehlen.
- In den späteren Verlaufsphasen ist es sinnvoll, Probleme des Transfers der erworbenen sprachlichen Fähigkeiten und der Anpassung an spezifische Alltagsanforderungen weiterhin therapeutisch zu unterstützen oder Beratungen bzw. ein Dialogtraining für Patienten und Angehörige anzubieten. Für solche Interventionen gilt die Maßgabe einer hohen Therapieintensität nicht.

Auch wenn in einer Übersichtsarbeit der Cochrane-Library kein eindeutiger Beleg für die Wirksamkeit von Aphasietherapie festgestellt werden konnte (Greener et al. 2002), haben klinische Gruppenstudien mit größeren Fallzahlen die Effektivität von Aphasietherapie gegenüber Spontanremission oder gegenüber unspezifischen Interventionsmaßnahmen statistisch absichern können. Dem stehen Studien gegenüber, die keinen signifikanten Wirksamkeitsnachweis für logopädische Aphasietherapie erbrachten (zur Übersicht siehe Teasell et al. 2004). Positive Wirksamkeitsnachweise gibt es für Sprachtherapie im Gruppen-Setting (Elman und Bernstein-Ellis 1999; Pulvermüller et al. 2001). „Constraint-induced (CI)" Aphasietherapie, eine neue Behandlungsmethode mit intensiver Sprachtherapie mindestens 3 Stunden am Tag erzielte signifikant größere Effekte als konventionelle Aphasiebehandlung (Pulvermüller et al. 2001).

Auch zu den Behandlungsmethoden bei neurologischen Sprach- und Sprechstörungen liegen Empfehlungen der Gesellschaft für Aphasieforschung und -behandlung (GAB), der Deutschen Gesellschaft für Neurologie (DGN), der Deutschen Gesellschaft für Neurotraumatologie und Klinische Neurorehabilitation (DGNKN) und der schweizerischen Aphasiegesellschaft (aphasie suisse) vor. Sie lassen sich im Wesentlichen in zwei Bereiche aufteilen:
- **Störungsorientierte Interventionen**
  - Aufbau von fehlenden rezeptiven und expressiven sprachlichen und sprecherischen Fähigkeiten

- Modifikation und Korrektur von unvollständigem oder abweichendem Sprach- und Sprechverhalten
- Hemmung von pathologischem automatisiertem Sprach- und Sprechverhalten
- Stimulierung von vorhandenem, aber nicht verfügbarem Sprach- und Sprechverhalten
- Vermittlung von sprachersetzenden (nonverbalen) Ausdrucksmitteln (z. B. Gestik, Zeichnen, Verwendung von Bildsymbolen)

• **Kommunikationsorientierte Interventionen**
- sprachliches Rollenspiel
- Kommunikationstraining im Alltag
- Dialogtraining von Patienten und Angehörigen
- Einsatz von Hilfsmitteln und Techniken, um die fehlende Laut- oder Schriftsprache zu ersetzen

Die Inhalte der Therapieverfahren werden in den Leitlinien im Einzelnen ausgeführt und in entsprechenden Fachbüchern genau beschrieben (Bongartz 1998; Glindemann 2004; Lutz, 1996; Schöler und Grötzbach 2004; Ziegler et al. 2002).

Die direkte Arbeit mit dem Patienten wird ergänzt durch die Angehörigenberatung. Mit den Angehörigen kann die Fremdanamnese erhoben werden. Sie werden außerdem über die jeweilige Sprach-/Sprechstörung und über den Umgang mit den Auswirkungen informiert.

Häufig wird Kommunikation als Behandlungsziel erst an das Ende der Therapie gestellt. Sprachsystematische Übungen und Basisarbeit für besseres Sprechen stehen häufig zunächst im Vordergrund: Syntax und Semantik werden geübt, die Artikulation wird trainiert und viele Übungseinheiten zur reinen Funktionsverbesserung bestimmen die Therapiestunde. Auch wenn kaum sprachliche Verständigung möglich ist, sollte jedoch das therapeutische Grundverständnis davon geleitet sein, dass Kommunikation in jedem Stadium der sprachlichen Beeinträchtigung von zentraler Bedeutung ist. Sowohl der Globalaphasiker als auch der Aphasiker mit einer Restsymptomatik wollen sich ausdrücken, nicht nur in der Therapiestunde! Ihre sprachlichen Fähigkeiten unterscheiden sich aber deutlich.

Wenn der sprachliche Ausdruck gestört ist, kann es sehr mühsam sein, im Alltag zurechtzukommen. Es kann jedoch nicht abgewartet werden, bis z. B. ein ausreichender Wortschatz vorhanden ist, um mit der Kommunikation zu beginnen. Grundlage jedoch für jede sprachliche Äußerung außerhalb des therapeutischen Umfeldes – und vor allem ohne die Therapeutin im Hintergrund – ist ein innerer Prozess des Betroffenen. Es erfordert eine große innere Veränderungsbereitschaft zu akzeptieren, was derzeit möglich ist, und sich darauf wirklich einzustellen. Vor allem bei diesem Prozess gilt es die Patienten zu unterstützen. Denn „Transfer im wirklichen Sinne geschieht dann, wenn es uns gelingt, im Alltag nicht etwas anders oder etwas Neues zu machen, sondern anders zu sein." (Stengel und Strauch 1998).

8.3 Pragmatische Behandlungsansätze für die Teilhabe

8.3.1 Kernfragen des therapeutischen Prozesses

Was bedeutet Sprache für den betroffenen Menschen?
Um Wege aus der Sprachlosigkeit für den Einzelnen zu finden, stellt sich die Frage, was hat die Sprachstörung mit dem Menschen zu tun, der vor mir sitzt. Welche Bedeutung hat Sprache in seinem bisherigen Leben gehabt? Die Bandbreite reicht dabei von einem eher wortkargen Menschen, der sich immer weiter sozial zurückzieht, weil das wenige Sprechen jetzt auch nicht mehr geht, bis hin zu einem eloquenten Menschen, der seine Sprache auch beruflich gerne und erfolgreich eingesetzt hat. Hier führt die Beeinträchtigung der Sprache zu einer Beschädigung der Identität.

Welche Behinderung steckt hinter dem Begriff „Sprachstörung"?
Eine sprachliche Beeinträchtigung durch eine Schädigung des ZNS muss nicht in jedem Falle zwangsläufig eine Behinderung nach sich ziehen. Einige Patienten können mit den verbliebenen Fähigkeiten so gut umgehen, dass sie an ihren gewohnten Leben zufrieden stellend teilnehmen können. So wurde aus einem Patienten mit Wortfindungsstörungen und Stottersymptomatik nach einem Schlaganfall der Leiter einer Selbsthilfegruppe für jüngere Aphasiker. Die Wiedereingliederung in das berufliche Leben war auch aus wirtschaftlichen Gründen der Firma nicht erfolgreich gewesen. Der Patient wollte jedoch mit 48 Jahren nicht untätig sein und schloss sich der Gruppe an, und kurze Zeit später übernahm er selbst die Organisation.

Erst wenn durch die Sprach- oder Sprechstörung die Teilhabe eingeschränkt wird, kann man auch von einer Behinderung sprechen. Das ist der Fall, wenn der Betroffene sich nicht mehr ausreichend verständlich machen kann, weil das Sprechen nicht mehr funktioniert. Dies kann gleichermaßen für den Menschen mit einer globalen Aphasie gelten, aber auch für den Betroffenen mit einer aphasischen Restsymptomatik. Entscheidend ist die Frage, welche Anforderungen an das Sprechen im konkreten sozialen Zusammenhang gestellt wurden.

Was macht eine Person aus, wenn sie nicht mehr sprechen kann? Welche Qualitäten werden sichtbar? Welche Eigenschaften und Fähigkeiten sind trotz eingeschränkter Sprache lebendig?
„Ich kann nicht mehr sprechen" wird häufig auf die Frage geäußert, wo denn die Probleme im sprachlichen Bereich liegen. Allein diese Frage so beantworten zu können widerlegt schon die Antwort. Diese Sicht auf die Einschränkung gilt es im Laufe der Therapie zu differenzieren und den Blick auf Fähigkeiten zu lenken, die noch vorhanden sind und die eine Kommunikation spürbar unterstützen, ersetzen oder ergänzen können. Vor allem persönliche Eigenschaften und die soziale Kompetenz sind dabei hervorzuheben. Ein Betroffener mit einer schweren Dysarthrie, der es schafft, seine Mitpatienten ohne viele Worte freundlich zu grüßen – mit Blickkontakt und Gestik – wird es leichter haben, in die Gemeinschaft miteinbezogen zu werden, als jemand, der sich nur auf sein Sprechen verlässt und sich dem Kontakt entzieht, weil das noch nicht klappt.

Welche Faktoren behindern eine eventuell vorhandene Sprachkompetenz, sodass Teilhabe im Alltag nicht möglich ist?
Oft ist eine sprachliche Kompetenz vorhanden, die aber im Alltag nicht zum Vorschein kommt, weil andere, tiefer liegende Faktoren sie hemmen. In der Regel geht es hier um ein beschädigtes Selbstbild und Selbstwertgefühl. Sich nun mit den veränderten sprachlichen Gegebenheiten zu zeigen erfordert oft sehr viel Mut. Solche psychosozialen Aspekte gilt es nun auch in Zusammenhang mit der Kommunikationsfähigkeit zu berücksichtigen.

Eine Teilhabe-orientierte Sprachtherapie muss sich an diesen Fragen orientieren.

Fallbeispiel: Das Fallbeispiel einer 50-jährigen Lehrerin macht dies deutlich. Mit einer mittelschweren Broca-Aphasie kam sie nach einem Schlaganfall in die Therapie. Als Ziel für die Therapie wurde gemeinsam mit der Sprachtherapeutin der Begriff „Selbstvertrauen" herausgearbeitet, auch wenn zunächst zu erwarten war, dass in der Sprachtherapie ein Ziel formuliert würde, das eindeutiger mit Sprache zu tun hat. Ausdrücklich betont werden soll aber hier, dass nur die Äußerungen der Patientin aufgegriffen wurden. So kam im Laufe der Stunde eine Grafik zustande, die zeigt, über welche Eigenschaften und Fähigkeiten die Patientin jetzt verfügt, die dazu beitragen, das Ziel zu erreichen. Am Ende der Stunde war noch eine Linie offen. Die Patientin wurde gebeten, zu Hause gemeinsam mit ihrem Mann zu überlegen, was noch fehlen könnte. Das Ergebnis war: „unser Mittelpunkt sein" (s. **Abb. 8.1**).

In dieser Weise Therapieziele zu erfassen und sie auch grafisch darzustellen ist ein wunderbares Instrument, um Wortfindung, Schreiben und Kommunikation zu üben! Sie beziehen sich zudem unmittelbar auf den Betroffenen. Aus diesen Grundgedanken heraus lässt sich nun mit dem Patienten erarbeiten, was er erreichen möchte. „Besser sprechen" gilt dabei nicht als ausreichende Antwort. Dieses legitime, aber zu globale Ziel muss gemeinsam mit dem Patienten differenziert werden. Es gilt herauszufinden, bei welcher seiner Tätigkeiten die Sprache von besonderer Bedeutung ist. Daraus ergibt sich, dass das Ziel der Therapie nicht darin liegt, phonematische Paraphasien zu vermindern oder eine bessere Verständlichkeit von Konsonantenclustern zu erreichen, sondern darin, z. B. im Restaurant das Essen selbst bestellen oder den Enkeln wieder ein Lied vorsingen zu können. Wird aus dem Gespräch mit dem Patienten aufgrund der sprachlichen Einschränkungen selbst nicht deutlich, wohin „die sprachtherapeutische Reise" gehen soll, dann ist es wichtig, die Angehörigen einzubeziehen, um Interessen und Ziele zu erfragen.

Die Aufgabe der Sprachtherapeutin ist es, herauszufinden, welche sprachlichen Defizite dem Ziel im Wege stehen und eine Struktur zu überlegen, wie das Ziel schrittweise am besten erreicht werden kann. Steht die Therapie unter der Überschrift eines eindeutigen und erreichbaren Ziels, können Therapiebausteine gezielter ausgewählt werden und auch dem Patienten leichter nahe gebracht werden. Das fördert die Motivation. Die Konsequenz daraus ist, wegzugehen von primär linguistischen oder artikulatorisch/motorischen Zielen. Sie werden einem pragmatisch Teilhabe-orientierten Ziel untergeordnet. Daraus kann sich ergeben, dass ein Patient, der das Ziel formuliert hat „wieder am Stammtisch mitreden können" zwar noch in unvollständigen Sätzen spricht, vielleicht mit Wortfindungsstörungen kämpft, aber dennoch teilnimmt. Ihm helfen Strategien und die Unterstützung der anderen, sich verständlich zu machen, obwohl die linguistischen

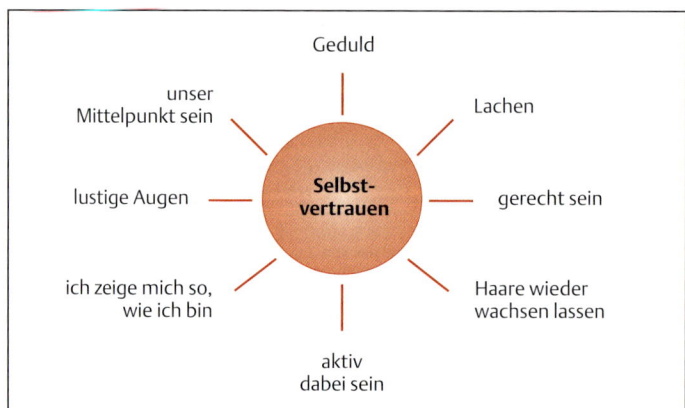

Abb. 8.1 Selbstvertrauen als Therapieziel.

Fähigkeiten noch eingeschränkt sind. Außerdem ist seine Motivation, an sprachlichen Strukturen zu arbeiten, größer, wenn er den Zusammenhang mit seinem Lebensalltag erkennt.

8.3.2 Interaktion Betroffene – Angehörige

Diese Kernfragen gelten jedoch nicht nur für die Betroffenen, sondern auch für deren Kommunikationspartner. Von diesen hängt es oft in hohem Maße ab, wie stark eine Behinderung erlebt wird oder sie kompensiert werden kann. Deshalb sind auch die Angehörigen mit in die Therapie einzubeziehen. Auch ihnen sind Strategien zu vermitteln, wie Kommunikation gelingen kann. Angehörige müssen ebenso den Prozess der Krankheitsbewältigung durchlaufen und lernen, dass Kommunikation mehr Aufwand, mehr Geduld, mehr Anpassung, mehr Einfühlungsvermögen braucht. Sich darauf im Tempo des „normalen" Lebens einzustellen verlangt Umdenken. Sich gemeinsam mit dem Betroffenen wieder in der Öffentlichkeit zu zeigen, kostet sie genauso viel Mut und Überwindung wie ihn selbst, nämlich sich nicht zu genieren dafür, wie der Betroffene jetzt spricht und Geduld aufzubringen, wenn Nachbarn nicht gleich verstehen, was er erzählen möchte. Die Rollenverteilung ändert sich unter Umständen dramatisch. Jeder Schriftverkehr mit Banken, Versicherungen und Behörden wurde z. B. bisher vom Ehemann erledigt. Durch die Einschränkungen der Aphasie ist ihm das jedoch nicht mehr möglich; die Ehefrau steht vor der Herausforderung, die häusliche Verwaltung zu führen. Aus der Einschränkung der sprachlichen Beeinträchtigung entstehen Unzufriedenheiten und Spannungen. Wie werden Meinungsverschiedenheiten nun geregelt?

Aber die Angehörigen sind auch eine wertvolle Ressource. Der Sprachtherapeutin fehlt oft das nötige Hintergrundwissen zu persönlichen Themen, und dem Patienten gelingt es nicht, die Information zu vermitteln. Daher ist es oft hilfreich, die Angehörigen miteinzubeziehen. So wurde z. B. in einer Stunde vor Weihnachten über das Thema „Christbaumkerzen" gesprochen. Der Patientin war dabei wichtig, eine Besonderheit der Beleuchtung des eigenen Weihnachtsbaumes zu vermitteln. Es gelang ihr jedoch nicht, diese Information sprachlich auszudrücken. Erst durch Nachfragen beim Ehemann konnte das Rätsel gelöst werden: Es wurden jedes Jahr sowohl elektrische als auch Wachskerzen auf dem Baum angebracht. Eine Kleinigkeit, aber die Auflösung trug sehr zur Zufriedenheit der Patientin bei.

8.3.3 Was braucht man für eine gelungene Kommunikation?

Neben der Arbeit an der lautsprachlichen und schriftlichen Kommunikation ist es von sehr großer Bedeutung, zugrunde liegende oder ergänzende Modalitäten nicht zu vernachlässigen. Es ist weiterhin wichtig, auch die übrigen kognitiven Fähigkeiten in Zusammenarbeit mit der Neuropsychologie zu beachten, um zu wissen, welche weiteren Einschränkungen vorliegen. Folgende Komponenten spielen hier eine wichtige Rolle:

- Ausdauer, Konzentration, Aufmerksamkeit
- soziale Kompetenzen
- soziale Beziehungen
- Flexibilität
- Wissenserwerb und -anwendung
- Selbsteinschätzung der funktionellen Kapazitäten
- Akzeptanz der Behinderung
- Mobilität

Diese Fähigkeiten beeinflussen auch das sprachliche Vermögen. Wenn die Aufmerksamkeit eingeschränkt ist, kann die notwendige ständige Bewusstheit für den Sprechvorgang selbst und den Inhalt des Gesagten bereits eine (zu) hohe Anforderung darstellen. Dies gilt es besonders zu berücksichtigen, wenn Teilhabe-orientierte Therapie stattfindet. Die Aufgaben müssen dem kognitiven Vermögen angepasst sein, oder es müssen Strategien erarbeitet werden, wie dieses Defizit kompensiert werden kann.

8.3.4 Wie findet die Umsetzung statt?

Der Aufbau kommunikativer Fähigkeiten findet zum einen in der Einzeltherapie statt. In Ruhe und quasi unter Ausschluss der Öffentlichkeit kann das sprachliche Defizit bearbeitet und Ziele können besprochen werden. Übungen können individuell zusammengestellt werden. Mut und Zutrauen zu den Fähigkeiten kann im therapeutischen Vertrauensverhältnis aufgebaut werden.

Darüber hinaus ist jedoch die Arbeit in der Gruppe unerlässlich. Als Vorstufe zur Welt „draußen" bietet sie ein weiteres Übungsfeld. Therapie findet noch im geschützten Rahmen statt – alle arbeiten an ihren Problemen und sind in der Regel sehr nachsichtig – es geht aber schon um die Auseinandersetzung mit den Bedürfnissen und Fähigkeiten anderer Personen. Sich in einer Gruppe mit seinen sprachlich/sprecherischen Defiziten zu behaupten ist eine große Herausforderung. Ein wichtiges therapeutisches Mittel stellt dabei die Videoaufzeichnung dar. Patienten werden in kommunikativen Situationen oder in kleinen Rollenspielen gefilmt. Sie schauen sich gemeinsam mit der Therapeutin das Video anschließend an. Oft ist es für Patienten sehr schwer, sich das erste Mal im Film selbst zu beobachten, zumal mit einer Behinderung. Doch dann wird es zu einem sehr wichtigen Medium. Man kann in einem geschützten Rahmen erleben, wie man auf andere wirkt, welche Strategien sinnvoll sind und was verbessert werden könnte.

Die Projektarbeit (s. Kap. 11) bietet vielfältige Möglichkeiten, um sich in alltagsnahen Situationen zu erproben. Wichtigstes Kriterium sind die eigenen Bedürfnisse und Wünsche. Die Kunst in der therapeutischen Arbeit liegt darin, Ressourcen der Patienten zu finden und zu nutzen und sie zu ermutigen, Altbekanntes wieder anzupacken oder auch neue Schritte zu wagen:

- In einem Vortrag vor den Mitpatienten wird die Urlaubsreise eines Patienten mit entsprechenden Fotos lebendig. Er erzählt trotz Aphasie von seinen Erlebnissen, die er mit dieser besonderen Reise verbindet. Die Bilder unterstützen dabei die Sprachplanung und die Wortfindung und ergänzen Informationen, die vielleicht noch nicht so klar „versprachlicht" werden können. Die Mitpatienten erleben eine Seite ihres „Kollegen", die sie vielleicht im normalen Therapiealltag noch nicht kennen lernen konnten.
- Ein runder eigener Geburtstag steht an. Der Patient mit einer Dysarthrie überlegt sich den Text, mit dem er seine Gäste begrüßen möchte. Mit der Therapeutin übt er entsprechende Strategien zu Aussprache und Atemeinteilung, um in diesen 10 Minuten sprecherisch präsent sein zu können. Die Verblüffung und Freude der Gäste, ihren Angehörigen wieder einmal über so eine Zeitspanne deutlich reden zu hören und dabei noch persönlich angesprochen zu werden, verschafft ihm ein Erfolgserlebnis und die Bestätigung, in das eigene Leben integriert zu sein.
- Zwei Patienten erarbeiten einen kleinen Theaterdialog. Der Spaß am Text steht dabei im Vordergrund. Artikulation und Prosodie werden geübt. Wenn die Probleme mit dem Sprechen trotz des „Lampenfiebers" in Schach gehalten werden können, ist das ein großes Erfolgserlebnis. Der Mut, sich dem Publikum aus Mitpatienten zu zeigen und sich auszudrücken, wird mit großem Beifall belohnt.
- Für einen gemeinsamen Ausflug wird ein Patient beauftragt, am Telefon Informationen einzuholen. Als weiterer Schritt ist es notwendig, am Bahnschalter Fahrkarten zu kaufen – dabei gilt es solche Stressoren zu berücksichtigen, wie z. B. Zeitdruck, fremde Gesprächspartner oder Lärm. Dies alles trotz einer sprachlichen Beeinträchtigung zu bewerkstelligen ist eine große Herausforderung. Wenn es geklappt hat, gibt es die Bestätigung, trotz der sprachlichen Behinderung Verantwortung für die Gruppe übernommen und zum Gelingen des gemeinsamen Vorhabens beigetragen zu haben. Im Ergebnis stärkt es das Selbstbewusstsein.

Wichtige Faktoren für eine gelungene Umsetzung und die Voraussetzung für die Anwendung auch im Alltag ist dabei die Unterstützung durch „Leidensgenossen" in den therapeutischen Gruppen. Sie können kompetente Rückmeldung geben und haben gegebenenfalls Tipps aus eigener Erfahrung zur Hand.

Fallbeispiel Der 31-jährige Naturwissenschaftler Dr. Glatt hatte kurz vor Fertigstellung seiner Promotion einen Schlaganfall erlitten. Zum Zeitpunkt der Aufnahme in die Sprachtherapie bestand noch die Restsymptomatik einer Wernicke-Aphasie mit Defiziten im Textaufbau, in der auditiven Sprachverarbeitung und mit phonematischen Paraphasien. Kommunikation war gut möglich, aber nicht ausreichend für sein anspruchsvolles Ziel, die Promotion zu beenden. Neben diesen sprachlichen Defiziten stand die emotionale Belastetheit. Er fühlte sich in seiner persönlichen und beruflichen Entwicklung aus der Bahn geworfen. Er schlug sich herum mit Gedanken wie „... was wird aus mir, wo lande ich, kann ich weiterhin ein selbstbestimmtes Leben führen, waren meine bisherigen Bemühungen umsonst, wofür reicht es jetzt aus". Solche Fragen lässt der Patient nicht einfach vor der Tür zur Sprachtherapie. Seine Ziele waren hochgesteckt:

- Fertigstellung der Doktorarbeit (schriftliche Zusammenfassung der Untersuchungen)
- Vorbereitung und Durchführung des Rigorosums
- korrekte auditive Verarbeitung von Informationen, auch über das Telefon
- Verringerung der phonematischen Paraphasien
- Steigerung der Daueraufmerksamkeit
- Aus diesen Zielen ergaben sich folgende Therapieinhalte:
- Mitschrift in der „Infostunde", d. h. sprachliches Erfassen des Inhaltes, Trennen Wesentliches von Unwesentlichem, mündliche Wiedergabe.
- Erstellen eines Referates aus dem Interessensgebiet Stadtgeschichte München; daraus wurde eine Führung für Mitpatienten durch die St.-Michaelskirche in München.
- Kurznachrichten schnell erfassen und wiedergeben.
- Üben von auditiver und schriftlicher Verarbeitung von Fachwörtern vor allem am Telefon.
- Erstellen und Erproben eines Referates im Doktorandenseminar unter besonderer Berücksichtigung der Strategien beim Auftreten von phonematischen Paraphasien bei chemischen Fachwörtern und struktureller Aufbau (Essenz der fachlichen Fülle).
- Videoaufnahmen zur Selbstbeurteilung.
- Schnelle Frage-Antwort-Sequenzen (mit Fragen aus Trivial Pursuit).
- Entspannungsübungen/Strategien zur Stressbewältigung.

Immer wieder standen die Ermutigung und die Stabilisierung der inneren Sicherheit im Vordergrund, die Betonung des Könnens und auch das Erleben des Beistandes durch die Therapeutin in enger Zusammenarbeit mit der Neuropsychologie. Ein schwieriger und langwieriger Prozess mit allen Zweifeln, die jeder Doktorand hegt. Doch dem Patienten gelang es schließlich, den Fachvortrag im Doktorandenseminar zu halten und sich den anschließenden Fragen zu stellen. Die Therapie konnte schließlich mit dem Rigorosum abgeschlossen werden, bei dem er die Bewertung „summa cum laude" erhielt. Ohne die therapeutische Unterstützung wäre das so sicherlich nicht möglich gewesen.

8.4 Grenzen

Teilhabe unter den veränderten sprachlichen Gegebenheiten gelingt nur, wenn der Patient wirklich bereit ist, sich auf die veränderte Situation einzustellen. Es braucht ein hohes Maß an innerer Zustimmung, sich trotz der gefühlten Unzulänglichkeiten voll auf neue Strategien einzulassen, denn die Kommunikation bleibt mühsam. Wenn die innere Kraft nicht ausreicht, sich darauf einzustellen, bleibt oft nur der Weg in den Rückzug, das heißt in die „Nicht-Kommunikation". Auch diese Entscheidung sollte akzeptiert werden.

Bei allem Bemühen um Alltagsnähe der Therapie bleibt es eine Therapiesituation. Das wirkliche Leben setzt sich aus vielen dieser Situationen zusammen und die Frage bleibt, was kann im jeweiligen Augenblick vom Betroffenen umgesetzt werden, auch unter der Berücksichtigung von weiteren neuropsychologischen Einschränkungen wie z. B. Antriebsstörung oder verminderter Selbstwahrnehmung.

Grenzen gibt es auch bei den Angehörigen. Ihnen können Kommunikationsstrategien theoretisch und praktisch vermittelt werden. Inwieweit es ihnen gelingt, ihr Kommunikationsverhalten wirklich zu verändern, hängt von Eigenschaften wie Respekt, Geduld und Einfühlungsvermögen ab. Nicht jeder hat die Voraussetzung dafür. Beziehungen waren vielleicht schon vor der Erkrankung brüchig, die Kommunikation schon immer schwierig, die Ungeduld des Ehepartners schon immer ein Problem.

Grenzen ergeben sich auch aus der Unkenntnis der Umwelt über sprachliche Behinderungen. Die Auswirkungen einer Sprach- oder Sprechstörung nach Hirnverletzung sind oft nicht bekannt. So wird ein dysarthrisch sprechender Mensch häufig für betrunken gehalten. Mit der Sprache Probleme haben bedeutet immer noch „blöd" zu sein. Dem muss sich der Patient immer wieder aufs Neue stellen – nicht immer reicht die innere Kraft dafür aus.

Literatur

aphasie suisse. Guidelines zur Behandlung von Aphasien. Schweizerische Ärztezeitung. 2005; 86:2290–7.

Bhogal SK, Teasell R, M. Speechley M. Intensity of aphasia therapy, impact on recovery. Stroke 34, 987–93.

Bongartz R. Kommunikationstherapie mit Aphasikern und Angehörigen. Stuttgart: Thieme (Forum Logopädie); 1998.

DGN (Deutsche Gesellschaft für Neurologie). Rehabilitation aphasischer Störungen nach Schlaganfall. www.dgn.org

Elman RJ, Bernstein-Ellis E. The efficacy of group communication treatment in adults with chronic aphasia. Journal of Speech, Language and Hearing Research 1999;42:411–9.

GAB (Gesellschaft für Aphasieforschung und -behandlung) und DGNKN (Deutsche Gesellschaft für Neurotraumatologie und Klinische Neurorehabilitation) Leitlinien 2000, Qualitätskriterien und Standards für die Therapie von Patienten mit erworbenen neurogenen Störungen der Sprache (Aphasie) und des Sprechens (Dysarthrie). www.aphasiegesellschaft.de

Glindemann R. Aphasietherapie aus sprachpragmatischer Perspektive. Stuttgart: Thieme (Forum Logopädie); 2004.

Greener J, Enderby P, Whurr R. Speech and language therapy for aphasia following stroke (Cochrane-Review). Oxford: Update Software; 2002.

Grötzbach H. Zielsetzung in der Aphasietherapie. In: Forum Logopädie. 2004;5 (18):12–6.

Huber W, Ziegler W. Störungen von Sprache und Sprechen. In: Sturm W, Herrmann M, Wallesch CW (Hrsg.). Lehrbuch der klinischen Neuropsychologie. Lisse (NL): Swets & Zeitlinger; 2000.

Lutz L. Das Schweigen verstehen: Über Aphasie. Berlin, Heidelberg, New York: Springer; 1996.

Pedersen PM, Jorgensen HS, Nakayama H, Raaschou HO, Olsen TS. Aphasia in acute stroke: incidence, determinants, and recovery. Annals of Neurology. 1995;38;659–66.

Pulvermüller F, Neininger B, Elbert T, Mohr B, Rockstroh B, Koebbel P et al. Constraint-induced therapy of chronic aphasia after stroke. Stroke. 2001;32:1621–6.

Schöler M, Grötzbach H. Aphasie. Wege aus dem Sprachdschungel. 2. Aufl. Heidelberg, Berlin, New York: Springer; 2004.

Stengel I, Strauch Th. Stimme und Person. Personale Stimmentwicklung. Personale Stimmtherapie. Stuttgart: Klett-Cotta; 1998.

Teasell R, Bhogal SK, Salter K, Foley N, Orange JB, Speechley M. Evidence-based review of stroke rehabilitation. Aphasia. Canadian Stroke Network, Toronto; 2004.

Ziegler W, Vogel M, Gröne B. Dysarthrie. Grundlagen, Diagnostik, Therapie. Stuttgart: Thieme; 2002.

9 Bank, Post, Metzgerei
Erinnern, Planen, Organisieren im Alltag – Umgang mit kognitiven Störungen.

Sonja Fischer, Ingrid Scholler

Aufmerksamkeit ist das Leben!
(J. W. v. Goethe)

Das Denken für sich allein bewegt nichts,
sondern nur das auf einen Zweck
gerichtete und praktische Denken.
(Aristoteles)

Dieses Kapitel handelt von den komplexen Zusammenhängen zwischen kognitiven Störungen und den Behinderungen, die sich im Alltag daraus ergeben. Für viele Neuropsychologen ist der Blick hierauf in dieser Konsequenz noch ungewohnt. Hier wird dargestellt, welche Möglichkeiten zur pragmatischen, Teilhabe-bezogenen Therapie die Neuropsychologie hat, aber auch, wo die Grenzen liegen.

9.1 Worum geht es?

Im Alltag der Betroffenen können nach einer Schädigung des Gehirns Erledigungen bei Bank, Post und Metzgerei nicht nur aufgrund von motorischen Einschränkungen zu großen Hürden werden. Zu den typischen Folgen gehören kognitive Störungen wie Gedächtnisprobleme, eingeschränkte Aufmerksamkeit und Konzentrationsfähigkeit oder Schwierigkeiten bei der Strukturierung oder Planung von Tätigkeiten. Am Anfang der Rehabilitation stehen in der Regel jedoch zunächst die motorischen und/oder sprachlichen Einschränkungen im Vordergrund. Kognitive Einschränkungen werden im „beschützten" und gut strukturierten Klinikalltag noch wenig bemerkt. Sie treten umso deutlicher zu Tage, je mehr die Betroffenen in ihren Alltag zurückkehren. Plötzlich merken sie, dass sie sich auf ihr Gedächtnis nicht verlassen können – beim Metzger fällt ihnen nicht mehr ein, was sie besorgen wollten. Auch die Planung des Alltags funktioniert nicht mehr reibungslos. Beim Einkaufen bleibt das Päckchen, das auf die Post muss, zu Hause liegen, obwohl die Post auf dem Weg zum Metzger liegt. Es kann passieren, dass Patienten nicht an Bargeld kommen, weil es schwierig ist, sich die neue PIN-Nummer für den Geldautomaten zu merken. Aber auch der Zettel, auf dem sie notiert ist, wird vergessen. Es kann sogar sein, dass der reguläre Tagesablauf mit Körperpflege, regelmäßigen Mahlzeiten und notwendigen Haushaltstätigkeiten nicht mehr eingehalten werden kann.

Fallbeispiel: Frau Pfeiffer, eine 26 Jahre alte Frau, war im Alter von 19 Jahren als Beifahrerin in einem PKW gegen eine Mauer geprallt und hatte dabei ein Schädel-Hirn-Trauma Grad II mit Hirnkontusionsblutung rechtsfrontal, Kontusionen im Hirnstammbereich und diffuser Hirnschwellung erlitten. Ihre motorischen Einschränkungen (rechtsbetonte Tetraspastik, ataktisches Syndrom) hat sie im Verlauf der Jahre einigermaßen gut in den Griff bekommen, aber sie kann immer noch nicht selbstständig in einer eigenen Wohnung leben. So kann sie nicht selbstständig für ihre Körperpflege sorgen. Sie findet sich am Wohnort zwar einigermaßen zurecht, ist aber nicht in der Lage, eigenständig einzukaufen und sich regelmäßig Mahlzeiten zuzubereiten. Die anfallende Post kann sie nicht erledigen und auch nicht ihre finanziellen Angelegenheiten regeln.

Jeder Mensch vergisst gelegentlich eine PIN-Nummer, verpasst einen Termin, erledigt Dinge umständlich oder schafft es nicht, alle anstehenden Aufgaben an einem Tag zu bewältigen. Die bei einer Hirnschädigung im Alltag entstehenden Probleme sind damit nicht vergleichbar. Die Betroffenen leiden nicht nur gelegentlich, sondern chronisch unter solchen Einschränkungen, weil jetzt Funktionsstörungen in Bereichen vorkommen, bei denen es vor der Erkrankung keine Probleme gab. Um gleiche oder ähnliche Leistungen wie vor der Erkrankung zu erreichen, müssen wesentlich mehr Zeit und Anstrengung aufgewendet werden.

Der Auftrag im Sozialgesetzbuch IX heißt, eine bestmögliche Teilhabe behinderter Menschen am Leben in der Gesellschaft zu erreichen (s. Kap. 2). Die neuropsychologische Rehabilitation, die traditionell auf die Funktionsebene fixiert ist, muss daher in neue Bahnen gelenkt werden. Dies gilt vor allem für die ambulante Rehabilitation, bei der die soziale Reintegration im Vordergrund steht. Die im Funktionstraining erzielten Erfolge lassen sich oft nicht generalisieren, wenn es um Anforderungen im Alltag geht – wie Untersuchungen gezeigt haben (Sohlberg und Raskin 1996, Lincoln et al. 2000, Geyh et al. 2002). Bereits Goldenberg et al. (2002) haben in ihrem Buch „Neuropsychologie im Alltag" auf die vielfältigen Auswirkungen kognitiver Funktionsstörungen auf alltägliche Tätigkeiten hingewiesen und sich mit Therapiemöglichkeiten für das Zurechtkommen im Alltag auseinandergesetzt. Bei der Planung der Therapie und der Zielfindung muss der Fokus darauf gerichtet werden, wo die Teilhabe beeinträchtigt ist.

9.1.1 Kognitive Beeinträchtigungen im Alltag

Im Konzept der ICF (ICF 2001; s. Kap. 2) sind kognitive Funktionen in dem Kapitel „Körperfunktionen" klassifiziert. Wie sich Störungen dieser Funktionen im individuellen Alltag auswirken, soll erneut das Beispiel von Frau Pfeiffer illustrieren.

Fallbeispiel: Wenn Frau Pfeiffer sich nicht regelmäßig duscht und ihre Kleidung wechselt, dann liegt das daran, dass sie zum einen aufgrund ihrer Gedächtnisstörung vergisst, was sie am Morgen schon getan hat und was noch ansteht; zum anderen hat sie es bisher aufgrund ihrer Planungs- und Antriebsprobleme nicht geschafft, einen festen Tagesrhythmus festzulegen, in dem alle wichtigen Tätigkeiten integriert sind und damit sicher ausgeführt werden. Ähnliches gilt für die Benutzung des Geldautomaten ihrer Bank. Frau Pfeiffer kann sich einfach nicht zuverlässig ihre PIN-Nummer merken, obwohl sie schon viele Male versucht hat, sie sich einzuprägen. Selbst wenn sie die PIN-Nummer weiß, steht sie vor dem Automaten und ist sich nicht sicher, wie sie ihn bedienen muss. Bei Frau

Tabelle 9.1 Klassifizierung kognitiver Funktionen in der ICF (Auswahl)

Funktionen	ICF-Klassifikation	ICF-Erläuterungen
Orientierung	b114	Orientierung zu Zeit, Ort und Person sowie der Orientierung zu anderen Personen
Aufmerksamkeit	b140	Fokussierung auf einen externen Reiz oder auf innere Vorgänge für eine geforderte Zeitspanne: Daueraufmerksamkeit, Wechsel der Aufmerksamkeit, geteilte Aufmerksamkeit, Konzentration und Ablenkbarkeit
Gedächtnis	b144	Adäquate Registrierung, Speicherung und Abruf von Informationen: Kurz- und Langzeitgedächtnis, Sofort-, Frisch- und Altgedächtnis, Gedächtnisspanne, Wiedererkennen, Lernen
Wahrnehmung	b156	Erkennung und Interpretation sensorischer Reize: visuelle, auditorische, olfaktorische, gustatorische, taktile und räumlich-visuelle Wahrnehmung
Denken	b160	Formaler und inhaltlicher Ablauf des Denkens: z. B. Tempo, Form, Kontrolle und Inhalt des Denkens
höhere kognitive Funktionen (exekutive Funktionen)	b164	Funktionen, die insbesondere von den Frontallappen des Gehirns abhängen, einschließlich komplexe zielgerichtete Verhaltensweisen wie Entscheidungen treffen, abstrakt denken sowie einen Plan aufstellen und durchführen, mentale Flexibilität, entscheiden, welche Verhaltensweisen unter welchen Umständen angemessen sind. Abstraktionsvermögen, Ordnen von Ideen, Zeitmanagement, Einsichts- und Urteilsvermögen, Konzeptbildung, Kategorisierung und kognitive Flexibilität
Rechnen	b172	Bestimmung, Abschätzung von und Umgang mit mathematischen Symbolen und Verfahren: Addition, Subtraktion und andere einfache mathematische Rechenarten; komplexe mathematische Operationen

9.1 Worum geht es?

Pfeiffer zeigten sich in der neuropsychologischen Untersuchung eine Reihe von kognitiven Funktionen eingeschränkt.

Welche kognitiven Funktionen durch eine Hirnschädigung u. a. betroffen sein können, zeigt **Tabelle 9.1**.

Wie komplex sich bereits einzelne Funktionsstörungen auswirken können, sollen die **Abbildungen 9.1** bis **9.4** verdeutlichen. Dabei ist aber zu beachten, dass solche kognitiven Einschränkungen nur selten isoliert auftreten. Häufig bestehen sie nebeneinander und bedingen sich gegenseitig. So können Defizite in den Aufmerksamkeitsleistungen zu Einschränkungen im Gedächtnis und/oder in exekutiven Funktionen führen oder diese verstärken. Die Fotos auf den folgenden Seiten zeigen zudem einige Beispiele für Alltagsaktivitäten, bei denen kognitive Fähigkeiten eine entscheidende Rolle spielen (**Abbildungen 9.5 – 9.10**).

Umgekehrt können sich hinter einer eingeschränkten Alltagsaktivität aber auch unterschiedliche kognitive Defizite (siehe Goldenberg et al. 2002) verbergen. Die Abbildungen **9.11** und **9.12** zeigen, welche kognitiven Funktionen für eine Aktivität oder Teil-

Bei Menschen mit Störungen der **Aufmerksamkeit (b140)** kann es sein, dass sie...
als Fußgänger beim Überqueren einer Straße nicht schnell genug reagieren
Gesprächen unter mehreren Menschen nicht folgen können
sich während des Telefonierens keine Notizen machen (Hören und Schreiben gleichzeitig nicht möglich) (Abb. 9.8)
nicht telefonieren können, wenn das Radio läuft
sich bei Hintergrundgeräuschen nicht auf das Lesen eines Zeitungsartikels konzentrieren können
beim Kochen nicht mehrere Töpfe gleichzeitig beachten können
den Tischtennisball nicht treffen
sich nicht länger auf eine Aufgabe konzentrieren können
nicht mehr in einem Büro mit mehreren Leuten arbeiten können
viel lärmempfindlicher geworden sind

Abb. 9.1 Mögliche Auswirkungen von Funktionsstörungen der Aufmerksamkeit.

Bei Menschen mit Störungen im **Gedächtnis (b144)** kann es sein, dass sie...
Schwierigkeiten haben, sich die Namen von neu vorgestellten Personen zu merken
vergessen, was sie besorgen wollten
sich die Inhalte von Gesprächen nicht merken können (Abb. 9.8)
sich an PIN-Nummern, Passwörter und Telefonnummern nicht erinnern können (Abb. 9.6a, 9.6b, 9.6c)
das aktuelle Tagesgeschehen nicht verfolgen können
Schwierigkeiten haben, sich auf der Straße zu orientieren
keine Romane oder längeren Zeitungsartikel mehr lesen, weil sie sich den Verlauf des Geschriebenen nicht merken können (Abb. 9.7)
nicht mehr wissen, wie die Knöpfe aussehen, die sie besorgen wollten
in ihrem Job mehr Zeit brauchen, weil sie sich vieles aufschreiben müssen
ihre Wäsche in der Maschine vergessen

Abb. 9.2 Mögliche Auswirkungen von Funktionsstörungen des Gedächtnisses.

Bei Menschen mit Störungen der **Wahrnehmung (b156)** kann es sein, dass sie…

- sich nur unsicher im Straßenverkehr bewegen
- Angst haben zu stürzen
- nicht mehr Auto oder Fahrrad fahren können
- Schilder und Hinweise nur schlecht lesen können
- im Telefonbuch eine Nummer nicht mehr finden können
- die Tageszeitung oder ein Buch kaum lesen können (Abb. 9.7)
- sich schwer tun beim Ausfüllen einer Banküberweisung (Abb. 9.6a, 9.6b)
- unter der Vielfalt der Angebote im Supermarktregal nicht die gewünschte Sorte finden (Abb. 9.5a, 9.5b)
- handwerkliche Tätigkeiten nicht mehr richtig ausführen können
- Schwierigkeiten haben, in ihren eigenen Schränken Dinge zu finden
- Dinge bei Arbeiten am PC übersehen (Abb. 9.10)

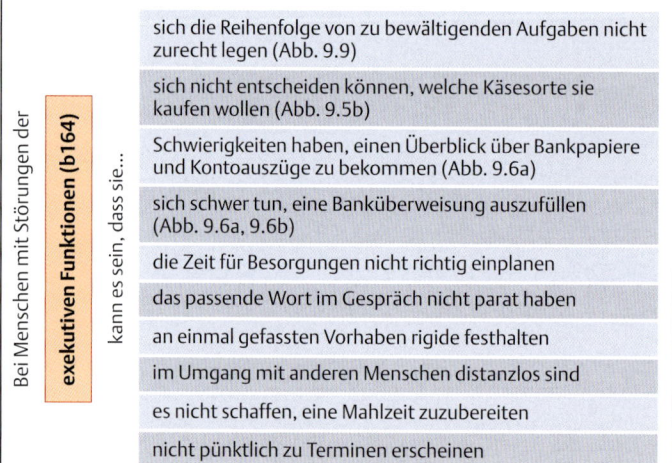

Abb. 9.3 Mögliche Auswirkungen von Funktionsstörungen der Wahrnehmung.

Bei Menschen mit Störungen der **exekutiven Funktionen (b164)** kann es sein, dass sie…

- sich die Reihenfolge von zu bewältigenden Aufgaben nicht zurecht legen (Abb. 9.9)
- sich nicht entscheiden können, welche Käsesorte sie kaufen wollen (Abb. 9.5b)
- Schwierigkeiten haben, einen Überblick über Bankpapiere und Kontoauszüge zu bekommen (Abb. 9.6a)
- sich schwer tun, eine Banküberweisung auszufüllen (Abb. 9.6a, 9.6b)
- die Zeit für Besorgungen nicht richtig einplanen
- das passende Wort im Gespräch nicht parat haben
- an einmal gefassten Vorhaben rigide festhalten
- im Umgang mit anderen Menschen distanzlos sind
- es nicht schaffen, eine Mahlzeit zuzubereiten
- nicht pünktlich zu Terminen erscheinen

Abb. 9.4 Mögliche Auswirkungen von Funktionsstörungen der exekutiven Funktionen.

habe erforderlich sind. Die komplexen Beziehungen sind ohne Anspruch auf Vollständigkeit beispielhaft dargestellt. Auch hier orientiert sich die Klassifizierung der Aktivitäten und Partizipationen an der ICF.

Die Darstellung macht deutlich, wie komplex sich kognitive Defizite auf die Teilhabe auswirken können. In welcher Art die Teilhabe beeinträchtigt ist, hängt nicht nur davon ab, welche Funktionen betroffen sind, sondern auch, wie groß das Ausmaß der Defizite ist. So können Gedächtniseinschränkungen z. B. je nach Art und Lokalisation der Hirnschädigung so gravierend ausfallen, dass der Betroffene sich nicht zur eigenen Person, zur Zeit und zum Aufenthaltsort orientieren kann. In solchen Fällen sind alle Teilhabedomänen betroffen. Die selbstständige Erledigung von Aufgaben des alltäglichen Lebens werden dann zu großen Herausforderungen. Gedächtniseinschränkungen können aber auch wesentlich subtiler ausfallen. In einer neuropsychologischen Testung kann ein Patient mit durchgängig durchschnittlichen Ergebnissen auf den ersten Blick als unauffällig erscheinen. Im Alltag mag diese Person keine oder kaum Veränderungen bemerken. Dennoch kann sich das Gedächtnis im Vergleich zu vorher verschlechtert haben. Das macht sich allerdings erst bei Aufgaben im Beruf bemerkbar, bei denen viel Gedächtnisleistung gefordert ist, und bei längerfristiger Beanspruchung.

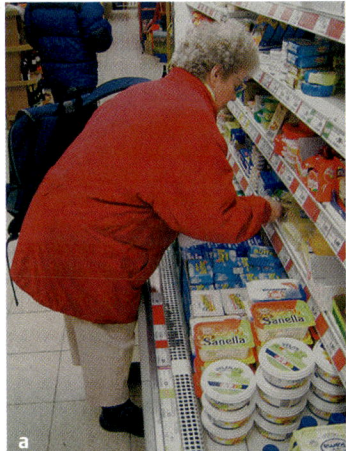
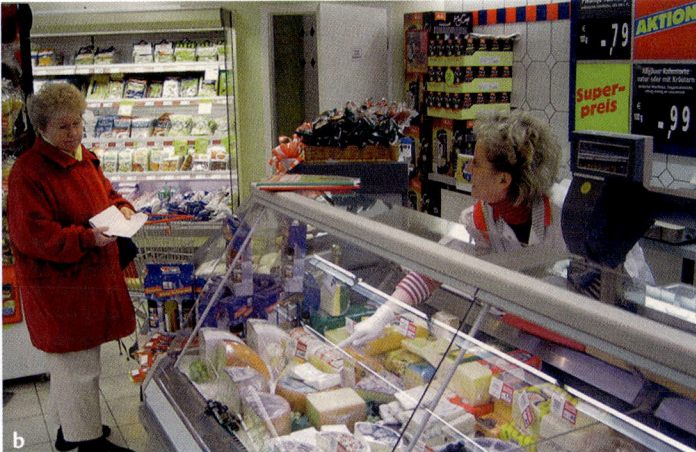
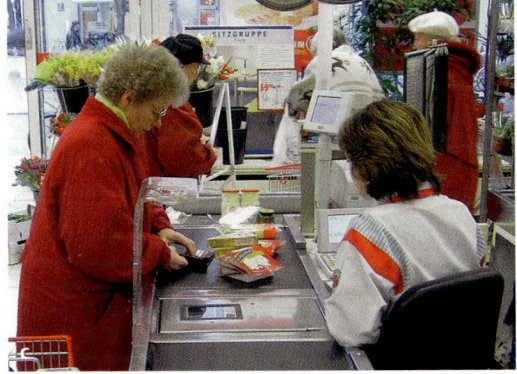

Abb. 9.5a–c Beim Einkaufen sind zahlreiche kognitive Fähigkeiten gefragt, z. B. eine gute Wahrnehmung, um die gewünschte Sorte im Supermarktregal zu finden, Entscheidungsfähigkeit an der Käsetheke sowie Übersicht, Rechenfähigkeit und Gedächtnis an der Kasse.

Fallbeispiel Herr Richter – umschriebene kognitive Einschränkungen
Ein Beispiel ist der Fall des 31-jährigen promovierten Chemikers, der aufgrund einer arteriovenösen Malformation eine intrazerebrale Blutung links parietal mit Ventrikeleinbruch erlitten hatte. Im häuslichen Alltag und in seiner Freizeit fühlte er sich kaum durch Gedächtnisdefizite beeinträchtigt, er bemerkte jedoch insgesamt eine wesentlich geringere kognitive Belastbarkeit. Bereits im Rahmen der Therapie als auch im Verlauf der stufenweisen beruflichen Wiedereingliederung (s. Kap. 13) wurde deutlich, dass er erhebliche Probleme hatte, sich die Inhalte von Fachartikeln zu merken. Der Kern seiner Tätigkeit war es aber, sich schnell einen Überblick über die Inhalte von verschiedenen Fachartikeln zu verschaffen und selbst eine zusammenfassende Beurteilung zu verfassen. Defizite traten hervor, als sein Gedächtnis und auch seine kognitive Gesamtbelastbarkeit auf sehr hohem Niveau beansprucht wurden.

Für eine Teilhabe-orientierte Behandlung ist es also notwendig, nicht nur Art und Umfang der kognitiven Funktionsstörung zu messen, sondern vor allem die dadurch bedingten Teilhabe-Beeinträchtigungen zu erfassen.

9.1.2 Einfluss emotionaler Störungen

Auch depressive Störungen, Angststörungen, posttraumatische Belastungsstörungen, manische und maniforme Störungen können die Teilhabe erheblich beeinträchtigen. Sie sind entweder direkt durch die Hirnschädigung selbst bedingt oder treten als emotionale Reaktionen auf die Erkrankung und deren Folgen auf. Eine Zusammenstellung der häufigsten emotional-affektiven Symptome und Syndrome nach Hirnschädigung findet sich bei Schmidt und Berger (2005). Solche psychischen Störungen können ihrerseits kognitive Funktionsstörungen bedingen, z. B. Störungen von exekutiven Funktionen, Gedächtnis und Aufmerksamkeit bei Depressionen

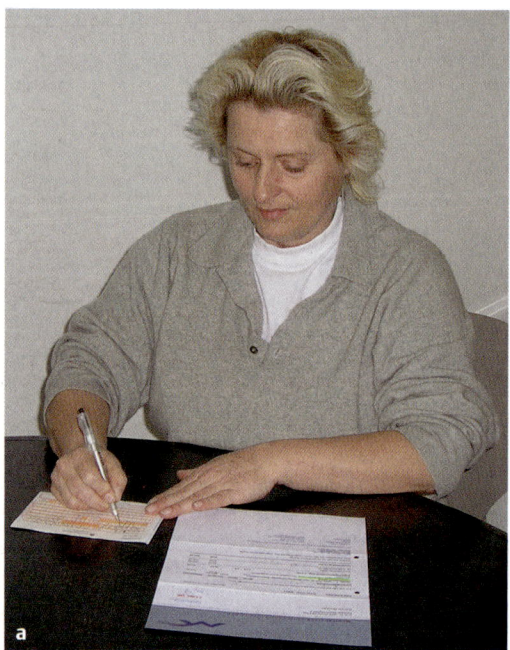
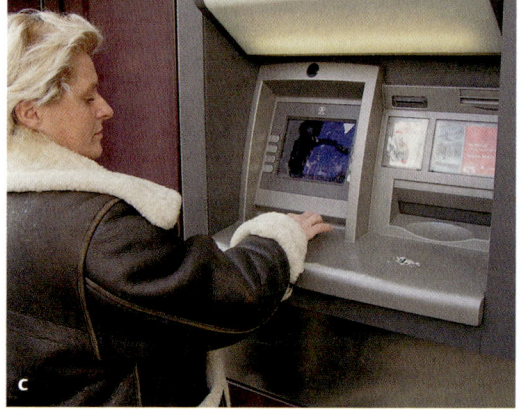

Abb. 9.6 Eine Patientin übt verschiedene Aspekte von Bankgeschäften (Überweisung ausfüllen, Online-Banking, Bankautomat bedienen), die u. a. durch Einschränkungen in der Wahrnehmung, im Gedächtnis, in der Rechenfähigkeit und in exekutiven Funktionen beeinträchtigt sein können.

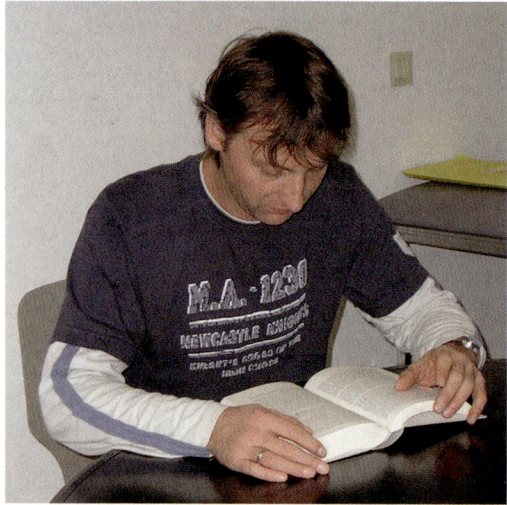

Abb. 9.7 Das Lesen eines Buches oder einer Tageszeitung erfordert Aufmerksamkeit, Wahrnehmungsfähigkeit und Gedächtnis.

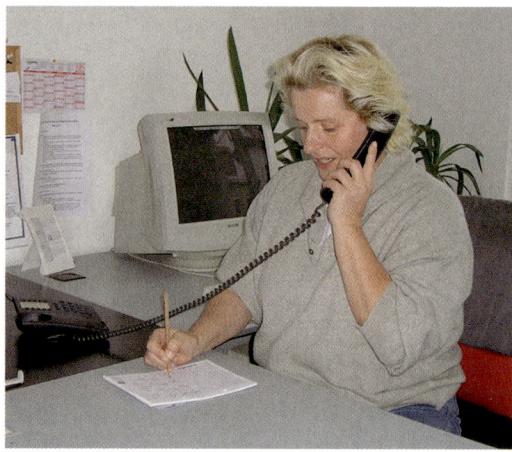

Abb. 9.8 Aufgrund von Einschränkungen im Gedächtnis müssen häufig mehr Notizen gemacht werden, was z. B. beim Telefonieren (gleichzeitig hören, sprechen und schreiben) durch Aufmerksamkeitsprobleme erschwert ist.

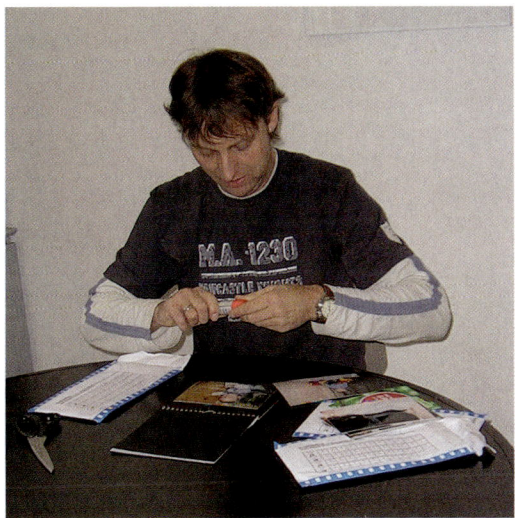

Abb. 9.9 Zahlreiche Tätigkeiten wie z. B. Bastelarbeiten erfordern eine gute Strukturierung der notwendigen Teilschritte.

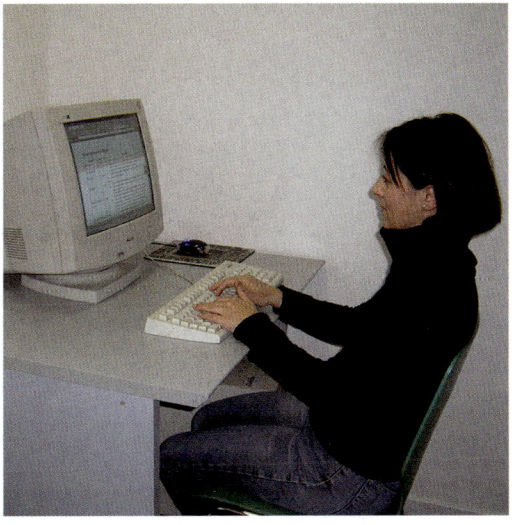

Abb. 9.10 Bei Arbeiten am PC ist es wichtig, nichts zu übersehen und strukturiert zu arbeiten.

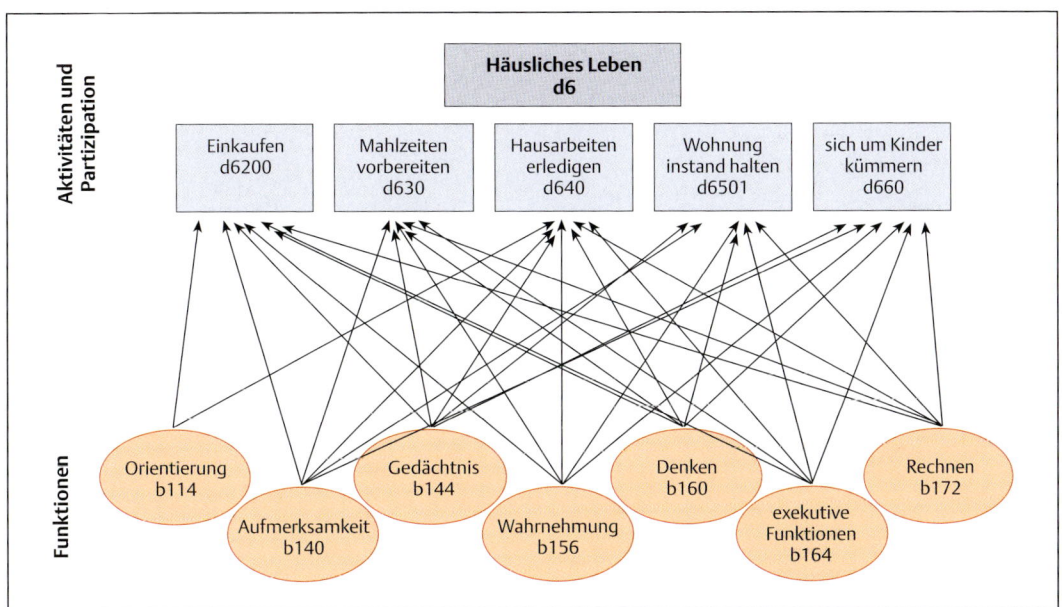

Abb. 9.11 Teilhabe-Beeinträchtigungen und die ihnen zugrunde liegenden möglichen kognitiven Funktionsstörungen exemplarisch dargestellt für die ICF-Domäne „Häusliches Leben".

(Beblo 2004). Einen Überblick über kognitive Einschränkungen bei psychischen Störungen geben Lautenbacher und Gauggel (2004). Da sich kognitive und emotionale Störungen gegenseitig bedingen können, ist es häufig nicht möglich, die jeweiligen Anteile an den Teilhabe-Beeinträchtigungen zu bestimmen.

Einer Beeinträchtigung der Teilhabe können daher kognitive und emotionale Defizite zugrunde liegen. In **Tabelle 9.2** (siehe S. 107) sind exemplarisch Zusammenhänge zwischen Teilhabe-Beeinträchtigungen *und* kognitiven und/oder emotionalen Funktionsbeeinträchtigungen dargestellt.

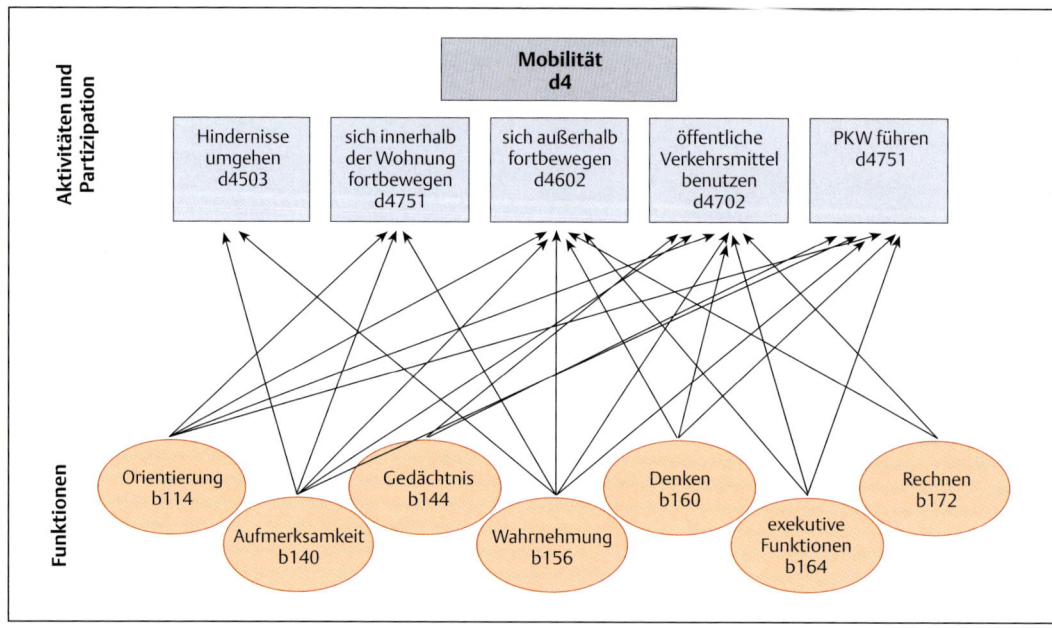

Abb. 9.12 Teilhabe-Beeinträchtigungen und die ihnen zugrunde liegenden möglichen kognitiven Funktionsstörungen exemplarisch dargestellt für die ICF-Domäne „Mobilität".

9.1.3 Behandlung kognitiver Beeinträchtigungen

Wissenschaftliche Studien zur Wirksamkeit therapeutischer Maßnahmen in der Behandlung kognitiver Störungen beziehen sich vorrangig auf den Nachweis von Verbesserungen kognitiver Funktionen (zum Überblick siehe Cicerone et al. 2000, 2005). Diese Studien können jedoch in der Regel keine Verbesserungen auf Aktivitäts- oder Partizipationsebene nachweisen, da das Studiendesign diesen Ansatz entweder nicht verfolgt oder die geeigneten Messinstrumente fehlen. Denn bereits in der Diagnostik kognitiver Einschränkungen (für Übersichten zu diagnostischen Verfahren siehe z. B. Lezak 1995 und Gauggel 2003) werden Einschränkungen auf der Ebene der Funktionen festgestellt. Aus den Testergebnissen geht in der Regel nicht hervor, inwiefern und in welchem Ausmaß sich die festgestellten Funktionsdefizite auf die Teilhabe der betroffenen Person auswirken. Lediglich einige wenige Instrumente erlauben die Erfassung von Aktivitäts- oder Teilhabestörungen. Dabei handelt es sich in der Regel um Fragebögen, Skalen oder Interviews, in denen entweder die Selbsteinschätzung des betroffenen Patienten oder die Fremdeinschätzung durch Angehörige, Freunde oder Therapeuten/Pflegepersonal bezüglich der Aktivitäts- und Partizipationseinschränkungen erfragt wird (z. B. Marburger Kompetenzskala [Gauggel 1998], Canadian Occupational Performance Measure [Canadian Association of Occupational Therapists 1999], ICF-orientierte Therapiezielliste [Netz 2005], Mini-ICF-Rating [Mini-ICF-P] für psychische Störungen [Linden und Baron 2005]; bisher nur in englischer Sprache: Mayo-Portland Adaptability Inventory [Malec 2006], Community Integration Questionnaire [Willer et al. 1993]).

In der Therapie kognitiver Störungen lassen sich Restitution, Kompensation und integrierte/spezielle Verfahren unterscheiden. Abhängig von der Art der Einschränkung werden sie zu unterschiedlichen Zeitpunkten im Rehabilitationsverlauf eingesetzt (zur Übersicht siehe Dixon und Bäckman 1999; Robertson und Murre 1999; Gauggel 2003).

Restitution

Im Rahmen der *Restitution* sollen gestörte Funktionen durch gezieltes, intensives Training wiederhergestellt werden. Dieses Training spielt besonders zu Beginn der Rehabilitation eine große Rolle. In empirischen Studien konnte dabei die Wirksamkeit von Restitutionstraining vor allem in den Bereichen der Aufmerksamkeit, Wahrnehmung (Hemianopsie, Neglect) und Sprache nachgewiesen werden (Über-

Tabelle 9.2 Exemplarische Darstellung detaillierter Zusammenhänge zwischen Teilhabe-Beeinträchtigungen und kognitiven oder emotionalen Funktionsbeeinträchtigungen

Teilhabe-Beeinträchtigung	mögliche zugrunde liegende Defizite
„nicht duschen" (= basale Selbstversorgung – selbstständige Körperpflege [d510])	• eingeschränktes Gedächtnis (z. B. episodisches Wissen – „habe ich heute schon geduscht?") • reduziertes planerisches Denken • mangelnder Antrieb/ Depression • evtl. Auflehnen gegen die Regeln des Alltags
„normale Routineaufgaben vor sich herschieben" (= häusliche Lebensführung – Antriebsmangel [d640])	• Störungen des Problemlösens • Gedächtnisstörungen • Antriebsmangel • Depression • Angst (z. B. vor Versagen beim Kochen)
„kein Geld am Bankautomaten abheben können" (= häusliche Lebensführung – Sicherung administrative Selbstständigkeit [d860])	• eingeschränktes Gedächtnis (Faktenwissen – Zahlenreihe erinnern) • reduziertes planerisches Denken • Wahrnehmungsstörung • mangelnder Antrieb/Depression • Angst (z. B. vor Menschenmengen) • Auflehnen gegen die Übernahme von Selbstständigkeit/Verantwortung
„beim Lesen eines Buches sehr störanfällig sein, Lärm nicht ertragen" (– Lösung von Problemen [d175])	• Störungen der selektiven Aufmerksamkeit • Depression • erhöhte Lärmempfindlichkeit
„schnell erschöpft sein" (– Lösung von Problemen [d175])	• Aufmerksamkeitsstörungen • Antriebsmangel • Depressionen • ggf. Problemlösestörungen
„sich Besprochenes nicht merken" (= Wissenserwerb und -anwendung Allgemeine Aufgaben und Anforderungen Lernen und Wissenserwerb [d130])	• Störungen der Aufmerksamkeit • Störungen der Lern- und Merkfähigkeit • Depression • inadäquate und übertriebene (erkrankungsbedingte) Selbstbeobachtung und negative Selbstbewertung
„sich in größeren Menschenmengen unwohl fühlen" (= Soziale Beziehungen, Integration in Lebensbereiche – Erhaltung und Knüpfung sozialer Kontakte [d750])	• Störungen der selektiven Aufmerksamkeit • Störungen der geteilten Aufmerksamkeit • Agoraphobie • Selbstunsicherheit
„beim Sprechen nicht auf den Punkt kommen" (Kommunikation – Verständigung mit Sprache/Sprechen [d330])	• Aufmerksamkeitsstörungen (z. B. Verlieren des roten Fadens) • Gedächtnisstörungen („Was habe ich schon erzählt?") • Tangentialität • Weitschweifigkeit • innere Unruhe, Agitiertheit

blick bei Gauggel 2003, Cicerone et al. 2000, Cicerone et al. 2005). Zum Beispiel konnte mit einem Aufmerksamkeits-Prozess-Training erreicht werden, dass sich die Aufmerksamkeitsleistungen, aber auch exekutive Funktionen bei Patienten nach Schädel-Hirn-Trauma verbesserten (Sohlberg et al. 2000). Über die neuronalen Mechanismen, die der kognitiven Restitution zugrunde liegen, ist wenig bekannt. In der Restitutionstherapie lassen sich häufig funktionelle Verbesserungen erzielen, die in der Regel jedoch nicht auf andere Tätigkeiten als die direkt geübten Aufgaben übertragen werden können. Die erzielten Therapieeffekte generalisieren nicht oder nur dann, wenn dies explizit in die Therapie miteinbezogen wurde. Es kann daher sein, dass ab einem bestimmten Punkt der hohe Aufwand, der mit einem intensiven Training verbunden ist, nicht mehr im Verhältnis zum erzielten Fortschritt und zu den im alltäglichen Leben der Patienten zu verzeichnenden Veränderungen steht.

Kompensation

Im Rahmen der *Kompensation* sollen Defizite durch noch vorhandene Fähigkeiten ausgeglichen werden. Kompensation spielt insbesondere dann eine Rolle, wenn durch Restitution oder spontane Remission keine Funktionsverbesserungen mehr zu erwarten sind. Das kann durch den Einsatz von neuen Strategien oder Hilfsmitteln geschehen, aber auch durch die Anpassung der Ansprüche und Ziele sowohl der Patienten als auch der Therapeuten an die neue Situation. Dafür ist ein gewisses Maß an Einsicht und Akzeptanz der Behinderung von der betroffenen Person erforderlich. Die Wirksamkeit kompensatorischer Methoden konnte für zahlreiche kognitive Defizite insbesondere in den Bereichen Gedächtnis und Lernen, Aufmerksamkeit und Konzentration, Wahrnehmung und Sprache, aber auch für Handlungsplanung oder Zeitmanagement nachgewiesen werden (Überblick bei Gauggel 2003, Cicerone et al. 2000, Cicerone et al. 2005). In verschiedenen Studien konnte z. B. gezeigt werden, dass sich Gedächtnisdefizite durch den Einsatz von Mnemotechniken kompensieren lassen (siehe z. B. Wilson 1995, Wilson 2000).

Integrierte Verfahren

Unter *integrierten Verfahren* werden Behandlungsmethoden wie z. B. Selbstinstruktionen oder operante Techniken aus der Verhaltenstherapie verstanden, die im Rahmen neuropsychologischer Therapien eingesetzt werden können. Weiterhin gehören auch spezielle Therapieprogramme dazu, die für umschriebene Aktivitäten oder Störungsbilder entwickelt und empirisch auf ihre Wirksamkeit untersucht wurden, wie z. B. das Realitäts-Orientierungs-Training (ROT, Folsom und Taulbee 1966) oder die Selbsterhaltungstherapie (SET, Romero und Eder 1992) für Patienten mit demenziellen Erkrankungen oder schwer orientierungsgestörte Patienten.

In der ambulanten nachklinischen Rehabilitation erfordert ein „Clinical Reasoning" über „Üben oder Anpassen" (s. Kap. 3), zu entscheiden, welche Therapieverfahren anzuwenden sind. Erfahrungsgemäß liegt im Verlauf der Therapie der Fokus zunehmend weniger auf Restitution, sondern vielmehr auf einer Anpassung an die bestehenden chronischen Einschränkungen – und damit auf einer kompensatorischen Therapie. Nicht nur funktionell zu üben, sondern sich mit dem dauerhaften Verlust von Funktionen und Kompetenzen auseinander zu setzen, ist häufig für die betroffenen Patienten zunächst schwer zu akzeptieren. Holistische Therapieprogramme stellen deswegen die Auseinandersetzung mit den emotionalen Problemen, dem Störungsbewusstsein und der Persönlichkeit der Patienten in den Mittelpunkt der Behandlung (Prigatano 2004). Diese Therapieprogramme erwiesen sich insbesondere für die Reintegration der Patienten in das soziale Leben und für die Produktivität als wirksam (Zusammenfassungen bei Cicerone et al. 2000, 2005).

9.2 Pragmatische, Teilhabe-bezogene Behandlungskonzepte

Die Teilhabe-bezogene Therapie kognitiver Beeinträchtigungen findet in neuropsychologischen Einzel- und Gruppensitzungen und in umfangreichem Maß interdisziplinär statt. Beeinträchtigungen im Planungsvermögen können z. B. in Gruppen wie „Zahlen, Planen, Logik", Haushaltstraining, Werkgruppe oder Sportgruppe (s. Kap. 2) und in der *Projektarbeit* (s. Kap. 11) aufgegriffen werden. Dabei kann es funktionsorientierte, aber auch Teilhabebezogene Therapiestunden geben. Der Schwerpunkt liegt auf pragmatischen Teilhabe-bezogenen Interventionen, die, soweit möglich, im Rahmen der Therapieeinrichtung stattfinden. Zur Sicherung des Transfers findet Training genau in dem Kontext statt, in dem die entsprechende Fertigkeit benötigt wird. Das bedeutet, dass im Rahmen von *Hausbesuchen* (s. Kap. 10) der Weg zur eigenen Bank und die Bedienung genau des Bankautomaten geübt wird, die der Patient normalerweise benutzt. Für Patienten, die wieder in ihren Beruf zurückkehren, führen wir, soweit möglich, eine stufenweise *berufliche Wiedereingliederung* nach dem Hamburger Modell (s. Kap. 13) durch. Dabei haben sie die Möglichkeit, zunächst unter geschützten Bedingungen ihre Leistungsfähigkeit am konkreten Arbeitsplatz auszuprobieren, um gegebenenfalls Strategien zur Kompensation von Defiziten zu erarbeiten und langsam die Anforderungen zu steigern.

Im Rahmen kognitiver Therapien spielt auch die Angehörigenarbeit eine große Rolle.

Exkurs: Die Bedeutung der Angehörigenarbeit bei der Behandlung kognitiver Beeinträchtigungen
Für die Behandlung von kognitiv bedingten Teilhabe-Störungen ist der Kontakt und Austausch mit Angehörigen von großer Bedeutung. Es ist wichtig, auch von Angehörigen zu erfahren, wie sich die kognitiven Funktionseinschränkungen auf den Alltag der Betroffenen auswirken. Des Weiteren ist es wichtig, die Angehörigen über die bestehenden kognitiven Defizite und deren Ursache aufzuklären. Immer wieder erleben wir, dass Angehörige die Fehler, die im Alltag durch kognitive Defizite entstehen, als Faulheit oder bewusste Provokation der Patienten erleben. Die Aufklärung hilft, Konflikte zwischen den Betroffenen und den Angehörigen zu vermindern. Wenn die Angehörigen die kognitiven Einschränkungen dann wahrnehmen, versuchen sie oft – aus guter Absicht – mit dem Patienten so häufig wie möglich zu trainieren. Das kann langfristig zu Überlastung führen und das Verhältnis zueinander erschweren. Es entlastet alle Beteiligten, wenn gemeinsam über Umfang und Inhalt der Therapien, aber auch über die Notwendigkeit von Erholungsphasen gesprochen wird.
Schließlich kann es für die Therapie notwendig sein, die Angehörigen in therapeutische Maßnahmen miteinzubeziehen. Gerade, wenn es um kompensatorische Maßnahmen wie z. B. die Anwendung von Gedächtnisstrategien, Handlungsroutinen oder Verwendung eines Kalenders als Planungshilfe geht, ist eine enge Absprache und Unterstützung durch Angehörige unerlässlich. Bei schwer beeinträchtigten Patienten kann sich im Verlauf der Therapiezeit herausstellen, dass Angehörige in bestimmten Bereichen grundsätzlich die Kompensation von Defiziten übernehmen müssen (z. B. indem sie die Regelung der finanziellen Angelegenheiten übernehmen).

Im Folgenden sollen anhand der ICF-Teilhabebereiche – Selbstversorgung, häusliche Lebensführung, Mobilität und soziale Beziehungen – Prinzipien und Beispiele für pragmatische alltagsbezogene Interventionen bei kognitiven Störungen beschrieben werden.

9.2.1 Selbstversorgung

Das Fallbeispiel von Frau Pfeiffer beschreibt, dass sie aufgrund kognitiver Einschränkungen nicht in der Lage ist, zuverlässig für die notwendige Körperpflege zu sorgen. Generell gilt, dass den Einschränkungen in Auswahl sauberer und angemessener Kleidung, in der regelmäßigen Einnahme von Medikamenten oder in der ausgewogenen Ernährung häufig Gedächtnisdefizite zugrunde liegen. Für die Behandlung ist es wichtig, zunächst das häusliche Umfeld, aber auch die bisherigen Handlungsstrategien des Patienten und sein Potenzial (auch unter Einbeziehung von Angehörigen) zu analysieren. Das Hauptziel liegt dann darin, in der Organisation der notwendigen Tätigkeiten zur Selbstversorgung und in dem konkreten Umfeld die Anforderungen an das Gedächtnis oder andere kognitive Funktionen möglichst gering zu halten (zur Übersicht siehe Thöne-Otto und Markowitsch 2004). Dazu gehört die Erarbeitung von Listen oder Hinweisschildern, die den Patienten an bestimmte Tätigkeiten erinnern sollen, wie z. B. Waschen und Zähneputzen und die unter Umständen auch die Abfolge der notwendigen Handlungsschritte vorgeben. Die selbstständige Versorgung kann auch erleichtert werden, indem Handlungsroutinen im Sinne von inhaltlich festgelegten Handlungsabfolgen eingeführt werden. Diese können dann zur Gewohnheit werden. So kann ein Patient lernen, am Morgen nach dem Aufstehen zunächst die Handlungsschritte zur Körperpflege durchzuführen und erst danach andere Tätigkeiten wie Frühstücken aufzunehmen.

Um die regelmäßige Einnahme von Medikamenten zu bestimmten Tageszeiten zu sichern, hat es sich bewährt, die Einnahme an andere feste Handlungen oder Situationen zu koppeln. So kann die Medikamentenschachtel auf der bereits für den nächsten Tag bereitgelegten Kleidung an die Einnahme am Morgen erinnern, die Pillen auf dem Kopfkissen an die Einnahme vor dem Zubettgehen. Externe elektronische Hilfsmittel wie Mobiltelefon oder elektronischer Organizer können bei entsprechender Programmierung mit einem Signalton an die Einnahme von Medikamenten zu anderen Tageszeiten erinnern. Die Einnahme kann gleichzeitig

Erinnerungsreiz dafür sein, eine neue Tablette für den nächsten Tag oder den nächsten Einnahmezeitpunkt bereitzulegen. Es kann aber auch eine feste Zeit am Abend zur Vorbereitung festgelegt werden.

Bei schwer beeinträchtigten Patienten helfen strukturierende Maßnahmen häufig nicht, vor allem bei nicht täglich stattfindenden Maßnahmen der Körperpflege wie Haare waschen. In solchen Fällen ist es notwendig, Angehörige oder gegebenenfalls einen Pflegedienst miteinzubeziehen, also die Defizite durch externe Hilfe zu kompensieren. Für alle Maßnahmen gilt, diese in Gesprächen auch mit Angehörigen individuell zu entwickeln und vorzubereiten. Im Rahmen von Hausbesuchen oder in engem Kontakt mit dem Patienten und Angehörigen kann die Wirksamkeit überprüft werden.

9.2.2 Häusliche Lebensführung

In der häuslichen Lebensführung ergeben sich häufig sehr ähnliche Probleme wie in der Selbstversorgung: Notwendige Tätigkeiten wie Einkäufe, Zubereitung von Mahlzeiten, Versorgung von Kindern oder Haustieren, Putzen oder Wäsche waschen werden vergessen, unstrukturiert oder ineffektiv durchgeführt. Außerdem gelingt es nicht, Ordnung zu halten oder mehrere Aufgaben an einem Tag zu erledigen. Um auch hier die Anforderungen an kognitive Funktionen im Alltag zu verringern, ist es sinnvoll, möglichst viele Tätigkeiten vorzustrukturieren. Dazu eignen sich Tages- oder Wochenpläne, die der Patient rechtzeitig aufstellt, sowie externe Hilfsmittel (Thöne-Otto und Markowitsch 2004). Häufiges Therapieziel ist zunächst, die Akzeptanz und eine effektive Anwendung von Hilfsmitteln zu erreichen und die Notwendigkeit von Vorstrukturierungen zu vermitteln. Das Thema Tagesstrukturierung lässt sich auch gut bei Hausbesuchen (s. Kap. 10) ansprechen.

Eine konkrete Lösung kann so aussehen, dass eine Hausfrau und Mutter am Wochenende für jeden Tag der kommenden Woche einen Plan erarbeitet, in den alle notwendigen Tätigkeiten wie Hausarbeiten, Einkäufe, Zubereitung von Mahlzeiten, Versorgung der Kinder integriert sind. Spätestens jeden Abend kontrolliert sie, ob alle Aufgaben erledigt sind und modifiziert gegebenenfalls den Plan für den nächsten Tag. Wichtig ist dabei, die Patienten anzuleiten, ausreichend Pausen einzuplanen, denn viele neigen dazu, sich auf die notwendigen Arbeiten zu konzentrieren und bemerken nicht, dass sie bereits nach kurzer Zeit erschöpft sind.

Die Projektarbeit (s. Kap. 11) ist eine ideale Therapieform, in der geübt werden kann, Aufgaben auch im Alltag zu strukturieren, Ordnung zu schaffen, Prioritäten zu setzen und Entscheidungen zu treffen. Dabei lassen sich die Belastbarkeit und ein adäquates Pausenmanagement erproben. Die beschriebenen Maßnahmen zur Selbststrukturierung erfordern zu Beginn viel Zeit zur Vorbereitung. Sie verlangen außerdem von den Betroffenen ein hohes Maß an Motivation und Akzeptanz der neuen Situation. Dies erfordert eine intensive Auseinandersetzung mit den Folgen der Erkrankung, was auch im Rahmen der Therapie in der Regel einen großen Raum einnimmt (s. Kap. 4). Die Betroffenen müssen entscheiden, welche Tätigkeiten für sie wichtig sind und welche Aufgaben auch an andere Familienmitglieder oder externe Personen wie eine Reinigungskraft delegiert werden können.

Bei Gedächtnisproblemen (auch bedingt durch Aufmerksamkeitsdefizite) können Patienten angeleitet werden, wichtige Gegenstände wie z. B. ihre Brille oder den Schlüssel immer an der gleichen Stelle abzulegen. Gleichzeitig sollen sie laut aussprechen, wo sie die Gegenstände ablegen. Wenn ein Patient berichtet, er verlasse seine Wohnung häufig ohne Schlüssel oder Geldbörse, werden bei einem Hausbesuch Hinweisreize (z. B. ein roter Punkt an der Haustür) angebracht. Diese sollen ihn inne halten und überlegen lassen, was er beim Verlassen der Wohnung mitnehmen muss. So kann er auch erinnert werden, notwendige Tätigkeiten wie z. B. das Aufhängen der gewaschenen Wäsche vor Verlassen der Wohnung zu erledigen.

Auch das Merken von Zahlen bereitet häufig Schwierigkeiten. Dies hat eine hohe Alltagsrelevanz besonders bei Telefonnummern, PIN-Zahlen oder Kontonummern. In der Therapie wird z. B. geübt, die Zahlenreihen zu strukturieren, zunächst anhand von wichtigen und vertrauten Zahlenkombinationen wie die dreistelligen Zahlenreihen der Notrufnummer für Polizei und Feuerwehr, später anhand von fünfstelligen Zahlenreihen wie die Telefonauskunft. Danach besteht die Aufgabe darin, sich eigene bedeutsame Zahlenkombinationen wie z. B. die eigene Mobiltelefonnummer oder die Kontonummer zu merken. Die Zahlenreihen werden in den folgenden Tagen mehrere Male von der Therapeutin abgefragt und wenn möglich in den entsprechenden Situationen eingesetzt.

Fallbeispiel: Frau Bayer – Häusliche Selbstverwaltung

Frau Bayer, die als Verwaltungschefin tätig war, hatte mit 52 Jahren eine Subarachnoidalblutung aus einem rechtsseitigen Arteria-carotis-interna-Aneurysma erlitten. Zu Beginn der Therapie klagte sie über „Matsch im Hirn". Hinter dieser Beschwerde verbargen sich reduzierte Konzentrationsfähigkeit, stark erhöhte Ablenkbarkeit sowie mangelnde Initiative. Seit ihrer Erkrankung fehlte ihr der Überblick über ihre finanziellen Angelegenheiten. Sie konnte ihre Bankgeschäfte nur schwer regeln. Es gelang ihr nicht, die Belege für die Einkommensteuererklärung zusammenzustellen. In der neuropsychologischen Untersuchung zeigten sich die Aufmerksamkeitsspannen, die geteilte Aufmerksamkeit, die sprachliche Merkfähigkeit und die exekutiven Funktionen beeinträchtigt.

Das Ziel der neuropsychologischen Therapien lag zunächst darauf, dass sie ihre Bankgeschäfte wieder selbstständig erledigen konnte. Es wurde mit ihr vereinbart, ihre Rechnungen mit Banküberweisungen zu begleichen. Dabei übte sie, Zahlenreihen wie Kontonummern und Bankleitzahlen sorgfältig zu übertragen. Gleichzeitig erforderte diese Aufgabe, die eigene Leistung selbst zu überprüfen und gegebenenfalls zu korrigieren. Im weiteren Verlauf lernte sie, die Grenzen ihrer Belastbarkeit und Konzentrationsfähigkeit zu erkennen und rechtzeitig Pausen einzulegen. Frau Bayer gelang es zunehmend, ihre Einschränkungen wahrzunehmen und zu akzeptieren. Indem sie die erlernten Strategien anwendete, konnte sie wieder die Sicherheit gewinnen, Bankformulare fehlerfrei auszufüllen. Sie begann sogar, die Belege für die Einkommensteuererklärung zusammenzustellen und zu ordnen, um diese dann der Steuerberaterin zu übergeben.

9.2.3 Mobilität

Kognitive Störungen können zu einer Einschränkung der Mobilität im Alltag führen, wenn Patienten sich zu Ort, Zeit oder Situation nicht ausreichend oder nicht zutreffend orientieren können. Der erste Schritt in der Behandlung liegt darin, sich aktuell auf dem Stundenplan und in der Therapiesituation zurechtzufinden. Hierzu ist es oft sinnvoll oder notwendig, auch externe Hilfen einzusetzen, z. B. die Armbanduhr mit Datumsanzeige oder das Mobiltelefon. Die Nutzung solcher Hilfen sollten im Sinne des repetitiven Übens (s. Kap. 3) so lange eingeübt werden, bis sie automatisch eingesetzt werden. Der nächste Schritt besteht darin, sich in der näheren Umgebung der Rehabilitationseinrichtung zu orientieren. Bei zunehmender Sicherheit können auch weiter entfernte Ziele angesteuert werden. Wie gut sich die Patienten in der häuslichen Umgebung und im eigenen Stadtviertel zurechtfinden, kann während der Hausbesuche überprüft werden. Vor allem bei Patienten, die die erübten Orientierungsleistungen nicht in die häusliche Situation übertragen können, liegt der Schwerpunkt darin, Orientierung vor Ort zu üben. Wichtig ist, dass die Patienten die Fähigkeit zur Selbsthilfe vorher eingeübt haben. Dazu gehört, bei Orientierungsverlust andere Menschen nach dem Weg zu fragen, markante Örtlichkeiten wieder zu erkennen oder externe Hilfen wie Stadtpläne zu nutzen. Sie sollen die Aufgabe, sich zu orientieren, so weit wie möglich selbstständig durchführen, müssen aber auch ausreichend begleitende Unterstützung erhalten.

Um Freizeitaktivitäten wieder aufnehmen zu können wie z. B. eine fremde Stadt zu besuchen, bedarf es nicht nur der Fähigkeit, sich mithilfe eines Stadtplans zu orientieren. Gefordert sind hier komplexe kognitive Leistungen des Zeitmanagements, des Planens und der Rechenfähigkeit für den Umgang mit Geld. Um diese Fähigkeiten zu üben, können solche Ausflüge zunächst fiktiv geplant und vorbereitet werden. Dies schließt alle notwendigen Vorarbeiten ein, wie z. B. Informationen über Verkehrsmittel einzuholen, im Internet über das Reiseziel und Unterkünfte zu recherchieren, das Reisebudget zu planen und das Hotel und die Sehenswürdigkeiten auf dem Stadtplan zu finden. Bei der Auswahl des Verkehrsmittels scheidet für einen Großteil der Patienten zunächst aus, mit dem PKW zu fahren (zu Ursachen, gesetzlichen Bestimmungen und Möglichkeiten der Abklärung siehe Fries et al. 2002). Daher sind viele Patienten auf öffentliche Verkehrsmittel (wie Busse und Bahnen) angewiesen. Dazu müssen sie zunächst Planungstätigkeiten wie z. B. das Lesen von Fahrplänen und die Auswahl der Verbindung üben. Die konkrete Benutzung der Verkehrsmittel wird anschließend oder parallel dazu in Einzel- oder Gruppentherapien trainiert oder von weniger beeinträchtigten Patienten schrittweise als Hausaufgabe selbstständig durchgeführt. Auch hier ist entscheidend, Möglichkeiten der Selbsthilfe vorbereitend geübt zu haben.

9.2.4 Soziale Beziehungen

Kognitive Störungen können sich auch auf die sozialen Beziehungen auswirken. Wenn Patienten sich nicht an die Namen vertrauter Personen erinnern oder auf kurz zuvor Besprochenes nicht zurückgreifen können, stellt sich bei den Gesprächspartnern leicht ein Gefühl der Gekränktheit ein. Es ist deshalb wichtig, Strategien zu üben, wie sich die Namen von Personen im Lebensumfeld oder in Situationen des Kennenlernens einprägen lassen. Hinweise zu sinnvollen Strategien (wie z. B. der „Gesichter-Namen-Strategie") finden sich z. B. bei Holzapfel (1990). Wichtig ist, die Strategien in tatsächlichen Lebenssituationen und mit realen Namen und Personen aus dem Umfeld des Patienten und nicht (oder nicht nur) mit abstrakten Materialien zu üben. Auch Rollenspiele in der Gruppe eignen sich, um Strategien auszuprobieren und einzuüben. Ebenso kann geübt werden, Gesprächsinhalte zu erinnern, indem Patienten versuchen, nach einer Therapiestunde eine kurze Zusammenfassung über deren Inhalt zu geben. Um dies zu trainieren, soll der Patient währenddessen Stichpunkte mitschreiben. Dieses Verfahren soll dann auch genutzt werden, um sich an den Inhalt von Telefonaten, wichtigen Gesprächen oder Verhandlungen zu erinnern.

Viele Patienten berichten über Probleme, den Gesprächen in größeren Gruppen wie bei Geburtstagen, Stammtischen oder einem Essen mit Freunden folgen zu können. In solchen Situationen bekommen sie Kopfschmerzen oder ermüden schnell. Auch Besuche in Kneipen, Diskotheken oder Konzerten sind ihnen häufig aufgrund des Lärmpegels nicht mehr möglich. Hierin zeigen sich die Folgen von stark eingeschränkten Aufmerksamkeitsleistungen. Im Rahmen der Therapie werden mit den Betroffenen individuelle Strategien zur Bewältigung solcher Situationen erarbeitet. Dazu gehört, Belastungen besser identifizieren und einschätzen zu können. Stressige Situationen sollten geplant und mit einer schrittweisen Steigerung der Belastung angegangen werden. Daneben sollten ausreichend Pausen eingelegt werden. Gleichzeitig sollten Alternativen zur Freizeitgestaltung gefunden werden, die weniger stark die Aufmerksamkeitsleistungen beanspruchen.

9.3 Grenzen

Im klinischen Alltag zeigen sich auch Grenzen in der Behandlung von kognitiven Störungen. Sie können sowohl in der Person des Betroffenen selbst liegen, aber auch in seiner Lebenssituation und dem Umfeld.

- **Schwierigkeiten bei der Zielfindung.** Bei vielen Patienten zeigen sich Einschränkungen ihrer motorischen, sprachlichen und kognitiven Leistungsfähigkeit, die sich auf viele Bereiche der Teilhabe auswirken. In solchen Fällen kann es schwierig sein, Prioritäten zu setzen und das richtige Therapieziel (s. Kap. 2) festzulegen. Hier gilt es, zu Beginn der Therapie genügend Zeit für die Zielbesprechung mit dem Patienten und seinen Angehörigen einzuräumen, damit sich die therapeutische Arbeit nicht im Detail verliert. Hilfreich ist häufig auch, die gemeinsam besprochenen Ziele schriftlich festzuhalten, z. B. in einem Therapievertrag (s. Kap. 10) als Anhaltspunkt für den Patienten und seine Angehörigen, aber auch für alle beteiligten Therapeuten.

- **Verminderte Störungswahrnehmung/Krankheitsbewältigung.** Grenzen treten auch auf, wenn die vorhandenen Einschränkungen nicht oder nur unzureichend wahrgenommen und die daraus folgenden Veränderungen für das weitere Leben nicht akzeptiert werden können (s. Kap. 4). Insbesondere in der Phase der ambulanten Rehabilitation können Patienten meist ihre motorischen Einschränkungen realistisch wahrnehmen, überschätzen ihre kognitive Leistungsfähigkeit aber deutlich (Fischer et al. 2004). Da sie häufig auf motorische Ziele und Therapien fixiert sind und eine geringe Motivation für kognitive Therapien zeigen, kann die Rückkehr zur Teilhabe erheblich erschwert sein. Auch starke Depression oder Angst kann daran hindern, an kognitiven Therapiemaßnahmen effektiv teilzunehmen. Ebenso können schwerste kognitive Funktionsstörungen, z. B. nach zerebraler Hypoxie mit schweren Gedächtnisstörungen verhindern, dass sich Patienten mit den Erkrankungsfolgen effektiv auseinandersetzen und die Defizite selbstständig kompensieren können.

- **Interne und externe Kontextfaktoren: Persönlichkeit und Partnerschaft.** Auch von der Erkrankung unabhängige Faktoren wie die Persönlichkeit der Betroffenen, die Lebenssituation oder partnerschaftliche Situation können Grenzen setzen für kognitive Therapien. Dazu kann auch ein Krankheitsgewinn gehören, der dann entsteht, wenn die Patienten sich von Angehörigen umsorgen lassen und alle Verantwortlichkeiten an sie abgeben. Umgekehrt können Therapiefortschritte behindert werden, wenn Angehörige aus den unterschiedlichsten Situationen und Motiven heraus – häufig aus großer Ängstlichkeit – den Patienten alle Aufgaben abnehmen. Nicht zuletzt entstehen Grenzen, wenn Patienten von ihren Angehörigen in ihrer Rehabilitation nicht unterstützt werden.

Fallbeispiel: Frau Jakob – keine Unterstützung durch den Ehemann
Frau Jakob erlitt im Alter von 60 Jahren eine Stammganglienblutung links. Im Vordergrund der Beeinträchtigungen stand ein erhebliches funktionelles Gedächtnisdefizit, das sie vorrangig in der selbstständigen Haushaltsführung, aber auch in der Ausübung von Freizeitaktivitäten behinderte. An eine Rückkehr in ihren Beruf als Textilfachverkäuferin war durch die Schwere der Einschränkungen nicht mehr zu denken. Zusätzlich zu den kognitiven Einschränkungen litt Frau Jakob an einer schweren depressiven Verstimmung, die sie durch Antriebsmangel und fehlende Lebensfreude zusätzlich in der Teilhabe am sozialen Leben behinderte. Im Therapieverlauf gelang ein langsamer Aufbau von Aktivitäten sowohl im Rahmen von Haushaltsaufgaben als auch bei der Ausübung von Hobbys. Gleichzeitig konnten Strategien zur Kompensation der Gedächtnisdefizite entwickelt werden. Frau Jakob konnte diese Fortschritte jedoch nicht in den wenig strukturierten Alltag zu Hause übertragen, sodass eine enge Zusammenarbeit mit dem Ehemann angestrebt wurde. Dieser sah allerdings keinen Veränderungsbedarf. Er war mit der Situation, in der er jetzt die Kontrolle über den Alltag und den Haushalt hatte, völlig zufrieden. Absprachen mit ihm zur Einführung von Kompensationsstrategien, wie ein gemeinsamer Kalender, eine strukturierte Tagesplanung oder die Verwendung von Notizzetteln lehnte er vehement ab. Im weiteren Verlauf konnte keine Zusammenarbeit mit dem Ehemann erreicht werden. Da sich die Patientin plötzlich zwischen den „Fronten" sah, war sie sehr verunsichert und schränkte deshalb ihre Mitarbeit ein. Die Therapie musste vorzeitig beendet werden, weil keine Ziele mehr zu vereinbaren waren.

Literatur

Beblo T. Neuropsychologie affektiver Störungen. In: Lautenbacher S, Gauggel S, (Hrsg). Neuropsychologie psychischer Störungen. Berlin: Springer; 2004.

Canadian Association of Occupational Therapists. Canadien Occupational Performance Measure. CAOT Publications ACE. Lizenzierte deutsche Ausgabe 1999, 2. Auflage. Übersetzung: Dehnhardt B, Harth A, Meyer A.

Cicerone K, Dahlberg C, et al. Evidence-based cognitive rehabilitation: Recommendations for clinical practice. Archives of Physical Medicine and Rehabilitation. 2000;81:1596.

Cicerone K, Dahlberg C et al. Evidence-based cognitive rehabilitation: Updated re-view of the literature from 1998 through 2002. Archives of Physical Medicine and Rehabilitation. 2005;86:1681.

Dixon R, Bäckman L. Principles of compensation in cognitive neurorehabilitation. In: Stuss D, Winocurs G, Robertson I (Hrsg). Cognitive Neurorehabilitation. Cambridge: Cambridge University Press; 1999.

Fischer S, Trexler LE, Gauggel S. Awareness of activity limitations and prediction of performance in patients with brain injuries and orthopedic disorders. Journal of the International Neuropsychological Society. 2004;10:190.

Folsom J, Taulbee L. Reality orientation for geriatric patients. Journal of Hospital and Community Psychiatry. 1966;17:133.

Fries W, Wilkes F, Lössl H. Fahreignung bei Krankheit oder Verletzung. München, Wien, New York: Zuckschwerdt; 2002.

Gauggel S. Marburger Kompetenzskala (MKS). 1998; http://www.tu-chemnitz.de/phil/psych/professuren/klinpsy/ress/mks_skala.shtml (accessed April 26, 2006).

Gauggel S. Grundlagen und Empirie der Neuropsychologischen Therapie: Neuropsychiatrie oder Hirnjogging? Zeitschrift für Neuropsychologie. 2003;14(4): 217.

Geyh S, Wendel C, Heel S, Fries W. Kognitive Funktionen und Selbsteinschätzung der Alltagskompetenz in der ambulanten neurologisch-neuropsychologischen Rehabilitation. Zeitschrift für Neuropsychologie. 2002;13:281.

Goldenberg G, Pössl J, Ziegler W (Hrsg). Neuropsychologie im Alltag. Stuttgart, New York:Thieme; 2002.

Holzapfel H. Lerntheoretisch orientiertes Hirnleistungstraining. Grundlagen – Programmentwicklung-Manual. Broadstairs, UK: Borgmann Publishing; 1990.

Lautenbacher S, Gauggel S (Hrsg). Neuropsychologie psychischer Störungen. Berlin: Springer; 2004.

Lezak M. Neuropsychological assessment. New York: Oxford University Press; 1995.

Lincoln N, Majid M, Weyman N. Cognitive rehabilitation for attention deficits following stroke (Cochrane Review). The Cochrane Database of Systematic Reviews. 2000; Issue 3.

Linden M, Baron S. Das „Mini-ICF-Rating für psychische Störungen (Mini-ICF-P)". Ein Kurzinstrument zur Beurteilung von Fähigkeitsstörungen bei psychischen Erkrankungen. Rehabilitation. 2005;44:144.

Malec J. The Mayo-Portland Adaptability Inventory. The Center for Outcome Measurement in Brain Injury. http://www.tbims.org/combi/mpai (accessed April 26, 2006).

Netz J. Konstruktion und Praxiserprobung einer ICF-orientierten Therapiezielliste und Outcome-Messung in der ambulanten Neurorehabilitation. Neurologie und Rehabilitation. 2005;11(4):227.

Prigatano G. Neuropsychologische Rehabilitation. Berlin, Heidelberg: Springer; 2004.

Robertson I, Murre J. Rehabilitation of brain damage: Brain plasticity and principles of guided recovery. Psychological Bulletin. 1999;125:544.

Romero B. Eder G. Selbst-Erhaltungs-Therapie (SET): Konzept einer neuropsychologischen Therapie bei Alzheimer-Kranken. Zeitschrift für Gerontopsychologie und -psychiatrie. 1992;5:267.

Schmidt R, Berger M. Emotional-affektive Störungen und Hirnkrankheiten. In: Wallesch CW (Hrsg). Neurologie. München: Elsevier, Urban und Fischer Verlag; 2005.

Sohlberg M, Raskin S. Principles of generalization applied to attention and memory interventions. Journal of Head Trauma Rehabilitation. 1996;11:65

Sohlberg M, McLaughlin K et al. Evaluation of attention process training and brain injury education in persons with acquired brain injury. Journal of Head Trauma Rehabilitation. 2000;22:656.

Thöne-Otto A, Markowitsch H. Gedächtnisstörungen nach Hirnschäden. Göttingen: Hogrefe; 2004.

Willer B, Rosenthal M et al. Assessment of community integration following rehabilitation for traumatic brain injury. Journal of Head Trauma Rehabilitation. 1993;8:75.

Wilson BA. Memory rehabilitation: Compensating for memory problems. In Dixon RA, Bäckman L, (Hrsg). Compensating for psychological deficits and declines. Mahwah, NJ: Erlbaum; 1995.

Wilson BA. Compensating for cognitive deficits following brain injury. Neuropsychological Review. 2000; 10:233.

World Health Organisation (WHO). ICF – International Classfication of Functioning, Disability and Health. Geneva; 2001.

10 Alltagstherapie I: Hausbesuch

Katja Ortner, Nicole Lojewski

*Erkläre mir und ich vergesse.
Zeige mir und ich erinnere.
Lass es mich tun und ich verstehe!"
(Konfuzius)*

Dieses Kapitel beschreibt die Möglichkeiten, Therapie auch im häuslichen Umfeld der Patienten durchzuführen, um Aktivitäten in Teilhabe umzusetzen. Erst hier werden die wirklichen Hindernisse in der Bewältigung von Alltagsaufgaben erkennbar.

10.1 Worum geht es?

Die Frage, in welchem Umfang die Patienten die wiedererlernten Fähigkeiten in ihrem Alltag umsetzen (können), ist Prüfstein für die Wirksamkeit von ambulanter neurologischer Rehabilitation. Einige neuere Studien dokumentieren, dass es im häuslichen Umfeld – unabhängig von der initialen Behandlungsmethodik – oft zu einer Verschlechterung der motorischen Funktionen kommt (siehe Langhammer und Stanghelle 2003; Lord et al. 2004). Die Studien zeigen die Problematik des Transfers motorischer Leistungen von der Therapiesituation in den Alltag. In der Rehabilitation erworbene motorische Fertigkeiten bleiben nur dann stabil, wenn sie auch im Alltag eingesetzt und trainiert werden. Wenn dies nicht geschieht, kann es in der Folge zu einer Abnahme von ADL-Leistungen kommen und sich dadurch ein verstärkter Bedarf an Pflege entwickeln. Es ist eine nicht seltene klinische Erfahrung, dass sich nach Entlassung aus der Rehabilitation der funktionelle Zustand verschlechtert und damit die Pflege- und Therapiebedürftigkeit wieder zunimmt (Neubauer und Ranneberg, 2005).

Fallbeispiel: Frau Blume erlitt 45-jährig einen Mediateilinfarkt links. Bei Therapiebeginn lag die Erkrankung bereits zwei Jahre zurück. Sie war nicht gehfähig bei schwerer spastischer Hemiparese rechts. Sie konnte ihre rechte Hand funktionell nicht einsetzen. Zusätzlich war sie durch eine globale Aphasie beeinträchtigt. Ihr Ziel war es, die Selbstständigkeit im häuslichen und außerhäuslichen Bereich zu verbessern. In der Therapie machte sie schnell und kontinuierlich Fortschritte. Der Rollstuhl wurde nur noch außer Haus für lange Strecken benötigt. Kleinere Einkäufe konnte sie bewältigen, aber nur mit therapeutischer Begleitung. In der Therapieeinrichtung konnte sie selbstständig mit Rollator gehen. Auch das Treppensteigen war möglich. In der Therapieeinrichtung hatte Frau Blume am Haushaltstraining teilgenommen. Aktivitäten wie das Transportieren von Gegenständen mithilfe des Rollators, das Beladen der Spülmaschine und die Zubereitung einfacher Gerichte war ihr ohne Probleme möglich.
Bei einem Angehörigengespräch mit dem Ehemann der Patientin berichtete dieser nach mehreren Wochen Behandlung von nahezu keinen Fortschritten. Zu Hause halte sich seine Frau im Rollstuhl auf. Auch kurze Wege lege sie nicht zu Fuß zurück. Die Treppe würde mit einem „Treppenlifter" überwunden, obwohl das Treppensteigen alleine möglich wäre. Den Haushalt übernahm Herr Blume komplett alleine. Warum fand kein Transfer der in der Therapie erarbeiteten Fähigkeiten in den Alltag statt?

Um den Bogen zwischen klinischer Praxis und dem häuslichen Alltag zu spannen, ist es notwendig, dass die Therapeuten sich vor Ort ein Bild davon machen, wie der Patient lebt und wie er mit den Anforderungen des Alltags zurechtkommt. Ein Hausbesuch kann nicht nur die Frage beantworten, in welchem Umfang die Patienten die wiedererlernten Fähigkeiten in ihrem Alltag umsetzen, sondern ermöglicht auch, Aufgaben unter den häuslichen Bedingungen zu üben. Gemeint ist hier jedoch nicht der Hausbesuch im traditionellen Sinne, wie ihn z. B. niedergelassene Physio- oder Ergotherapeuten durchführen, wenn die Patienten zu gebrechlich sind, um die Praxis aufzusuchen. Dort geht es z. B. um die Hilfsmittelversorgung und das Üben von Körperfunktionen wie das Senken des Muskeltonus. Ziele des

Hausbesuchs im Teilhabe-Konzept (s. Kap. 2) liegen dagegen darin, das Lebensumfeld des Patienten kennen zu lernen und ihn darin zu unterstützen, die Alltagsaufgaben auch hier zu bewältigen. Dies kann nur in einem interdisziplinären Rahmen geschehen. Das bedeutet, dass zwei Therapeuten unterschiedlicher Fachdisziplinen, d. h. Ergo-, Physio-, Sprachtherapeuten und Neuropsychologen, gemeinsam den Hausbesuch unternehmen. Sie analysieren gemeinsam die Problematik des Patienten und seiner Einschränkungen in der Teilhabe deutlich schneller und effektiver und können sich ergänzend unterstützen. Konzepte interdisziplinärer Rehabilitation im Rahmen von Hausbesuchen werden – allerdings für den geriatrischen Bereich – von der Bundesarbeitsgemeinschaft Mobile Rehabilitation vertreten (Schmidt-Ohlemann 2004).

10.2 Hausbesuch

Funktionelle Fähigkeiten werden intensiv in der Reha-Einrichtung geübt. Jedoch können vor allem Patienten, die motorisch stärker eingeschränkt sind und deshalb noch Unterstützung in den Aufgaben der Selbstversorgung und der häuslichen Lebensführung benötigen, von Hausbesuchen und Therapie zu Hause profitieren. Ein weiterer wichtiger Grund für Hausbesuche liegt vor, wenn bei dem Patienten und seinen Angehörigen die Störungswahrnehmung und Störungseinsicht eingeschränkt sind (Awarenessstörung, s. Kap. 4). Die Indikation für den Hausbesuch wird im interdisziplinären Team gestellt. Über die Notwendigkeit und Sinnhaftigkeit berät das interdisziplinäre Team anhand der in der Diagnostik zusammengetragenen Befunde.

Hausbesuche finden frühzeitig im Therapieverlauf statt. In der ambulanten neurologischen Rehabilitation ist bei durchschnittlich 30 % der Patienten eine regelmäßige Therapie zu Hause erforderlich. Bei 10 % aller Patienten stellt sich nach einem ersten Besuch heraus, dass keine weitere therapeutische Intervention vor Ort notwendig ist. Bei den übrigen Patienten steht das Training höherer kognitiver Leistungen, soziales Kompetenztraining und/oder die berufliche Wiedereingliederung mit Arbeitsplatzbesuchen im Vordergrund – ein Hausbesuch ist daher nicht relevant.

Beim ersten Hausbesuch wird die Betätigungsliste (s. **Tab. 10.1**), eine modifizierte Version des COPM (Law et al. 2004), mit dem Patienten und seinen Angehörigen ausgefüllt, um die Teilhabe und die Aktivitäten zu Hause zu erfassen. Zentral ist hier, dass nicht nur erfasst wird, welche Aktivitäten der Patient tatsächlich durchführt, sondern auch, welche Bedeutung die jeweiligen Aktivitäten für ihn haben. Das COPM ist ein teilstandardisiertes Interview, dessen Dokumentationsbögen von Mitgliedern aller Berufsgruppen ausgefüllt werden können. In der Ergotherapie ist es weit verbreitet. Eine erfahrene Kollegin kann dem Team eine kurze Einführung zur Benutzung geben.

Das COPM, hier Betätigungsliste für Hausbesuche genannt, wurde durch die in der ICF-Therapiezielliste vorgegebenen Domänen (s. **Tab. 10.1**) ergänzt. Die ursprüngliche Beurteilung in der Betätigungsliste erfolgte in einer zehnstufigen Skala, d. h. in Schritten von 1 – 10. Zur Vereinfachung wurde sie

Tabelle 10.1 Betätigungsliste für Hausbesuche nach COPM

Canadien Occupational Performance Measure, 2. Ausgabe, 1998
M. Law, S. Baptiste, A. Carswell, M.A: McColl, H. Polatajko, N. Pollock
(Lizenzierte deutsche Ausgabe 1999, 2. Auflage (1)
Übersetzung: B. Dehnhardt, A. Harth, A. Meyer)
sowie
COPM – Version NKM 2002
Projektgruppe COPM des Neurologischen Krankenhauses München
Adaptiert durch das Team der Praxis Prof. Fries, München

Anleitung: Die Betätigungsliste dient als Leitfaden für ein „teilstrukturiertes Interview" – offene Gesprächsführung! Im Vordergrund steht die Befragung der Patienten und Angehörigen, wie sie momentan mit ihrem individuellen Alltag zurechtkommen. Es geht um das Betätigungsverhalten und um solche Tätigkeiten die sie (evtl. zusammen) wieder können möchten, müssen, oder die von ihnen erwartet werden (unterschiedliches Rollenverhalten/-erwartungen).
Raum ist hierbei auch für interne/externe Kontextfaktoren (Ressourcen/ Hinderungsgründe). Einzelne Funktionsstörungen können in alle Bereiche eingeordnet werden. Im Anschluss daran wird die Wichtigkeit der genannten Belange festgestellt. Auf einer Skala von 0 – 4 soll nun der Patient angeben, wie wichtig ihm diese Betätigung ist. 0 = gar nicht wichtig, 4 = sehr wichtig.

W(ichtigkeit) = Wie wichtig ist die Betätigung?	0	1	2	3	4

Tabelle 10.1 (Fortsetzung)

ICF-Ziffern	ICF-Domäne	Beschreibung der Betätigung	0 1 2 3 4 WT1	WT2
	Selbstständigkeit			
d510–d599	Eigene körperliche Versorgung, z. B. ▪ Körperpflege ▪ An-/Auskleiden ▪ Schluckfunktion ▪ Essen ▪ Toilettenbenutzung			
d430–d470	Mobilität, z. B. ▪ Transfer ▪ Fortbewegung im Haus ▪ Fortbewegung außer Haus ▪ Wege zum Haus			
d470 d6200 d865 d860	Erledigung persönlicher Angelegenheiten, z. B. ▪ Transport ▪ Einkaufen ▪ Finanzen ▪ Selbstverwaltung ▪ Öffentl. Verkehrsmittel			
	Produktivität			
d845–d859 d310–d399	Arbeit, z. B. ▪ Arbeitsplatz finden ▪ Arbeitsplatz erhalten ▪ ehrenamtliche Tätigkeiten ▪ Sicherung von Vermögen ▪ Kommunikation			
d630–d649 650	Haushalt, z. B. ▪ Saubermachen ▪ Wäsche waschen ▪ Kochen ▪ Instandhaltung der Wohnung allg.			
	Freizeit			
d920	Ruhige Freizeit, z. B. ▪ Hobbys ▪ Basteln ▪ Lesen			
	aktive Freizeit, z. B. ▪ Sport ▪ Ausflüge ▪ Reisen			
d720	soziales Leben, z. B. ▪ Besuche ▪ Telefonieren ▪ Korrespondenz ▪ Partys			

Tabelle 10.2 Checkliste für Hinderungsfaktoren

	Kommentare
Außerhalb der Wohnung ▪ Auto aus- und einsteigen ▪ Parkmöglichkeit ▪ Wegstrecke ▪ Aufgang zum Haus ▪ Lage der Wohnung (Einkaufszentrum, Praxen, Fahrstuhl) ▪ Kontaktpersonen (Nachbarn, Hausmeister, Verwandte) ▪ Briefkasten	
Wohnung allgemein ▪ Bodenbeläge ▪ Breite der Türen ▪ Türschwellen ▪ vorhandene Stufen ▪ Treppen-Gangbreite ▪ Sprechanlage, Klingel ▪ Sitzen am Tisch ▪ Bedienung TV/Radio ▪ externe Gedächtnisstützen	

Küche
▪ Skizze?
▪ Art der Küche
▪ Bedienung von
  – Kühlschrank
  – Herd
  – Waschmaschine
  – Gefrierschrank
  – Spülmaschine
  – Wasserhahn
▪ Transportmöglichkeiten
▪ Abstellflächen, Arbeitsflächen
▪ häufig benötigte Teile in erreichbarer Nähe?	

Schlafzimmer ▪ Betthöhe, Lichtquelle ▪ Telefon ▪ Notrufanlage ▪ Toilettenstuhl ▪ Bettposition ▪ Lagerung	
Balkon/Terrasse/Garten ▪ Türbreite ▪ Schwelle ▪ Stufen ▪ Wege im Garten ▪ Gefahrensituationen	
Büro/Arbeitszimmer ▪ Computer/Bedienung ▪ Online-Banking ▪ Ordner ▪ Gestaltung und Nutzung des Arbeitsplatzes	
Weitere Räume ▪	

Tabelle 10.2 (Fortsetzung)

Optimierung von Umweltfaktoren		
Hilfsmittelversorgung	Wohnfeldanpassung	Ressourcen

Verbesserung folgender Performanz-Komponenten/Infoweitergabe an Kolleginnen		
Sensomotorisch	Kognitiv	Sonstiges

© Praxis Prof. Fries

an die vorgegebene ICF-Skalierung angepasst, die in einer fünfstufigen Skala, d. h. in Schritten von 0–4 bewertet. Damit wird gewährleistet, dass der gesamte Therapieverlauf, also auch die Erhebung der Performanz und der Ziele bei einem Hausbesuch, einheitlich auf Teilhabe-Ebene stattfinden. Dies erhöht zum einen die Effektivität der Behandlung, zum anderen ermöglicht es langfristig die Evaluation des Therapieerfolges und somit des Therapieprogramms. Die einheitliche Skalierung aller Instrumente nach ICF erleichtert im Therapieverlauf allen beteiligten Therapeuten das Vorgehen.

Der erste Hausbesuch dient dazu, die häuslichen Lebensumstände des Patienten kennen zu lernen, vor allem aber die Hindernisse, die einer Teilhabe im Wege stehen. Dies können z. B. fehlende Hilfen zum Einstieg in die Badewanne sein, hohe Türschwellen oder Teppichkanten, die als Stolperfallen das Gehen behindern, der fehlende Handlauf im Treppenhaus. Solche Hindernisse werden in der Sprache der ICF als „externe hemmende Kontextfaktoren" bezeichnet. Dazu gehören aber auch Faktoren wie die Überfürsorglichkeit von Angehörigen. Sie werden mithilfe einer Checkliste (s. **Tab. 10.2**) erfasst, die während des Hausbesuchs ausgefüllt werden kann.

Anhand dieser Liste lässt sich besprechen, mit welchen Hilfsmitteln oder durch welche Änderungen oder Umbauten sich Hindernisse besser überwinden lassen. Im Hausbesuch kann weiterhin festgestellt werden, in welchem Umfang Patienten die in der Rehabilitation wiedererlernten Fähigkeiten tatsächlich auch im häuslichen Alltag nutzen. Falls dies nicht passiert, kann in einem Gespräch versucht werden herauszufinden, was den Patienten an der Umsetzung hindert. Es ist dann dringend erforderlich, Angehörigen und Patienten die Zusammenhänge einer ganzheitlichen Therapie verständlich zu machen.

Wesentliche Aufgabe beim Hausbesuch ist es, konkrete Ziele für Aktivitäten im häuslichen Umfeld festzulegen, falls dies nicht bereits im Gespräch mit der Primärtherapeutin erfolgt ist. Die Zielvereinbarung (s. Kap. 2) richtet sich in erster Linie nach den Wünschen des Patienten und nach der Wichtigkeit von Aktivitäten in seinem Leben, wie sie in der Betätigungsliste bereits erfasst wurde (s. **Tab. 10.1**).

Aufgrund dieser Informationen werden die Therapieziele im häuslichen Alltag für einen Zeitraum von drei Wochen festgelegt (**Tab. 10.3**).

Wenn die Patienten oder Angehörigen keine Wünsche oder Ziele für bestimmte Betätigungen im häuslichen Umfeld benennen, ist kein weiterer Hausbesuch notwendig.

Wie das zuvor beschriebene Beispiel von Frau Blume zeigt, hat sich das Konzept von Hausbesuchen als Teilhabe-orientierte Behandlung bewährt. Frau Blume kam nach einer einjährigen Therapiepause erneut zur ambulanten Rehabilitation. Schon ab der ersten Woche wurden regelmäßig Hausbesuche durchgeführt. Obwohl es zu keinen wesentlichen Änderungen in den Funktionen bei Frau Blume kam, konnte sie ihre Teilhabe im häuslichen Umfeld enorm verbessern.

10.3 Therapie im häuslichen Bereich

Wenn sich im Hausbesuch gezeigt hat, dass zur Verbesserung von Teilhabe die Aktivitäten im eigenen Haushalt geübt werden müssen, z. B. wegen des fehlenden Transfers oder wegen der speziellen Hindernisse im häuslichen Alltag, kann Therapie vor Ort in mehrfachen Hausbesuchen stattfinden. Hierfür gibt es eine Reihe von Bedingungen, die zu beachten sind:

- Als Zeitrahmen für die Therapie im häuslichen Bereich hat sich ein Vormittag oder ein Nachmittag als praktikabel erwiesen. 3 Zeitstunden stehen zur Verfügung.
- In der Regel führen zwei Therapeuten aus unterschiedlichen Fachbereichen den Hausbesuch durch.

Tabelle 10.3 Zielbesprechung für die kommenden Wochen

Skalierung für die Zielbesprechung

Z(ufriedenheit) = Wie zufrieden mit momentaner Ausübung?   0   1   2   3   4
P(erformanz) = Wie gut momentan möglich?   0   1   2   3   4
Zufriedenheit und Performanz von Pat./Angehörige getrennt beurteilen lassen.
© Praxis Prof. Fries

	Patienten				Angehörige			
	P1	P2	Z1	Z2	P1	P2	Z1	Z2
Am Ende der Wochen möchte ich								
1.								
2.								
3.								

	Therapeut			
Um mein Ziel zu erreichen, muss ich verbessern:	P1	P2	Z1	Z2
▪				
▪				
▪				

Konkretes Vorgehen dazu

In der Praxis	In meinem persönlichen Umfeld (zu Hause/mit Angehörigen/Freunden etc.)
▪	
▪	
▪	
▪	

Datum   Unterschrift Patient   Unterschrift Angehöriger   Unterschrift Therapeut

Sollte sich irgendetwas dabei schwierig gestalten oder zu anstrengend sein, bespreche ich dies mit meinen Therapeuten und wir versuchen gemeinsam eine Lösung dafür zu finden!

Viel Erfolg!
© Praxis Prof. Fries

- Die Therapeuten sollten über die Anamnese des Patienten genau informiert sein.
- Therapie findet innerhalb des Hauses statt, z. B. auf der Treppe im eigenen Haus, in der Küche, im Bad, im Waschkeller, in der Hobbywerkstatt, aber auch im außerhäuslichen Bereich. Dazu gehören der Garten ebenso wie die Wege zum Einkaufen.
- Geübt wird vor Ort. Zum Trainieren können alle Gegenstände des häuslichen Alltags benutzt werden. So kann es darum gehen, den Zahnbecher zu greifen, sich Gesichtscreme aufzutragen oder mit dem Schraubenzieher zu hantieren. Zusätzliche Therapiemittel sind nicht erforderlich.
- Im Vordergrund steht, für die vereinbarten Therapieziele zu üben.
- Bei weiteren Hausbesuchen werden die bisherigen Ziele überprüft und gegebenenfalls verändert. Weiter können neue Ziele formuliert und geübt werden. Wenn die Ziele erreicht sind, werden die Hausbesuche abgesetzt.
- Abschließend werden die Ergebnisse protokolliert und in die Therapiezielliste (s. Kap. 2) eingetragen.

Fallbeispiel: Herr Huber lebt seit 28 Jahren in einer Erdgeschosswohnung in Münchens Innenstadt. Er ist alleinstehend, berentet und ein leidenschaftlicher Hobbykoch. Vor einem Jahr erlitt Herr Huber einen Mediateilinfarkt rechts mit ausgeprägter Hemiparese links. Die linke obere Extremität zeigt keine alltagsrelevanten Funktionen. Das Gehen und das Gleichgewicht sind deutlich beeinträchtigt. Weiterhin besteht eine motorische und visuelle Vernachlässigung der linken Seite.
Hauptziel in der Therapie war es für den Patienten, sich zu Hause selbst versorgen zu können und in seiner Lebensführung selbstständig zu sein. Nach der Entlassung aus der stationären Rehabilitation war Herr Huber darauf angewiesen, von seiner Tochter rund um die Uhr betreut zu werden. Zu Therapiebeginn kam Herr Huber im Rollstuhl. Schnell lernte er, kürzere Strecken innerhalb des Hauses zu gehen, allerdings mit erhöhtem Zeitaufwand und unter Einsatz eines Gehstocks. Der erste Hausbesuch erfolgte in der zweiten Therapiewoche. Mit Herrn Huber und seiner Tochter wurden folgende Ziele formuliert:
- Bewältigung des Weges zum Bäcker
- Spülmaschine ein- und ausräumen
- Erstellen von Einkaufslisten für Freunde und Angehörige

Was wurde geübt?
Mit dem Therapeuten wurde gemeinsam der Weg zum Bäcker geübt. Besonderes Augenmerk lag dabei auf der Gangsicherheit, aber auch auf der Ganggeschwindigkeit.
Für das Beladen der Spülmaschine wurde geübt, Geschirr und Besteck zu transportieren und den Oberkörper nach vorne zu beugen, um die Beweglichkeit und die Positionierung im Raum zu verbessern.
Um die Zutaten für ein einfaches Gericht von Freunden oder Angehörigen einkaufen zu lassen, musste eine Einkaufsliste erstellt werden. Es ging darum zu lernen, sich eine Mahlzeit am Wochenende kochen zu können, um die Tochter zu entlasten.

10.4 Grenzen

Auch wenn Hausbesuche innerhalb des Teilhabe-Konzeptes eine hohe Wirksamkeit haben, gibt es doch Grenzen für diese Behandlungsform.

Vor Beginn der Hausbesuche ist es notwendig, die Patienten und ihre Angehörige über das Konzept der Hausbesuche aufzuklären. Es gilt zu vermitteln, dass es sich um einen wichtigen Teil der gesamten Therapie handelt, weg von einer rein funktions- oder defizitorientierten Behandlung, hin zur Teilhabe. Aktive Zustimmung und Kooperation im Hausbesuch sind unabdingbar notwendig. Gelegentlich fällt es den Patienten schwer, sich auf dieses Behandlungskonzept einzulassen, weil sie und ihre Angehörigen noch immer hoffen, doch wieder vollständig gesund zu werden. Dazu scheint für sie nur maximal intensives funktionelles Üben sinnvoll und zielführend zu sein.

Es kommt auch vor, dass den Patienten und/oder ihren Angehörigen ein Hausbesuch als zu „aufdringlich" erscheint. Sie fühlen sich einerseits kontrolliert und andererseits einer unzulässigen Neugier durch die Therapeuten ausgesetzt. Oft steckt dahinter auch eine Befürchtung, den Erwartungen der Therapeuten nicht genügen zu können.

Es kann auch sein, dass ein Hausbesuch nicht zustande kommt, weil im Gegensatz zu den Patienten die Angehörigen nicht möchten, dass die Therapeuten einen Einblick in die häusliche Situation gewinnen. Denn der Hausbesuch gewährt nicht nur einen Einblick in die äußeren Lebensumstände, sondern auch in möglicherweise bestehende Konfliktsituationen innerhalb einer Familie. Vielleicht fühlen sich die Angehörigen in ihrer Rolle als Fürsorger und Betreuer durch Therapeuten überprüft oder kontrolliert.

Es gibt auch Grenzen für Hausbesuche, die in den Rahmenbedingungen liegen. So können Patienten, die weit entfernt wohnen, aufgrund der weiten Anfahrtsstrecken nicht berücksichtigt werden. Der Aufwand für Hausbesuche an Personal und Zeit muss mit den Strukturen und Möglichkeiten der jeweiligen Einrichtung vereinbar sein.

Literatur

Langhammer B, Stanghelle JK. Bobath or motor relearning programme? A follow up one and four years post stroke. Clin. Rehabil. 2003;17:731–4.

Law M, Polatajko H, Carswell A. Das kandische Modell der „Occupational Performance" und das „Canadian Occupational Performance Measure". In: Jerosch-Herold C, Marotzki U, Hack BM, Weber P (Hrsg.). Konzeptionelle Modelle für die ergotherapeutische Praxis. 2. Aufl. Berlin, Heidelberg, New York: Springer; 2004: 137–52.

Lord SE, McPherson K, McNaughton HK, Rochester L, Weatherall M. Community ambulation after stroke: how important and obtainable is it and what measures appear predictive? Arch Phys Med Rehabil. 2004;85:234–9.

Neubauer G, Ranneberg J. Ergebnisorientierte Vergütung der Neurologischen Rehabilitation. Förderschwerpunkt „Rehabilitationswissenschaften". 2005.

Schmidt-Ohlemann M. Memorandum Mobile Rehabilitation in Deutschland. www.bag-more.de. 2004.

11 Alltagstherapie II: Aufgaben lösen im realen Leben – Projektarbeit[1]

Wolfgang Fries, Sonja Fischer

*Für das Können gibt es nur einen
überzeugenden Beweis: das Tun.
(M. von Ebner-Eschenbach)*

Dieses Kapitel beschreibt eine neue Form von Therapie, um Alltagsaktivitäten auch im Alltag einzuüben. Im Gegensatz zur traditionellen Therapiestruktur werden hier zeitliche Vorgaben aufgelöst, um Raum für die Bewältigung von komplexen Aufgaben zu schaffen. Jedes Projekt wird von einem interdisziplinären Therapeutenteam betreut, weil sich gezeigt hat, dass eine Behinderung an der Teilhabe sich häufig über mehrere Teilhabe-Domänen erstreckt.

11.1 Worum geht es?

Patienten können Funktionsverbesserungen, die sie in der Rehabilitation erzielen, oft nicht ausreichend in den Alltag übertragen. Es kommt dann nicht zu einer Verbesserung der *Teilhabe*. Das hat sich sowohl für die Therapie motorischer Funktionen wie Gehen (Skilbeck et al. 1983; Langhammer und Stanghelle 2003) oder den Handgebrauch (Sterr et al. 2002) zeigen lassen als auch für die Therapie von Aufmerksamkeits- und Gedächtnisstörungen (Lincoln et al. 2000; Geyh et al. 2002) oder für die Aphasietherapie (Greener et al. 2002). Für einen Patienten mit motorischer Behinderung zum Beispiel hängt die Teilhabe davon ab, ob er öffentliche Verkehrsmittel – also S-Bahn, U-Bahn oder Bus, ebenso wie eine Rolltreppe – benutzen kann. Der Patient muss objektiv über eine ausreichende Gehfähigkeit, posturale Kontrolle und genügend Aufmerksamkeit verfügen können, subjektiv aber auch ausreichend sicher, d. h. ohne Fallangst sein. Und er sollte sich in der Öffentlichkeit ohne das Gefühl von Beschämung bewegen können. Dies kann nicht ausschließlich in den Physiotherapieräumen oder den Fluren einer klinischen Einrichtung erarbeitet werden. Nur wenn Fähigkeiten und Aktivitäten im realen Alltag geübt werden, können sie dort auch tatsächlich ausgeführt werden und führen dann zu Teilhabe. An die ICF angepasste Therapiekonzepte müssen dementsprechend externe ebenso wie interne Kontextfaktoren (s. Kap. 1) miteinbeziehen. Ungeklärt ist hier, wie weit der Therapieauftrag reicht (Fries 2005). Es gibt jedoch bisher keine gesicherten, evidenzbasierten Therapieverfahren für die *Teilhabe-bezogene* Neurorehabilitation. Vor kurzem wurde „Projektarbeit" als ein Teilhabe-bezogenes Therapiekonzept vorgestellt (Fries et al. 2005).

11.2 Was ist Projektarbeit?

In der Projektarbeit geht es darum, Aktivitäten des täglichen Lebens im Alltag zu erproben und das selbstständige Problemlösen zu fördern. Das

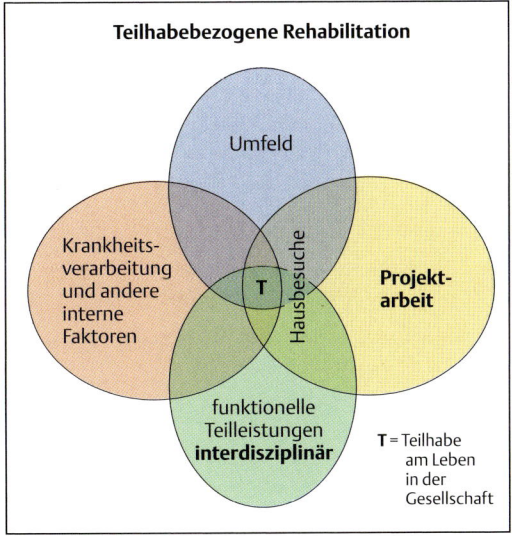

Abb. 11.1 Projektarbeit als essenzieller Bestandteil der Teilhabe-bezogenen Rehabilitation.

---
[1] Dieser Text ist eine erweiterte Fassung einer Arbeit aus „Neurologie & Rehabilitation" (Fries et al. 2005). Wir danken dem Hippocampus Verlag für die Genehmigung.

schließt mit ein, das Vertrauen in die eigenen Kräfte zu stärken. Ziel der Projektarbeit ist, die selbstbestimmte Teilhabe am Leben in der Gesellschaft zu verbessern. Das kann bedeuten, sowohl häusliche Selbstständigkeit wiederzuerlangen als auch eine Wiedereingliederung in den Beruf zu erreichen. Projektarbeit nimmt deshalb einen zentralen Platz in dem Gesamtkonzept einer Teilhabe-bezogenen Rehabilitation ein. Auch das funktionelle Üben von Teilleistungen ist Teil dieses Konzeptes. Allerdings erfolgt es im realen Alltag und Lebensumfeld des Patienten. In der Reflexion über Zielfestsetzung und Zielerreichung muss sich der Patient in der Projektarbeit auch damit auseinandersetzen, wie er die Erkrankungsfolgen wahrnehmen und akzeptieren kann.

11.3 Praktisches Vorgehen

Projektarbeit hat ihren Platz im Therapieangebot an einem Therapietag pro Woche. Sie findet in Gruppen statt. Die Themen der Gruppen orientieren sich an den ICF-Domänen der Teilhabe (WHO 2001, s. Kap. 1):
- Produktivität
- Kommunikation und Wissenserwerb/-anwendung
- selbstständige Haushaltsführung und aktive Freizeitgestaltung
- Mobilität

In jeder Gruppe können die Patienten trotz der thematischen Ausrichtung ihre individuellen Ziele verfolgen. So kann z. B. ein Patient in der Projektgruppe Kommunikation und Wissenserwerb zwar vorrangig an seiner Kommunikation arbeiten, aber gleichzeitig auch Aspekte der Mobilität in die gewählten Aufgaben miteinbeziehen. Jeweils zwei Therapeutinnen aus unterschiedlichen Fachdisziplinen leiten eine Projektgruppe (s. **Tab. 11.1**), die aus maximal acht Teilnehmern besteht. Die Verteilung der Fachdisziplinen ist dabei nicht zwingend vorgegeben.

Zeitlich erstreckt sich die Projektarbeit über einen ganzen Therapietag, es sei denn, eine eingeschränkte Belastbarkeit erlaubt es einem Patienten, nur an einem halben Projekttag teilzunehmen. Die Auflösung des 50-Minuten-Taktes der Therapiestunden ermöglicht es, auch umfangreichere oder komplexere Aktivitäten durchzuführen. Dadurch kann die Belastbarkeit über einen längeren Zeitraum trainiert werden. Außerdem fördert es die Fähigkeit der Patienten, selbstständig den Tag zu strukturieren, indem sie ihre Aufgaben und Tätigkeiten planen und ihre Zeit einschließlich der notwendigen Pausen selber einteilen müssen.

Zur *Vorbereitung* der Projektarbeit müssen zunächst die als Folge der Erkrankung aufgetretenen Teilhabe-Störungen erfasst werden. Wichtig dabei ist, nicht Symptome oder Funktionsstörungen zu erfragen, sondern die tatsächlichen Einschränkungen im Alltagsleben, und zwar in der Reihenfolge der Wertigkeit für den Patienten. Dies setzt voraus, dass er bereits ausreichend Erfahrung im Alltag sammeln konnte. Deshalb lässt sich Projektarbeit am ehesten in einem ambulanten Rahmen realisieren, wenn die Patienten wieder in ihrer gewohnten häuslichen Umgebung leben.

Bei der Erfassung der *Ziele* ist auf den Teilhabe-Bezug zu achten. Ziele wie „ich möchte wieder gesund werden" oder „ich möchte wieder so werden wie vorher" sind nicht nur unerfüllbar, sondern auch kein Rehabilitationsziel. Je konkreter Aktivitäten im eigenen Alltag als Ziele benannt werden können, z. B. „ich möchte wieder die Mahlzeiten zubereiten können" oder „ich möchte gerne wieder meine Steuererklärung und meine Bankgeschäfte selber erledigen können", desto leichter können sie angesteuert und in erreichbare Teilziele umgesetzt werden. Bei mehreren Zielen ist es notwendig zu er-

Tabelle 11.1 Die vier Projektgruppen mit ihren inhaltlichen Schwerpunkten

Projektgruppe	inhaltliche Schwerpunkte (nach ICF)	Fachkompetenz der Projektleiter	Fallbeispiele in diesem Kapitel
1	Produktivität (d840–d859)	Ergotherapie Neuropsychologie	Frau Hobel
2	Kommunikation (d3) und Wissenserwerb/-anwendung (d1)	Klinische Linguistik Physiotherapie	Frau Marten
3	selbstständige Haushaltsführung (d6) und aktive Freizeitgestaltung (d9)	Ergotherapie Neuropsychologie	Herr Gröbel
4	Mobilität (d4)	Physiotherapie Kunsttherapie	Herr Appel

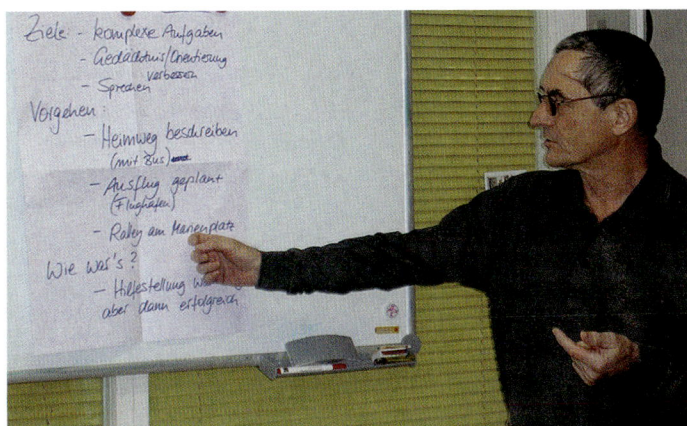

Abb. 11.2 Der Patient stellt seine persönlichen Ziele in einem Kurzvortrag Mitpatienten und Therapeuten vor.

fassen, was dem Patienten am wichtigsten ist. Sowohl die genannten Beeinträchtigungen in der Teilhabe als auch die Ziele der Patienten werden schriftlich erfasst und dokumentiert.

Die *Planung* der Projektarbeit in der Projektgruppe geht zunächst von den erfassten Reha-Zielen aus. Diese müssen aber auch erreichbar sein. Ein adäquates „Shaping" (Sterr und Freivogel 2003) der Aufgaben, d. h. ein dem jeweiligen Leistungsvermögen angepasster Schwierigkeitsgrad der Anforderungen und dessen sukzessive Steigerung in Abhängigkeit vom Erfolg ist unerlässlich. Es muss ein Zeitrahmen festgelegt werden, innerhalb dessen die Aufgabe zu erledigen ist. Dabei sind die Zeitvorgaben einzuhalten, um das im Alltagsleben erforderliche Zeitmanagement zu üben. Bereits in der Planung sollte auf ein adäquates Pausenmanagement geachtet werden.

Während der *Durchführung* sollen die Patienten die Aufgaben selbstständig oder nur mit der minimal notwendigen Unterstützung durch Therapeuten erledigen. Es kann auch sein, dass Patienten ein Projekt gemeinsam durchführen. Dabei können sie sich gegenseitig unterstützen, gewinnen mehr Selbstvertrauen und werden in der Akzeptanz ihrer Behinderung gestärkt. Die Durchführung der Projektaufgabe verlangt
- die notwendigen Materialien und Unterlagen selbst zu organisieren,
- einen Zeitplan festzulegen,
- eigene Fähigkeiten realistisch einzuschätzen,
- Belastungsgrenzen wahrnehmen zu können,
- gegebenenfalls zu akzeptieren, dass das angestrebte Ziel noch nicht erreicht werden konnte.

Am Ende steht die *Nachbearbeitung und Reflexion*. Hier können die Patienten die bearbeiteten Aufgaben besprechen und überprüfen, inwieweit sie das ge-

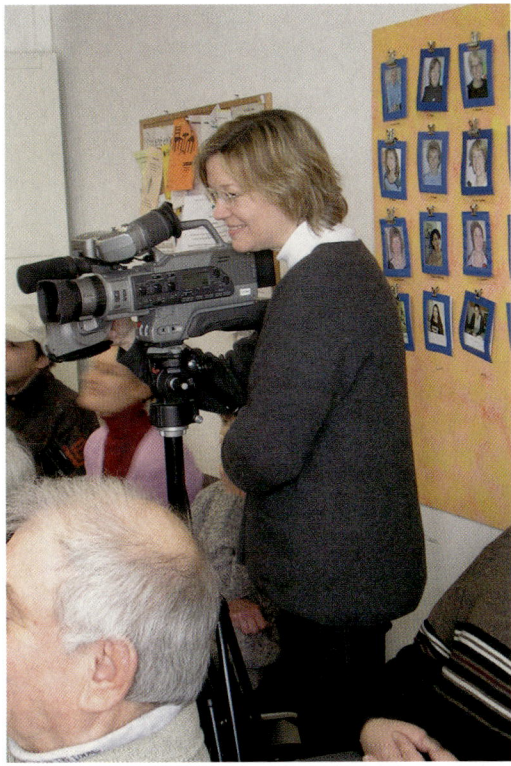

Abb. 11.3 Die Präsentation wird im Film dokumentiert.

steckte Ziel erreicht haben. Mitpatienten und Therapeuten geben Rückmeldung. Es geht vor allem darum, wie realistisch die Selbsteinschätzung war, wie gut es gelang, das angestrebte Ziel auch zu erreichen, wie gut das Zeitmanagement war und ob die Belastungsgrenzen eingehalten werden konnten. Die Wahrnehmung unter „Gleichgesinnten", d. h. in ähnlicher

Weise Betroffenen zu sein, die gegenseitige Akzeptanz und die Möglichkeit sich Lösungswege gewissermaßen bei den Mitpatienten „abschauen" zu können, fördert die Motivation und auch das Ergebnis (Lishman 1978, Trexler et al. 2000). Ziele, Aufgaben und Grad der Zielerreichung werden von den Therapeuten dokumentiert. Am Ende jedes Projekttages findet eine Nachbesprechung im therapeutischen Team statt. Die Therapeuten besprechen für jeden Patienten den Verlauf, die aufgetretenen Schwierigkeiten und die Verbesserungen in der Bewältigung der gestellten Aufgaben. Dabei zeigt sich auch die Bedeutung von externen und internen Kontextfaktoren wie z. B. das Fehlen von Liftanlagen an S-Bahnhöfen oder ein zu hoher Leistungsanspruch bei unzureichender Wahrnehmung der Belastungsgrenzen des Patienten. Aus diesen Informationen werden Konsequenzen für die weitere Therapie und Maßnahmen zur Unterstützung der Angehörigen abgeleitet.

Im Abstand von sechs bis acht Wochen finden so genannte Projektpräsentationen statt. Jeder Patient stellt dabei in einem Kurzvortrag sein persönliches Projekt (Ziele) sowie die bisherigen Fortschritte den Mitpatienten und Therapeuten vor (**Abb. 11.2**). Diese Präsentation wird zur Dokumentation gefilmt (**Abb. 11.3**) und dazu genutzt, mit den Patienten ihren Auftritt zu besprechen.

Die im Folgenden exemplarisch dargestellten Fallbeispiele von Patientinnen und Patienten aus allen vier Gruppen sollen das konkrete, individuelle Vorgehen im Rahmen der Projektarbeit verdeutlichen.

11.3.1 Projektgruppe Produktivität

Fallbeispiel: Frau Hobel (s. auch Kap. 13) hatte im Alter von 33 Jahren einen ausgedehnten ischämischen Hirninfarkt im Versorgungsgebiet der mittleren Hirnarterie links (Mediateilinfarkt links) aufgrund einer entzündlichen Gefäßerkrankung erlitten. Im Vordergrund der Beschwerden standen eine deutliche Behinderung der Kommunikation durch eine Sprechapraxie und eine leichte Aphasie mit Wortfindungsstörungen. Sie konnte Worte oft nur aussprechen, wenn sie sich den Anfangsbuchstaben mit dem Zeigefinger auf die Hand schrieb (**Abb. 11.4**). Weiterhin lag eine Behinderung der manuellen Fertigkeiten durch eine Sensibilitäts- und Feinmotorikstörung der rechten Hand vor. Im kognitiven Bereich zeigte sie Einschränkungen in der geteilten Aufmerksamkeit und Kategorisierungsfähigkeit bei überdurchschnittlich guten verbalen Gedächtnisleistungen.

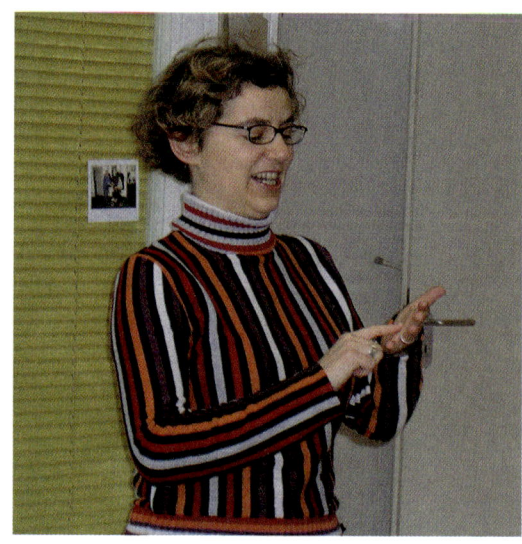

Abb. 11.4 Frau Hobel schreibt Anfangsbuchstaben mit dem Zeigefinger auf die Hand.

Vor ihrer Erkrankung war Frau Hobel in Vollzeit als Sekretärin mit weitem Aufgabenbereich (insbesondere Organisation und Planung, deutsch- und englischsprachige Korrespondenz) bei einer großen internationalen Firma tätig. Ihre Aufgaben führte sie sehr kompetent, selbstständig und engagiert aus.

Im Rahmen der Therapie nahm sie an der Projektgruppe „Produktivität" teil. Unter dem übergeordneten Ziel, wieder in die Erwerbstätigkeit zurückzukehren, lagen die individuellen Ziele von Frau Hobel in der Verbesserung der praktischen Fähigkeiten bei der PC-Benutzung. Ihr ging es vor allem darum, das Schreiben auf der Tastatur, die Mausbedienung und den Umgang mit PC-Programmen wie Word, Excel, Outlook zu verbessern. Außerdem wollte sie die Kontrolle von Daten, Organisation und Strukturierung von Informationen sowie das Führen von Telefonaten üben. Schließlich lag ein weiteres Ziel darin, die eigenen Belastungsgrenzen zu erkennen und zu beachten und gegebenenfalls ein individuelles Pausenmanagement zu entwickeln. Das Aufgabenfeld von Frau Hobel in der Projektgruppe umfasste u. a. folgende Tätigkeiten:
- Reiseorganisation mit schriftlicher Ausarbeitung am PC, inklusive Beschaffung von Informationen über Telefon, Internet und direkten Kontakt z. B. am Bahnschalter
- Beantwortung von zufällig auftretenden telefonischen Anfragen unterschiedlicher Komplexität
- Planung und Erstellung einer Datenbank (in Excel) zur Archivierung von Literatur inklusive englischsprachiger Artikel

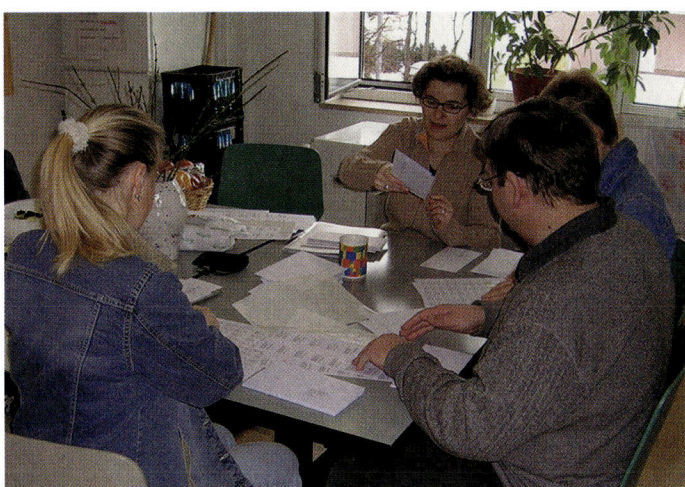

Abb. 11.5 Üben der Kommunikation mit „Kolleginnen und Kollegen".

- Kommunikation mit „Kolleginnen und Kollegen", in der sie Informationen über gemeinsame Arbeitsabläufe weitergeben musste (**Abb. 11.5**)

Um den Arbeitsalltag möglichst realistisch abzubilden, erhielt Frau Hobel kurzfristig vor Beginn jeder Projektgruppenarbeit ihre Arbeitsaufträge, die sie dann selbstständig strukturieren und organisieren musste. Dazu gehörte, den Zeitbedarf der Aufgaben abzuschätzen und notwendige Pausen einzuplanen. Während Frau Hobel dann z. B. am PC ihre Aufgaben bearbeitete, erhielt sie telefonische Anfragen unterschiedlicher Komplexität, die sie zusätzlich beantworten oder bearbeiten musste.

Im Verlauf der Projektarbeit wurde Frau Hobel im Umgang mit der PC-Tastatur, PC-Programmen und Daten zunehmend souveräner. Zum Ende der Therapiezeit konnte sie sogar mit englischsprachigen Informationen in schriftlicher Form umgehen. Parallel zur sorgfältigen Bearbeitung dieser Aufgaben konnte sie Telefonate entgegennehmen und dabei gute Strategien zur Kompensation ihrer Defizite entwickeln. Frau Hobel lernte, ihre persönlichen Belastungsgrenzen zu erkennen und zu beachten. Sie konnte bei allen Aufgaben ruhig und strukturiert vorgehen. Allerdings neigte sie gelegentlich dazu, Aufgaben trotz Ermüdungserscheinungen zu Ende zu bringen und keine ausreichenden Pausen einzuhalten. Als Ressourcen zeigten sich während der Projektarbeit ihre außergewöhnlich hohe soziale Kompetenz, ihr großes Engagement und ihre hohe Anstrengungsbereitschaft. Nach Abschluss der ambulanten Rehabilitation konnte eine stufenweise berufliche Wiedereingliederung nach § 74 SGB V an ihrem alten Arbeitsplatz eingeleitet werden (s. Kap. 13).

11.3.2 Projektgruppe Kommunikation, Wissenserwerb und -anwendung

Fallbeispiel: Frau Marten erlitt im Alter von 65 Jahren eine intrazerebrale Blutung links parietal bei arterieller Hypertonie. Sechs Monate später bestanden noch eine mittelschwere, nicht klassifizierbare Aphasie mit Dyslexie, eine Dyskalkulie und Schwierigkeiten beim Planen und Problemlösen.

Frau Marten war 30 Jahre lang Grundschullehrerin in Norddeutschland. Seit ihrer Pensionierung arbeitete sie als Reiseleiterin vor allem in skandinavischen Ländern. Seit einem Jahr lebt sie in München. Frau Marten ist ein sehr kontaktfreudiger, offener Mensch und beherrschte auch mehrere Fremdsprachen. Nach dem Ereignis litt sie am stärksten darunter, sich nicht ausdrücken zu können. Des Weiteren beklagte sie Probleme in der Schriftsprache und im Rechnen. Sie bemühte sich zwar mit „Händen und Füßen", ihre Anliegen zu vermitteln, aber da viele ihrer Bezugspersonen in der Ferne leben, war sie sehr auf Telefonieren und Schreiben von Briefen angewiesen. Somit fehlten ihr vertraute Ansprechpartner. Mit Fremden scheute sie den Kontakt. Da sie Fahrpläne und Schilder nicht sicher lesen konnte, mied sie öffentliche Verkehrsmittel außerhalb des ihr vertrauten Weges.

Frau Marten nahm im Rahmen der Projektarbeit an einer Gruppe mit dem Schwerpunkt „Kommunikation, Wissenserwerb und -anwendung" teil. Ziele der Patientin in der Projektarbeit waren:

- selbstständige Benutzung öffentlicher Verkehrsmittel in fremder Umgebung
- unauffälliger sprechen können; vor allem, geeignete Kompensationsstrategien zur Verbesserung der Kommunikationssituation zu finden und umzusetzen
- Erhaltung von Kontakten
- geeignete Aktivitäten zur Freizeitgestaltung finden

Um ihre Ziele zu erreichen, übte sie folgende Aufgaben in der Projektarbeit:
- Benutzung öffentlicher Verkehrsmittel im Innenstadtbereich zunächst mit Therapeuten und Mitpatienten
- Kommunikation in konkreten Alltagssituationen, z. B. Buchen einer Bahnfahrt, Kaufen von Eintrittskarten
- Kommunikation in der Gruppe mit Gelegenheiten zum Sprechen bei Wegbeschreibungen und Vorträgen zu Sehenswürdigkeiten (**Abb. 11.6**)
- weitgehend selbstständiges Erledigen ihrer Weihnachtspost und Aktualisierung des Adressbuches
- Beschäftigung mit nonverbalen Aktivitäten wie Malen und Zeichnen als Ressource

Durch wiederholtes Üben verschiedener Routen in Begleitung traute sich Frau Marten bald zu, alleine Besorgungen mit öffentlichen Verkehrsmitteln zu erledigen. Sie übernahm daraufhin das Planen und Umsetzen außerhäuslicher Aktivitäten und berichtete darüber in Form kleiner Vorträge in der Projektgruppe. Hier tat sie sich besonders beim Nennen von Zahlen, z. B. S-Bahn-Nummern oder Fahrzeiten, schwer. Bei der Schwierigkeit, ein Wort herauszubekommen, nutzte Frau Marten als Kompensationsstrategie das Schreiben des Initials, was jedoch zu Beginn der Therapie nicht immer erfolgreich war. Am Ende kam sie über die Schrift immer zum Ziel, benötigte diese dann aber auch seltener. Auch Zahlen verdeutlichte sie zuverlässig über Handzeichen oder schriftlich. Wichtig war Frau Marten vor allem, wieder zu Freunden in der Ferne Kontakt aufzunehmen, den sie am Anfang der Erkrankung nicht pflegen konnte. Hierzu erarbeitete sie zusammen mit einer Therapeutin einfache Satzstrukturen in Form von Lückensätzen, die sie individuell für das Verfassen von Grußkarten nutzte. Als Freizeitaktivität wählte Frau Marten das Malen, da sie hier nicht auf ihre sprachlichen Fähigkeiten angewiesen war. Dies erhöhte ihre Entspannung und ihr Wohlbefinden. Inzwischen kommt Frau Marten in der Alltagskommunikation mit geringer Unterstützung des Gesprächspartners zurecht. Auf Hilfe ist sie beim Lesen und Verfassen von Texten angewiesen, zeigt aber eine deutliche Dynamik und den Ehrgeiz es selbst versuchen zu wollen.

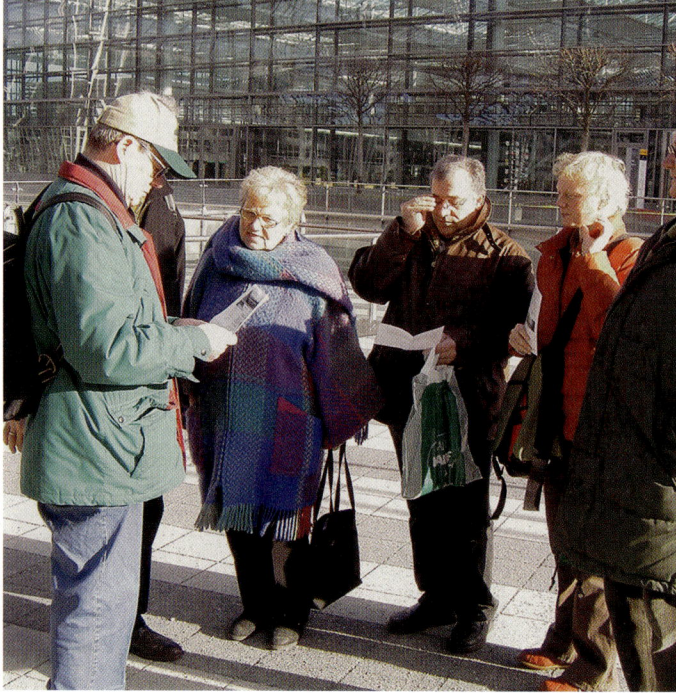

Abb. 11.6 Kommunikation in der Gruppe.

11.3.3 Projektgruppe selbstständige Haushaltsführung und aktive Freizeitgestaltung

Fallbeispiel: Herr Gröbel, der zum Zeitpunkt der Erkrankung 57-jährige, verheiratete Qualitätssicherungsingenieur stellte sich ca. drei Monate nach einem striatokapsulären Mediateilinfarkt rechts vor. Zu Beginn der ambulanten Rehabilitation bestand noch eine armbetonte spastische Hemiparese links und eine Hemihypästhesie links, allerdings waren Halte- und einfache Greiffunktionen möglich, die Gehstrecke lag bei 600 m ohne Hilfsmittel. Es bestanden noch Restsymptome einer zentralen Dysarthrophonie. In der neuropsychologischen Diagnostik waren die einfachen Reaktionen und die geteilte Aufmerksamkeit eingeschränkt. Klinisch zeigten sich eine Affektinkontinenz mit häufigem Weinen und eine reaktive Depression.

Bei der Einführung in die Projektarbeit benannte Herr Gröbel folgende Einschränkungen in seiner Teilhabe am sozialen Leben, die für ihn im Vordergrund standen, in dieser Reihenfolge:

- motorische Einschränkungen der linken Hand und des linken Armes durch die Parese, dadurch Schwierigkeiten mit dem Greifen von Gegenständen, bei sportlichen Aktivitäten, in der Kraft und der Feinmotorik, sowie ein vermindertes Selbstwertgefühl
- reduzierte Fähigkeit, sich durchzusetzen, reduzierte Dialog- und Konfliktfähigkeit – die Stimme sei zu leise, argumentativ sei er nicht mehr so stark wie vor der Erkrankung
- Schwierigkeiten im Zeitmanagement und in der Zeitplanung.

Daraus entwickelte Herr Gröbel folgende Ziele („Projekte"):

- Einsatz der linken Hand und des linken Armes in Alltagssituationen (Greifen und Halten von Flaschen, Glas und Besteck, Transportieren von Gegenständen, Einsatz des betroffenen Armes beim Gestikulieren)
- Wiederaufnahme seines Hobbys, Gitarre zu spielen
- Erhöhung seiner Dialog- und Durchsetzungsfähigkeit.

Als erstes Projekt suchte sich Herr Gröbel eine Aufgabe zu dem Komplex „Selbstsicherheit und Durchsetzungsfähigkeit". Er bereitete ein Referat zu dem Thema „Pro und Contra – kein Tempolimit auf Autobahnen" vor und vertrat seine Position den Gruppenteilnehmern gegenüber auch in der anschließenden Diskussion (**Abb. 11.7**). Dabei wurde den Beteiligten und auch Herrn Gröbel selbst deutlich, dass er ein hohes sprachliches Niveau und eine hohe argumentative „Schlagkraft" besitzt; dysarthrische Symptome beeinträchtigten ihn wenig. Er merkte, dass es ihm besser gelang als gedacht. Er übernahm zweimal die Moderation der Projektpräsentation, bei der alle Patienten der Projektgrup-

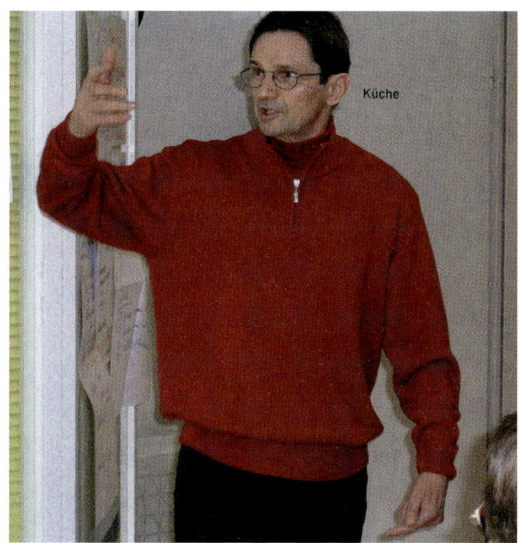

Abb. 11.7 Übung zur Erhöhung der Selbstsicherheit und Durchsetzungsfähigkeit.

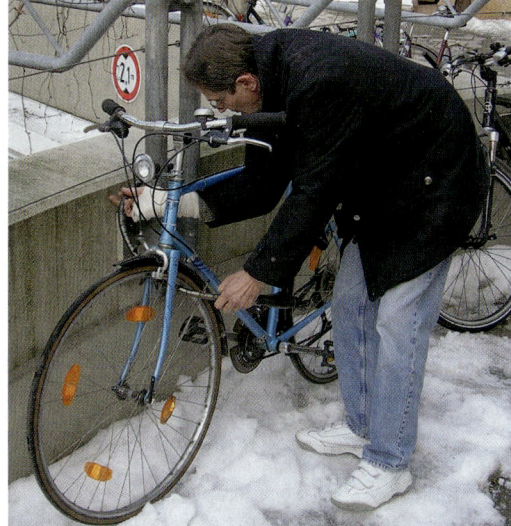

Abb. 11.8 Anbringen eines Fahrradschlosses unter „Forced-Use"-Bedingungen.

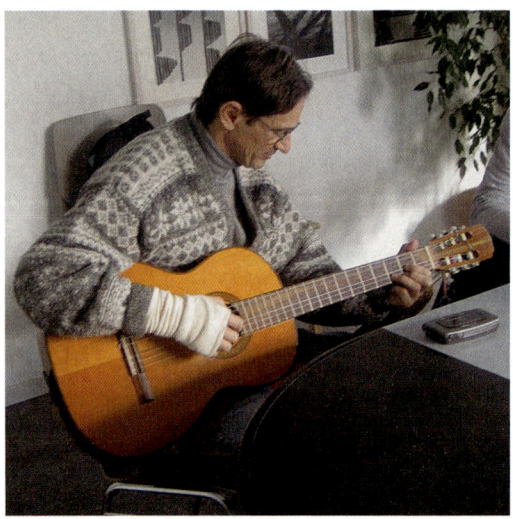

Abb. 11.9 Gitarre üben, um das Hobby Musik wieder aufnehmen zu können.

pen ihre Projekte und die erzielten Ergebnisse präsentieren. Bei dieser Aufgabe musste er vor Publikum aus dem Stegreif sprechen, den Ablauf moderieren und auf die Einhaltung der vereinbarten Zeit bei jedem Beitrag achten. Dies gelang jeweils sehr gut. Er modifizierte dann seine Ziele in der Projektarbeit und legte den Schwerpunkt auf seine motorischen Aktivitäten:

- Unter „Forced-Use"-Bedingungen, bei denen der rechte, unbeeinträchtigte Arm durch einen Verband in der Nutzung eingeschränkt war, übte er, mit der linken Hand ein Fahrradschloss am Fahrrad anzubringen (**Abb. 11.8**), den Werkzeugkasten aufzuräumen, ein Glas zu heben, und zu gestikulieren. Bei diesen Aktivitäten erzielte er gute Fortschritte. Es zeigte sich danach ein vermehrter automatischer Einsatz der linken Hand und des linken Arms im Alltag.
- Um sein Hobby, Musik zu machen, wiederaufnehmen zu können, übte er Gitarre spielen (**Abb. 11.9**). Allerdings bestand ein sehr hoher Anspruch an sich selbst, denn er hatte viele Jahre in einer Musikband Konzerte gespielt. Das in der Projektgruppe erarbeitete Nahziel lag darin, innerhalb von drei Wochen das Lied „Lady in Black" spielen zu können. Gefordert hierfür sind der Einsatz und das Training der linken Hand für zwei Griffe. Die Schwierigkeit liegt im Umgreifen. Dies gelang ihm nur einigermaßen, jedoch nicht zu seiner Zufriedenheit.

Wesentliches Ergebnis hier war, dass Herr Gröbel lernte, seinen Anspruch zu senken und „kleinere Brötchen zu backen". Allerdings blieb die Akzeptanz der Behinderung ein konfliktbeladenes Thema für ihn. Sie wurde vor allem durch die depressive Störung und eine erhebliche Selbstwertproblematik belastet. Letztere hatte schon vor dem Schlaganfall bestanden, wurde hierdurch jedoch deutlich verstärkt. Dennoch konnte Herr Gröbel die Verbesserungen in seinen motorischen Fähigkeiten und die Stärkung seines Selbstvertrauens nutzen, seine Freizeit wieder aktiv zu gestalten, z. B. indem er wieder an der Theatergruppe in seinem Heimatort teilnahm.

11.3.4 Projektgruppe Mobilität

Fallbeispiel: Herr Appel wurde im Alter von 34 Jahren bei einem Gaststättenbesuch niedergeschlagen und erlitt dabei ein schweres Schädel-Hirn-Trauma mit Hirnstammschädigung und traumatischer Subarachnoidalblutung im Bereich des Kleinhirnwurms. Nach der Akutversorgung schlossen sich zwei stationäre Rehabilitationsmaßnahmen an. Auch nahezu zwei Jahre nach dem Ereignis standen noch immer die Folgen einer Hirnstammsymptomatik mit zentraler Dysarthrophonie, eine komplexe motorische Störung mit residualer sensomotorischer Hemisymptomatik links (spastische Hemiparese) mit ataktischer Komponente und periphere Nervenläsionen im Sinne einer Critical-illness-Polyneuropathie im Vordergrund. Das Gehen mit zwei Stützen war sehr unsicher, sodass sich Herr Appel ausschließlich im Haus aufhielt. Zusätzlich zeigten sich in der neuropsychologischen Untersuchung kognitive Defizite in den Aufmerksamkeitsleistungen, dem kognitiven Tempo und den Gedächtnisleistungen. Aufgrund dieser multiplen Funktionsstörungen war Herr Appel in seiner Selbstversorgung, vorrangig aber in seiner Mobilität beeinträchtigt und dadurch in seiner Teilhabe am sozialen Leben, vor allem auch am beruflichen Leben behindert.

Als vorrangiges Behandlungsziel gab Herr Appel an, wieder gehen zu können sowie selbstständig in einer eigenen Wohnung leben und sich selbst versorgen zu können, unabhängig von dauerhafter Pflege und Therapie. Er wurde deshalb in der Projektgruppe „Mobilität" aufgenommen. In der Projektarbeit erhielt Herr Appel die Möglichkeit, sowohl funktionell zu trainieren, z. B. auf dem Laufband mit Geschwindigkeitskontrolle oder mit Übungen zum Gleichgewichtstraining, als auch seine Mobilität in konkreten Alltagssituationen zu üben. Individuelle Projektinhalte für Herrn Appel waren

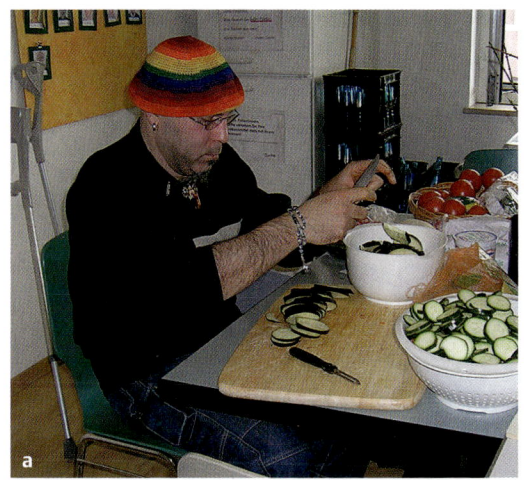 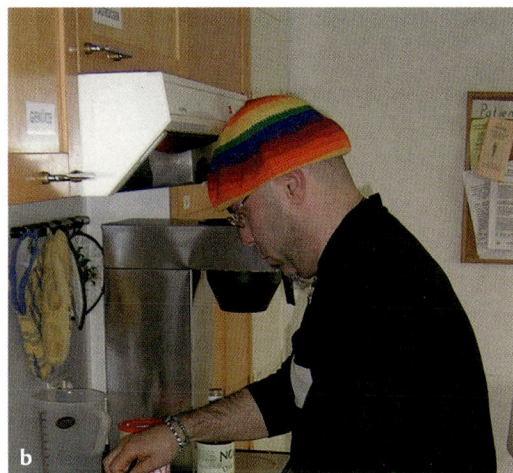

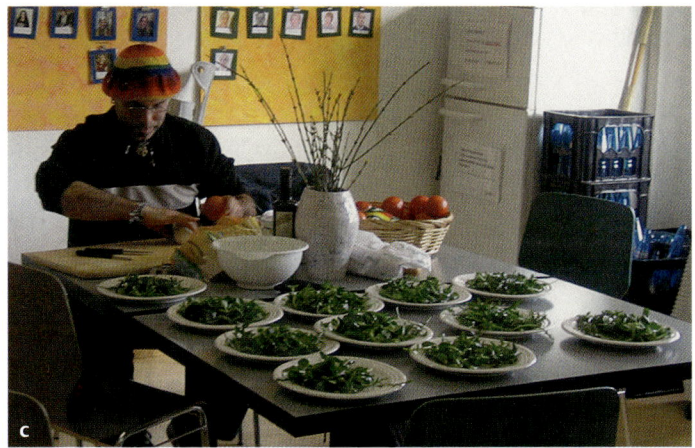

Abb. 11.10a–c Selbstständiges Zubereiten einer Mahlzeit.

- Fortbewegung auf der Rolltreppe,
- S-Bahnfahrten in die Innenstadt,
- Gehen und Treppensteigen mit Rucksack oder Tragetasche,
- eine Mahlzeit planen und zubereiten.

Im Verlauf der Projektarbeit konnte Herr Appel sein Ziel erreichen, innerhalb des Hauses ohne Stock zu laufen. Außerhalb des Hauses war es ihm möglich, mit einem Stock auch bei ungünstigen Bedingungen wie Eis und Schnee zu gehen. Er fühlte sich beim Gehen sicher, transportierte beim Treppensteigen auch Rucksack oder Einkaufstasche.

Zu seinen Unternehmungen außerhalb des Hauses gehörten das S-Bahnfahren, Rolltreppenfahren und die Überwindung weiter Distanzen. Ein besonderes Projektereignis war die gelungene Zubereitung eines Essens für 11 Personen (**Abb. 11.10a–c**). Hierfür wählte er die notwendigen Zutaten selber aus, kaufte ein und bereitete die Gerichte selber zu. In den Reflektionsrunden der Projekttage berichtete er über seine persönlichen Erfahrungen und Erfolgserlebnisse und unterstützte und ermutigte auch die Mitpatienten.

11.4 Grenzen

Die hier vorgestellte therapeutische Konzeption steht erst am Anfang. Noch liegen keine Ergebnisse vor, um Vergleiche mit traditionellen Behandlungsformen anstellen zu können. Dafür braucht es zunächst eine Systematisierung mit validen und wissenschaftlich überprüften Messinstrumenten zur Erfassung von Teilhabe-Störungen. Solche liegen erst zum Teil vor (z. B. Canadien Occupational Performance Measure (COPM, Law et al. 2004), Marburger Kompetenzskala (Gauggel 1998); bisher nur in englischer Sprache: Mayo-Portland Adaptability Inventory (Malec 2005), Community Integration Questionnaire (Willer et al. 1993)), vor allem noch nicht im deutschen Sprachraum (siehe Fries und Wendel 2005). Die ICF versteht sich selbst als ein Klassifikationssystem und nicht als ein wissenschaftliches Messinstrument. Auch die Diskussion, wie viel funktionelles Training oder wie viel Teilhabe-Übung erforderlich ist, um nach einer erworbenen Hirnschädigung eine selbstbestimmte Teilhabe zu ermöglichen, wird gerade erst eröffnet (s. Kap. 3). Definitive Antworten können hier noch nicht gegeben werden.

In der Projektarbeit erweist sich oft, dass die Teilhabe – häufig unerwartet – in komplexer Weise behindert ist und nicht immer direkt mit der neurologischen Funktionsstörung korreliert. In der Kasuistik von Frau Marten zeigte sich eine für ihre Teilhabe relevante Einschränkung der Mobilität durch ihre aphasische Störung, da sie Schilder an U-Bahn, S-Bahn und Bussen nicht sicher und schnell genug lesen konnte. Dies hinderte sie daran, in die richtige U-Bahn oder S-Bahn einzusteigen. Zudem hatte sie Schwierigkeiten mit Zahlen; dies wirkte sich auf das Lesen von Fahrplänen und Nummern der Busse oder Bahnen aus. Die Kasuistik von Herrn Gröbel illustriert, dass in diesem Fall die Teilhabe am Arbeitsleben wesentlich von internen Kontextfaktoren bestimmt war, weniger jedoch von neurologischen Symptomen oder Funktionsstörungen durch den Schlaganfall. Der Schlaganfall verstärkte jedoch durch eine erhöhte Selbstunsicherheit und Depressivität die bereits prämorbid bestehende Ambivalenz gegenüber der Arbeitssituation, sodass eine berufliche Wiedereingliederung kein Rehabilitationsziel wurde, wie zunächst angenommen.

Projektarbeit ist immer interdisziplinäre Teamarbeit. Interdisziplinarität oder in Teilen auch Transdisziplinarität bedeutet nicht die Aufgabe der fachspezifischen Kompetenz (Drechsler 1999). Sie ist erforderlich, um die verschiedenen Aspekte der Teilhabe-Behinderung in den verschiedenen Teilhabe-Domänen sachgerecht beurteilen zu können. Aus der spezifischen Fachkenntnis heraus können im Dialog mit den Patienten Vorschläge zum Übungsprogramm im Projekt, aber auch in der Einzeltherapie gemacht werden. Derzeit erfordert Projektarbeit noch ein hohes Maß an Kreativität aufseiten der Therapeuten, um mit Patienten passende und zielführende Projektaufgaben zu entwickeln. Das bedingt einen hohen Personal- und Zeitaufwand.

Grenzen für die Projektarbeit liegen daher vor allem in den begrenzten Ressourcen im Gesundheitswesen, bisher noch fehlenden Instrumenten zur Messung des Behandlungserfolgs sowie in dem hohen Personal- und Zeitaufwand.

Literatur

Drechsler R. Interdisziplinäre Teamarbeit in der Neurorehabilitation. In: Frommelt P, Grötzbach H, Hrsg. NeuroRehabilitation. Berlin, Wien: Blackwell; 1999.

Fries W. Neuropsychologische Rehabilitation nach erworbener Hirnschädigung in der Welt von ICF und SGB IX: Wie weit reicht der Therapieauftrag? – Ein Pamphlet. In: Wendel C., Heel S, Lucius-Höne G, Fries W. (Hrsg.) Zukunftswerkstatt Klinische Neuropsychologie. Therapeutische Verortungen und Visionen. Regensburg: Roderer; 2005: 73 – 87.

Fries W, Wendel C. Teilhabe am sozialen und beruflichen Leben nach Hirnschädigung: Neue Beiträge zu Prognose und Therapie. In: Dettmers C, Weiller C, Hrsg. Update Neurologische Rehabilitation. Bad Honnef: Hippocampus; 2005:101 – 12.

Fries W, Dustmann D, Fischer S, Lojewski N, Ortner K, Petersen C, Pott C, Rehbein M, Scholler I. Projektarbeit: Therapeutische Strategien zur Umsetzung von ICF und SGB IX in der ambulanten wohnortnahen neurologischen Rehabilitation zur Verbesserung der Teilhabe am Leben in der Gesellschaft. Neurologie & Rehabilitation. 2005; 11: 218 – 26.

Gauggel S. Marburger Kompetenzskala (MKS). 1998; http://www.tu-chemnitz.de/phil/psych/professuren/klinpsy/ress/mks_skala.shtml (accessed April 26, 2006)

Geyh S, Wendel C, Heel S, Fries W. Kognitive Funktionen und Selbsteinschätzung der Alltagskompetenz in der ambulanten neurologisch-neuropsychologischen Rehabilitation. Zeitschrift für Neuropsychologie. 2002; 13: 281.

Greener J, Enderby P, Whurr R. Speech and language therapy for aphasia following stroke (Cochrane Review). In: Cochrane Library, Issue 3, Update Software, Oxford; 2002.

Langhammer B, Stanghelle J. Bobath or motor relearning programme? A follow up one and four years post stroke. Clinical Rehabilitation. 2003; 17: 731.

Law M, Polatajko H, Carswell A, McColl MA, Pollock N, Baptiste S. Das kanadische Modell der „occupational performance" und das „Canadian Occupational Performance Measure". In: Jerosch-Herold C, Marotzki U, Hack BM, Weber P (Hrsg.). Konzeptionelle Modelle für die ergotherapeutische Praxis. Berlin, Heidelberg: Springer; 2004: 137 – 52.

Lincoln N, Majid M, Weyman N. Cognitive rehabilitation for attention deficits following stroke (Cochrane Review). The Cochrane Database of Systematic Reviews. 2000; Issue 3.

Lishman W. Organic Psychiatry: The Psychological Consequences of Cerebral Disorders. Oxford: Blackwell Scientific; 1978.

Malec J. The Mayo-Portland Adaptability Inventory. The Center for Outcome Measurement in Brain Injury.

http://www.tbims.org/combi/mpai. 2005;(accessed April 26, 2006)

Skilbeck C, Wade D, Lanton Hewer D, Wood, V. Recovery after stroke. Journal of Neurology, Neurosurgery and Psychiatry. 1983; 46: 5–8.

Sterr A, Freivogel S. Motor-improvement following intensive training in low-funcioning chronic hemiparesis. Neurology. 2003; 61: 842–44.

Sterr A, Freivogel S, Schmalohr D. Neurobehavioral aspects of recovery: assessment of the learned non-use phenomenon in hemiparetic adolescents. Archives of Physical Medicine and Rehabilitation. 2002; 83: 1726–31.

Trexler L, Eberle R, Zappalá G. Models and Program of the Center for Neuropsychological Rehabilitation. Fifteen Years Experience. In: Christensen A, Uzzell S, Hrsg. International Handbook of Neuropsychological Rehabilitation. New York: Kluwer Academic / Plenum Publishers; 2000.

Willer B, Rosenthal M et al. Assessment of community integration following rehabilitation for traumatic brain injury. Journal of Head Trauma Rehabilitation. 1993; 8: 75.

World Health Organization (WHO). ICF – International Classification of Functioning, Disability and Health. Geneva, 2001.

12 Das soziale Netz I: Angehörige informieren und unterstützen
Wolfgang Fries

Dieses Kapitel geht auf die Belastungen der Angehörigen ein und auf die Probleme, sich der veränderten Situation anzupassen. Beschrieben werden die Möglichkeiten, sie darin zu unterstützen.

12.1 Worum geht es?

12.1.1 Situation der Angehörigen

Die vorangegangenen Kapitel haben in verschiedenen Facetten beschrieben, wie ein von Schlaganfall oder Schädel-Hirn-Trauma getroffener Mensch in seiner Teilhabe am sozialen und am beruflichen Leben eingeschränkt sein kann. Die veränderte Situation verlangt von den Betroffenen oft erhebliche Anstrengungen, die Hindernisse zu überwinden und die Fähigkeit, sich an die neuen Bedingungen anzupassen, zur Bewältigung der Aufgaben neue Strategien zu entwickeln und auch einzusetzen und Einschränkungen oder Behinderungen zu akzeptieren. Häufig bleibt dabei unbeachtet, dass die Folgen der Erkrankung oder Verletzung Lebenspartner, Eltern und/oder Kinder, die mit dem Erkrankten in einem Lebensverbund stehen, gleichermaßen belasten. Nicht nur die Betroffenen selbst, auch die Partner und Angehörigen sehen ihre Lebenspläne durch die Erkrankung und deren Folgen grundlegend durchkreuzt.

In der Akutphase belasten die Angehörigen schwere Ängste um das Überleben und den weiteren medizinischen Verlauf. Regelmäßige Besuche am Krankenbett, die in den normalen Tagesablauf integriert werden müssen, oft auch die Einbindung in die Pflege – sowohl im Akutkrankenhaus als auch in der Reha-Klinik – beanspruchen die geistigen, emotionalen und physischen Kräfte bis an die Grenze und oft darüber hinaus.

Nach der Entlassung aus stationärer Behandlung fordern ihnen die weiterhin verbleibenden körperlichen Beeinträchtigungen, z. B. durch Halbseitenlähmung oder ausgeprägte Ataxie einen oft erheblichen Pflegeaufwand ab. Ebenso belastend wird aber auch der konstante Betreuungsaufwand erlebt, wenn ausgeprägte Kommunikationsstörungen vorliegen (Lutz 1992) oder wenn die Patienten durch schwere Gedächtnisstörungen desorientiert sind. „Ich kann ihn/sie nicht eine Minute allein lassen und bin 24 Stunden am Tag angebunden" lautet die häufige Klage (Pössl und Mai 1996). Veränderungen des emotionalen Erlebens – das Versinken in Depressionen und Antriebslosigkeit oder auch eine vorher unbekannte Gleichgültigkeit gegenüber wichtigen und bewegenden Ereignissen in der Familie oder in der Welt, scheinbar grundloses Weinen schon bei kleinen, nichtigen Anlässen, vor allem aber Themen wie Krankheit und Tod – belasten partnerschaftliche und familiäre Gefühle und damit auch die Beziehungen (**Tab. 12.1**). Dies gilt besonders, wenn in der Folge der Erkrankung oder Verletzung Störungen der Verhaltensregulation auftreten, bei der die vertrauten Gesten und Rituale nicht mehr gelten. Die Verletzung ist groß, wenn es zu verbalen, manchmal sogar auch körperlich aggressiven Ausbrüchen kommt, die bei diesem Menschen vorher niemals auftraten und für diese Person als völlig undenkbar gehalten wurden.

Familienmitglieder berichten nicht nur über derartige Veränderungen bei ihren (von einem Schädel-Hirn-Trauma betroffenen) Angehörigen, sondern entwickeln selbst in erhöhtem Ausmaß psychische Reaktionen, bei denen Depression, Reizbarkeit und erhöhte Aggressivität im Vordergrund stehen (Kreutzer et al. 2002, **Tab. 12.2**).

Mit derartigen Veränderungen umgehen zu können, wird häufig dadurch erschwert, dass die notwendige Information oder Aufklärung fehlt. Die ungewohnten Verhaltensweisen können oft nicht der Erkrankung/Verletzung zugeordnet werden, sondern werden als „eigenwillig" erlebt bis hin zu dem Gefühl, der betroffene Mensch zeige dieses Verhalten gewissermaßen ihnen zum Possen.

Die Belastung der Angehörigen nimmt im weiteren Verlauf zu, wenn die Patienten nach Hause entlassen sind. Die Betroffenen sind mit ihren Defiziten und Behinderungen nun ständig präsent. Die Angehörigen müssen sich damit auseinandersetzen, dass sich eine weitere Besserung nicht in dem erhofften Maße einstellt. Wenn im Gegenteil in Folge von Beschämung, Depression und sozialem Rückzug sich die Aktivitäten und die Teilhabe eher weiter verschlechtern („spiral of deterioration" [Trexler

Tabelle 12.1 Belastungen der Angehörigen von Schlaganfall-Patienten (Scholte op Reimer et al. 1998)

Belastungsfaktor	%-Anteil an der Gesamtbelastung
Emotionaler Stress	34
Ausmaß der Beeinträchtigung des Patienten durch den Schlaganfall	30
Einsamkeit	13
Fehlende psychosoziale Unterstützung	9
Eigene Behinderung	6
Umfang der Betreuungsaufgaben	4
Fehlende Unterstützung in den Alltagsaufgaben	4

Tabelle 12.2 Psychische Reaktionen bei Angehörigen von Patienten mit SHT (Kreutzer et al. 2002)

	Mütter	Ehefrauen
Frustration	100 %	84 %
Reizbarkeit	55 %	74 %
Ärger	55 %	68 %
Depression	45 %	79 %
Soziale Isolation	27 %	74 %

und Fordyce 2000]), nimmt auch die Belastung der Angehörigen zu. In dem Maße, wie der so genannte Alltag wieder einkehrt, müssen sich nicht nur die Betroffenen, sondern auch Angehörige häufig mit Konfliktkonstellationen oder Belastungen auseinandersetzen, die vor allem ihre eigene emotionale Reaktion auf die eingetretene Situation betreffen und die Fähigkeit erfordern, sich umzustellen und an die neuen Bedingungen anzupassen:

Belastungen in den sozialen Bezügen
– Betroffene –
- Beanspruchung von Multi-Tasking-Fähigkeiten in Partnerschaft, Familie und Beruf, die nach der Schädigung nicht oder nur eingeschränkt verfügbar sind
- generell herabgesetzte geistige, emotionale und/oder körperliche Belastbarkeit
- Konfrontation mit der traditionellen (d. h. vor der Schädigung ausgeübten) Rolle trotz funktioneller Einschränkungen und/oder verändertem emotionalen Erleben oder Verhalten
- Zuweisung neuer, stärker abhängiger Rollen (funktionell bedingte höhere Abhängigkeit von Unterstützung und Pflege, verstärkte Fürsorge, neue Machtbalance in Partnerschaft und Familie)
- Konfrontation mit Vorurteilen oder (entwertenden) Werturteilen
- Vermutung oder Befürchtung von Vorurteilen oder (entwertenden) Werturteilen

Belastung in den sozialen Bezügen
– Angehörige –
- Angehörige werden in ihrem Lebensentwurf oft ebenso stark betroffen wie die Betroffenen selbst und stehen vor der Notwendigkeit, sich mit ihren Lebensplänen an die veränderte Situation anzupassen.
- Das Erkrankungs-/Verletzungsereignis löst starke Ängste vor Verlust und Tod und eine Konfrontation mit der eigenen Verletzlichkeit aus. Das Erleben der eigenen Ohnmacht gegenüber der unvorhergesehen aufgetretenen Erkrankung/Verletzung, auch und vor allem gegenüber unerwartet aufgetretenen Sekundärkomplikationen (Sturz in der Klinik, im Haus, auf der Treppe; posttraumatischer epileptischer Anfall) löst schwere Ängste aus, dass sich ein ähnliches Ereignis wiederholen könnte und führt zu dem Wunsch permanenter Kontrolle und Überwachung (… „Ich kann ihn doch nicht alleine gehen lassen. Wenn er wieder stürzt/einen epileptischen Anfall erleidet?"). Das Loslassen ist kaum möglich, ebenso wenig ein Vertrauen darauf, dass er/sie die Aufgaben (Treppensteigen, allein auf die Straße gehen, Benutzen öffentlicher Verkehrsmittel) wieder erfolgreich bewältigen kann.
- Die Pflege und Betreuung erschöpft oder überfordert die Angehörigen auf die Dauer. Der (moralische oder gesellschaftliche) Zwang zur „Nächstenliebe" und Selbstaufopferung verursacht starke Schuldgefühle, wenn immer der Wunsch nach eigenem Leben auftaucht, und kann in der Folge zu unterschwelligem (oder

offenem) Hass führen. Die Bindungs- und Liebesfähigkeit zu dem betroffenen Partner wird auf eine schwere Probe gestellt („so einen habe ich nicht geheiratet"). Die „Balance der Macht" in lang dauernden Beziehungen wird verschoben, oft sogar umgekehrt. Oft ist es Wunsch des gesunden Partners, diese neue Balance beizubehalten.

Nicht zuletzt fordert die *organisatorische* Bewältigung der Erkrankungsfolgen erhebliche Energien. Sich in dem Dschungel behördlicher Vorschriften und Zuständigkeiten unterschiedlicher Kostenträger zurechtzufinden, zutreffende Informationen über Institutionen und Therapiemöglichkeiten zu erlangen, Anfragen und Anträge zu stellen, ist ein „Fulltimejob", der neben der Pflege und Betreuung zusätzlich zu den üblichen Aufgaben des Alltags bewältigt werden muss. Oft wissen Angehörige nicht, an wen sie sich wenden können und finden keine Unterstützung. Neben diesen akuten physischen und emotionalen Belastungen müssen sich Angehörige mit den Auswirkungen der Erkrankungsfolgen auf die eigenen Erwartungen, Wünsche und Gewohnheiten auseinandersetzen. Dieser Prozess setzt spätestens dann ein, wenn alle Hoffnung aufgebraucht ist, es könne alles wieder „wie früher" werden (Gründel et al. 2003). Denn die Beschädigung und Behinderung kränken auch das Bild und das Ideal, das die Angehörigen von dem betroffenen Partner/Angehörigen haben und im Rückbezug auf sie selbst damit auch das eigene Selbstbild. Diese Kränkung wird deutlich in Momenten, wenn z. B. das Opern-/Theaterabonnement aufgegeben wird, vordergründig, weil es zu „anstrengend" für den Betroffenen sei oder er ja nichts mehr davon habe. Oder wenn Einladungen von Freunden zunehmend seltener wahrgenommen werden, weil sie sich mit einem behinderten Partner schämen oder Angst vor den Reaktionen der Freunde haben. Kurz, die sozialen Kontakte werden auch für die Angehörigen oder Lebenspartner weniger und die sozialen Aktivitäten schlafen ein, nicht nur wegen der größeren Mühsal, die damit verbunden ist, sondern oft auch aus einem Gefühl der Beschämung der Umwelt gegenüber, sich mit dem betroffenen Partner oder Familienmitglied in der Öffentlichkeit zu zeigen, sei es im Restaurant, im Kino oder in der Oper. Die Angehörigen sind nicht nur mit ihren medizinischen Sorgen, den Belastungen der praktischen Lebensbewältigung und ihrem Gefühl der Verantwortung für den Betroffenen häufig allein gelassen. Es fehlt oft auch an Anerkennung und Unterstützung für solche emotionale Belastungen. Sich Unterstützung zu verschaffen und Hilfe in Anspruch zu nehmen, wird oft als „Verrat" empfunden und als Signal, den Kampf und die Hoffnung aufgegeben zu haben.

Fallbeispiel: Herr Selbstlos hatte als 57-jähriger Angestellter in der mittleren Führungsebene einer Firma für landwirtschaftliche Produkte einen linksseitigen Mediainfarkt erlitten. Er war auf die Position in seiner Firma, die er sich mit Fleiß und großem Selbstverzicht im Laufe der Jahre erkämpft hatte, sehr stolz. Er hatte sich seine Fachkenntnisse und sein Wissen selbst angeeignet, da ihm nur eine einfache Schulausbildung möglich gewesen war. Selbstunsicherheit und Ängstlichkeit hatten sein Leben geprägt. Nach dem Schlaganfall war er vor allem in seiner Kommunikationsfähigkeit eingeschränkt. Trotz relativ flüssiger Sprachproduktion gelang es ihm häufig nicht, seine Gedanken zielgenau auszudrücken – er konnte die richtigen Worte nicht finden. Auch das Sprachverständnis war deutlich eingeschränkt, obwohl Herr Selbstlos immer den Eindruck zu vermitteln suchte, alles zu verstehen und kompetent zu sein. Die Sprachschwierigkeiten verstärkten sich immer dann, wenn er unter Druck geriet – zum Beispiel beim Sprechen vor anderen oder wenn er sich wie in einer Prüfungssituation fühlte.
Seine Ehefrau litt sehr unter den Störungen der Kommunikation, die sie sowohl in ihrer Beziehung als auch in sozialen Aktivitäten – vor allem Einladungen und Besuche von Freunden und Bekannten – einschränkte. Aus dem Wunsch, ihm zu helfen, versuchte sie, mit ihrem Mann intensiv das Sprechen zu üben. Sie „korrigierte" deshalb auch die schriftlichen Hausaufgaben, die ihm seine Logopädin für die Woche mitgab. Sie war der Meinung und gab ihm auch das Gefühl, er müsse sich nur mehr anstrengen. Das setzte ihn zunehmend unter Druck. Ihre Fürsorge und Nächstenliebe – „Ich will für meinen Mann doch nur das Beste" – bildeten zunächst einen fördernden Kontextfaktor. Im Verlauf jedoch führte dieses Verhalten dazu, dass die sprachlichen Fähigkeiten von Herrn Selbstlos keine weiteren Fortschritte mehr machten und sich im längeren Verlauf sogar verschlechterten.

Angehörige werden hier zu oft allein gelassen und erfahren nicht die notwendige Unterstützung, die ihrem eigenen Leben wieder eine Perspektive und damit auch den Betroffenen die Möglichkeit zur Teilhabe geben könnte. Aus diesem Grund ist die Beratung und Unterstützung der Angehörigen ein wesentlicher Bestandteil einer Rehabilitation zur Teilhabe.

12.1.2 Interventionen für Angehörige in der Literatur

Schwer wiegende neurologische Erkrankungen/Verletzungen belasten partnerschaftliche Beziehungen, es kommt – abhängig von der Dauer der Beziehungen – häufiger zu Trennungen (Wood und Yurdakul 1997). Angehörige werden so stark belastet, dass sie ihrerseits psychische Symptome entwickeln, vor allem Angst und Depression und zwar häufiger, als in der Durchschnittsbevölkerung zu erwarten wäre (Kreutzer et al. 1994). Während bei anderen chronischen Erkrankungen wie der Schizophrenie die Aufklärung von Angehörigen über die Natur und den Verlauf der Erkrankung zu einem festen Bestandteil des Therapieregimes geworden ist (Bäumler und Pitschel-Walz 2003), durch die sich der Erkrankungsverlauf hinsichtlich Schwere und Häufigkeit der Erkrankung günstig beeinflussen lässt, steckt die Angehörigenarbeit bei Schlaganfall und Schädel-Hirn-Trauma noch in den Anfängen. In frühen Phasen der Rehabilitation nach Schlaganfall („Früh-Reha") werden die Angehörigen häufig im Rahmen von „Rooming in" miteinbezogen (BAR 1995). In der weiterführenden stationären Reha ist das eher unüblich. Hier fühlen sich die Angehörigen oft nicht genügend aufgeklärt und in die Abläufe miteingebunden (Neubauer und Ranneberg 2005).

Eine randomisierte kontrollierte Studie, also eine Untersuchung mit hohem Evidenzgrad, hat zeigen können, dass Aufklärung und Beratung für Angehörige von Schlaganfallpatienten zu einer besseren *sozialen* Wiedereingliederung, in geringem Umfang sogar zu einer leichten Funktionsverbesserung (gemessen mit dem Barthel-Index) führt (Clark et al. 2003). Eine vergleichbare Studie in England (Lincoln et al. 2003) kommt dagegen zu einem viel ernüchternderen Ergebnis. Zwar war das Wissen über Schlaganfall nach entsprechender Aufklärung und Beratung deutlich höher. Die Unabhängigkeit in den Aktivitäten des täglichen Lebens bei den Betroffenen, d. h. in ihrer Teilhabe, zeigte sich dagegen nicht verbessert, ebenso wenig die Befindlichkeit/Stimmungslage und die Belastetheit der Angehörigen. Beiden Studien ist gemeinsam, dass sie die Angehörigenberatung und -betreuung nur während des stationären Aufenthaltes in der Reha-Klinik durchgeführt haben, nicht jedoch in der Zeit, wenn die Betroffen lernen mussten, wieder selbstständig zu Hause zu leben. Zudem lässt sich vermuten, dass die Aufklärung und Beratung zu allgemein, zu unspezifisch und zu unkonkret war und die individuell auftretenden Schwierigkeiten noch gar nicht benannt werden konnten. Aus diesem Grund war ihre Wirksamkeit begrenzt.

Vor allem in den USA sind wegen der besonderen (gesundheits-)ökonomischen Bedeutung Unterstützungsmaßnahmen für Angehörige von Opfern mit Schädel-Hirn-Trauma in ihrer Wirksamkeit untersucht worden. Als das wichtigste Anliegen und Bedürfnis der Angehörigen stellte sich der Wunsch nach mehr und besserer sozialer Unterstützung heraus, gefolgt von dem Wunsch nach mehr Information über die Verletzungsfolgen und mehr Information über praktische (sozialrechtliche, pflegerische, therapeutische und finanzielle) Unterstützungsmöglichkeiten (Kolakowsky-Hayner et al. 2001). In der Beurteilung der Belastung für die Familie stellte sich das Ausmaß an sozialer Unterstützung als der wichtigste Faktor für das Funktionieren der Familie heraus. Ohne solche Unterstützung nahm die Belastung durch die lange Zeitdauer der Störungen, durch die kognitiven Einschränkungen der Verletzten und durch die eingeschränkte Wahrnehmung der Störung zu (Ergh et al. 2002). Als weiteres wesentliches Ergebnis zeigte sich in Angehörigengruppen eine deutliche Verbesserung im „outcome", wenn das Treffen der Angehörigengruppe nicht nur zum Ziel hatte, sich durch Klagen und gegenseitiges Mitteilen der eigenen Leidensgeschichte Entlastung zu schaffen, sondern wenn die Angehörigen in diesen Gruppen aktive Bewältigungsstrategien und Stressbewältigung erlernten (Kreutzer et al. 2002).

Als eine neue, wirksame Möglichkeit der therapeutischen Intervention wird das Internet als Forum für medizinische und therapeutische Information genutzt. In diesem Medium können sich die Angehörigen per E-Mails gegenseitig soziale Unterstützung geben und praktische Informationen austauschen (Rotondi et al. 2005).

Im Hinblick auf die gesundheitsökonomischen Auswirkungen zeigten Untersuchungen von Angehörigengruppen, die Information und Beratung über Schlaganfall und seine Folgen sowie Anleitung zur praktischen Bewältigung der Pflege- und Betreuungsaufgaben erhalten hatten, nicht nur eine Verbesserung im eigenen Wohlergehen und dem der Patienten. Vielmehr konnte sowohl eine signifikante Verminderung der Pflegekosten (Kalra et al. 2004) als auch der gesamten Gesundheitskosten und der sozialen Kosten (Patel et al. 2004) nachgewiesen werden.

Für die ambulante (wohnortnahe) neurologische Rehabilitation wurden Konzepte vorgelegt, in denen

Angehörigenbetreuung implementiert ist (Fries et al. 1996). Unabhängig von den institutionellen Angeboten für eine Angehörigenbetreuung haben sich Selbsthilfegruppen für verschiede Erkrankungen etabliert, bei denen die Angehörigen mitintegriert sind. Zusätzlich gibt es auch Angehörigenselbsthilfegruppen (Lippert-Grüner und Terhaag 2001), die sich der Sorgen der Angehörigen annehmen (siehe Anhang)

12.2 Teilhabe-bezogene Angehörigenarbeit

Eine Rehabilitation, die eine Wiedereingliederung des betroffenen Menschen in das soziale Leben zum Ziel hat, muss wichtige Bezugspersonen (Ehepartner, Lebenspartner, Eltern, Kinder, auch enge Freunde) im unmittelbaren Lebensumfeld in die Behandlung miteinbeziehen.

Die physische Unterstützung (oft unerlässlich), vor allem aber emotionale Unterstützung („... du bist o.k. und liebenswert trotz der Behinderung") ist ein ganz wesentlicher fördernder Kontextfaktor für die Teilhabe. Damit die Angehörigen solche positive Unterstützung leisten können, ist es notwendig, sie über den Erkrankungsverlauf und über die zu erwartenden Folgen aufzuklären. Wichtig ist, vorher nicht gekannte, jetzt aber krankheitsbedingt aufgetretene Verhaltensweisen und „Auffälligkeiten" verstehen und in das Krankheitsbild einordnen zu können. Für diesen langwierigen Prozess müssen Erklärungen vielfach geduldig wiederholt werden, um sie nicht nur kognitiv, sondern auch emotional annehmbar zu machen. Denn die Angehörigen müssen ihre oft langjährig gehegten Vorstellungen, Erwartungen und Idealisierungen modifizieren, anpassen, manchmal auch gänzlich aufgeben – häufig ein schmerzlicher Prozess. Erst dann wird es ihnen möglich, die eigenen Ängste und Sorgen so weit zu meistern, um eine konstruktive und dem jeweiligen Entwicklungsstand in der Rehabilitation angemessene Unterstützung zu leisten und/oder sich emotional zuwenden zu können.

Ein weiteres wichtiges Anliegen in der Angehörigenarbeit ist es aber auch, sich abgrenzen zu können. Internalisierte Konventionen, vor allem Rollenerwartungen an pflegende Angehörige (vor allem an Frauen) führen bis an die Grenze der Selbstaufgabe und des Verzichts auf ein eigenes Leben. Auftauchende Wünsche nach Selbstverwirklichung und mehr Unabhängigkeit werden von einem quälenden „schlechten Gewissen" im Zaum gehalten, das noch weitere Selbstaufgabe verlangt um nicht vor sich selbst und – imaginiert – vor den anderen als „schlechter Mensch" dazustehen. Pflegende Angehörige fühlen sich daher neben der physischen Beanspruchung oft auch in einer psychischen Falle. Nicht zuletzt besteht in der Regel ein dringender Informationsbedarf danach, wo sie konkrete Unterstützung durch soziale Rechte, durch Behörden, Sozialleistungsträger, aber auch durch Selbsthilfegruppen erfahren und einholen können.

Ziele der Arbeit mit Angehörigen
- die Angehörigen über Erkrankungsfolgen aufklären, und zwar jeweils im Fachbereich
- Raum und Ort geben für die eigenen Ängste und Bedrohungen, die aus der Erkrankung für sie entstehen
- Ängste abzubauen und Vertrauen in die Leistungsfähigkeit des Erkrankten gewinnen können
- den Angehörigen ermöglichen, sich besser abgrenzen zu können
- emotionale und physische Überforderung vermeiden
- Beziehungssituationen klären (klare Entscheidungen sind leichter zu bewältigen als andauernde Ambivalenz oder schlechtes Gewissen)
- durch Beratung in sozialrechtlichen Fragen von organisatorischen Fragen entlasten
- den weiteren Verlauf nach der Rehabilitation besprechen, planen, vorbereiten (s. Kap. 14)

In der praktischen Angehörigenarbeit setzen wir uns auf drei Ebenen mit den Angehörigen und/oder Lebenspartnern auseinander:

12.2.1 Angehörigengespräch einzeln

In der Regel, jedoch nicht in jedem Fall begleiten Angehörige oder Lebenspartner die Patienten zur Erstvorstellung und ermöglichen uns bereits zu diesem frühen Zeitpunkt eine erste Einschätzung über Einstellungen, Qualität der Beziehung, Erwartungen an die Betroffenen und an den Reha-Verlauf. Hier kann bereits eine erste Beratung und Aufklärung erfolgen. Im weiteren Verlauf der Behandlung vereinbart der Primärtherapeut (s. Kap. 2) Gesprächstermine mit den Angehörigen/Partnern. Zeitpunkt und Häufigkeit solcher Angehörigengespräche richten sich nach dem Bedarf oder der Dringlichkeit. In den Teambesprechungen versuchen wir abzuschätzen, in welchem Umfang Gesprächsbedarf besteht.

Auch wenn sich das Angehörigengespräch zunächst auf ganz konkrete Sachverhalte aus dem Therapieverlauf konzentriert, kommen in der Regel das Ausmaß der Belastung, die Ängste und Befürchtungen der Angehörigen rasch zu Sprache. Andernfalls versuchen wir, die Gesprächsführung darauf zu lenken; denn die Aufklärung darf sich nicht nur auf die medizinischen Sachverhalte beschränken. Wir werden gelegentlich auch mit Ablehnung konfrontiert, z. B. mit der Befürchtung, den Rehabilitationsprozess in die Familie oder Partnerschaft hineintragen zu wollen („… damit werden wir alleine fertig") oder mit Tendenzen, die Folgen der Erkrankung oder Verletzung zu bagatellisieren („… ist doch nicht so schlimm", oder „… ist doch schon wieder alles super geworden"). Ablehnung kann auch Ausdruck einer instabilen Partnerschaft sein, wenn durch die Erkrankung oder Verletzung ein Auseinanderbrechen der Partnerschaft ausgelöst oder beschleunigt wird („… ich halte das nicht mehr aus – ich lasse mich scheiden").

Fallbeispiel: Herr Buchenmüller erlitt 52-jährig als Geschäftsführer einer kleinen Handelsfirma, die seiner Frau gehörte, eine massive linkshemisphärische Hirnblutung. Seither bestand eine schwere Aphasie. Die Kommunikation war nicht nur dadurch behindert, dass Herr Buchenmüller sich nur mühsam und mit sehr wenigen Worten ausdrücken konnte. Aufgrund einer ausgeprägten Apraxie gelang es ihm kaum, adäquate Gesten einzusetzen. Auch sein Sprachverständnis war stark eingeschränkt. Gesprächspartner konnten nicht sicher sein, dass sie wirklich verstanden wurden. Für die ambulante Rehabilitation war er nach Süddeutschland gezogen und wohnte im Hause seiner Eltern. Im Verlauf der Behandlung gab Frau Buchenmüller die Verantwortung für die weitere Betreuung und für die Unterstützung in der ambulanten Rehabilitation weitgehend an ihre Schwiegereltern ab. Sie war für die Therapeuten längere Zeit nicht ansprechbar. Erst gegen Ende der Behandlung konnte sie ihre Pläne offenbaren, dass sie sich von ihrem Mann trennen wollte. „Ich kann die Belastung nicht aushalten", begründete sie ihren Schritt. Sie teilte ihrem Mann ihren Entschluss dann per E-Mail mit. Obwohl Herr Buchenmüller zunächst von dieser Information schockiert war, wirkte dieser Schritt seiner Frau auch als Befreiung auf ihn. Denn die Beziehung war schon viele Jahre durch Streit, Missverständnisse und gegenseitige Verletzungen belastet. So stellte sich die Trennung seiner Ehefrau für Herrn Buchenmüller zunächst als hemmender, im weiteren Verlauf jedoch als fördernder Kontextfaktor heraus. Herrn Buchenmüller gelang es, seine Zukunft befreit und unabhängig zu planen und einen eigenen Lebensweg auch mit der Behinderung zu entwickeln.

In dem Angehörigengespräch geht es zunächst darum, Vertrauen zu gewinnen und ein Gefühl der *gemeinsamen* Anstrengung zu entwickeln. Es geht aber auch um Abgrenzung, die Bewältigung eigener Ängste („… ich kann ihn doch nicht alleine die Treppe steigen lassen") oder den starken Impuls der Fürsorge („… wenn ich ihm nicht alles anschaffe, tut er gar nichts und sitzt nur den ganzen Tag vor dem Fernseher").

Ein wesentliches Ziel der Angehörigengespräche liegt darin, nach der erfolgten Aufklärung und Information ebenso wie dem Aufnehmen von Sorgen und Ängsten, gemeinsame Vereinbarungen für den weiteren Reha-Prozess treffen zu können. Hierzu gehören konkrete Absprachen, wie die Teilhabe des erkrankten oder verletzten Menschen im häuslichen Alltag weiter gefördert werden kann, z. B. früher übernommene Aufgaben dem Patienten wieder zu übertragen und dabei die eigenen Ängste zu überwinden („…er kann doch auf der Treppe stürzen"), den vermehrten Zeitbedarf („…das kann ich doch viel schneller") zu ertragen oder die noch nicht fehlerfreie Ausführung aushalten zu können. In diese Vereinbarungen ist miteinzuschließen, den pflegenden Angehörigen mehr Freiraum zu verschaffen, indem sie sich besser abgrenzen können.

Ein weiteres wichtiges Thema sind der Reha-Verlauf und die Perspektiven nach Ende der Reha-Maßnahmen (s. Kap. 14). Denn es geht hier nicht nur um die Zukunft der Betroffenen, sondern auch um die Perspektiven und die Zukunft der Angehörigen und um die Frage, in welchem Umfang sie in die Pflege, Unterstützung oder Fürsorge eingebunden sein werden oder bleiben.

12.2.2 Angehörigengespräch im Rahmen des Hausbesuchs

Der Hausbesuch eignet sich in besonderer Weise, mit den Angehörigen ins Gespräch zu kommen. „Bei sich zu Hause" können sie die Fragen, wie sie mit oder trotz Erkrankungsfolgen den Alltag bewältigen, leichter ansprechen als im Rahmen der medizinischen Institution. Zudem werden die – oft unausgesprochenen – „Spielregeln" im Zusammenleben deutlicher sichtbar. Ebenso lassen sich Ängste und Befürchtungen besser erkennen und verstehen, wenn eine enge Treppe im Haus tatsächlich eine erhöhte Sturzgefahr bedeutet, oder wenn vor dem Haus eine belebte, stark befahrene Straße vorbei führt, die zu überqueren immer ein Risiko bedeutet. Der Rahmen des häuslichen Alltags macht es leichter, konkrete Zielvereinbarungen mit den Angehörigen ebenso wie mit den Patienten zu treffen (s. Kap. 10).

Fallbeispiel: Herr Drathig hatte als 67-jähriger berenteter Diplom-Ingenieur einen ausgedehnten Mediainfarkt rechtshemisphärisch erlitten. In der Folge fand er sich in seiner Mobilität hochgradig eingeschränkt, das Gehen war zunächst nur innerhalb des Hauses für kurze Distanzen mit Stock sehr beschwerlich möglich. Die linke Hand war praktisch ohne Funktion. Herr und Frau Drathig waren immer sportlich sehr aktiv gewesen. Noch jenseits der 50 hatten sie zusammen den Montblanc bestiegen und nutzten ihre Freizeit extensiv zum Skilaufen und Bergsteigen. Die erheblichen Einschränkungen durch die Schlaganfallfolgen versetzten Herrn Drathig in eine schwere Depression – dennoch war sein sehnlichster Wunsch, wieder auf seine geliebten Berge steigen zu können. Seine Ehefrau entwickelte eine hochgradige Ängstlichkeit, ihren Mann alleine gehen und Treppen steigen zu lassen. Sie befürchtete, er könne stürzen, und ließ ihn deshalb niemals allein. Beider Leben war dadurch stark eingeschränkt. Im Verlauf mehrerer Hausbesuche (s. Kap. 10.) und der dort geführten Gespräche gelang es jedoch, mit Frau Drathig Vereinbarungen zu treffen, ihrem Mann mehr zuzutrauen und ihn auch alleine gehen und Treppe steigen zu lassen. Unter dem sportlichen Motto: „Wir meistern gemeinsam das Leben!" gelang es Frau Drathig, trotz ihrer Ängste eine konstruktive, lebensbejahende Bewältigung der für beide Ehepartner schwierigen Lebenssituation zu finden und ihren Mann darin zu unterstützen, mehr Selbstständigkeit in seinen Aktivitäten zu entwickeln. Indem sie ihre Ängste abbauen konnte, gelang es ihr, sich im Laufe der Rehabilitation von einem hemmenden zu einem fördernden Kontextfaktor zu entwickeln.

12.2.3 Infotag

Den so genannten „Infotag" führen wir als eine institutionalisierte Veranstaltung im Abstand von 6 Wochen durch. Die Angehörigen werden mit dem Ziel eingeladen, ihnen Einblicke in die therapeutische Arbeit zu geben, damit sie besser verstehen, wovon die Patienten zu Hause berichten. Außerdem erhalten sie in Vorträgen und Gruppengesprächen zielgerichtet Informationen über

- Neurologische und neuropsychologische Krankheitsbilder
- Therapieabläufe und Schnittstellenfragen
- Reha-Philosophie
- Sozialrechtsfragen
- Wie kann der Patient zu Hause im richtigen Maß unterstützt, gefördert und gefordert werden?
- Fahreignung nach neurologischer Erkrankung
- Krankheitsbewältigung (für Patienten und Angehörige getrennt)

Hier geht es vor allem darum, nicht nur medizinische Fakten zu vermitteln, sondern die Folgen und Auswirkungen von Erkrankung und Verletzung des Gehirns in ihren vielfältigen Facetten im Alltag verstehbar und annehmbar zu machen. Daher nimmt die an die Vorträge anschließende Diskussion immer einen großen Platz ein.

Der Infotag bietet auch breiten Raum für Einzelgespräche der Angehörigen mit den Therapeuten.

12.2.4 Angehörigenselbsthilfegruppe

Dies ist eine offene Gruppe für Angehörige neurologisch Erkrankter. Primäre Aufgabe der Selbsthilfegruppe für Angehörige von Hirnverletzten ist es, sich gegenseitig in der Bewältigung der Aufgabe, ein hirnverletztes Familienmitglied zu pflegen und zu betreuen, zu unterstützen. Unterstützung erwächst aus der Erfahrung, mit dem Leid und den Belastungen nicht allein zu sein, sondern sie mit anderen in ähnlicher Situation teilen zu können. Für alle Fragen kann der Rat und die Erfahrung der anderen Gruppenmitglieder in Anspruch genommen werden. Der Informationsaustausch innerhalb der Gruppe hilft auch, so genannte „technische" Fragen zu Therapie, Rehabilitationseinrichtungen, Krankenkassen und Versicherungen besser bewältigen zu können. Neben der Aufgabe, sich gegenseitig zu unterstützen, will die Selbsthilfegruppe aufklärend nach außen wirken. Dabei geht es zum einen darum, die Sorgen, Probleme und Vorstellungen der Angehörigen den zuständigen Ärzten, Therapeuten und Pflegekräften zu vermitteln, um die Behandlungs- und Betreuungssituation zu verbessern. Darüber hinaus soll auch eine allgemeine Öffentlichkeit, vor allem die Gesundheits- und Sozialpolitik über die Anliegen und Nöte der Angehörigen informiert werden.

12.3 Grenzen

Gelegentlich gelingt es nicht, Angehörige zu informieren oder zu unterstützen. Die Schwierigkeiten, mit Angehörigen ins Gespräch zu kommen, einen Kontakt herzustellen und Veränderungs- und/oder Kooperationsbereitschaft zu erzielen (siehe auch Wendel 2005), haben unserer Erfahrung nach vielfältige Gründe:

- Fehlende Zeit wird als Grund genannt, wenn Gespräche mit den Therapeuten nicht zustande kommen. Dies kann ein reales Hemmnis sein, wenn die Angehörigen berufstätig sind oder wenn sie kleinere Kinder zu versorgen haben, oder wenn verkehrstechnische Schwierigkeiten bestehen (Bus fährt nur alle zwei Stunden).
- Es gibt auch bei Angehörigen eine „Wahrnehmungsstörung" für die Erkrankungsfolgen (s. Kap. 4). Sie neigen dann dazu, die bestehenden Einschränkungen oder Schwierigkeiten zu bagatellisieren oder die Möglichkeiten des betroffenen Angehörigen zu idealisieren. Dahinter steht oft die Erwartung und Hoffnung, dass mit der Zeit alles wieder gut wird: „Läuft doch alles bestens, warum soll ich zu einem Therapeutengespräch kommen?"
- Um schwierige oder gar schmerzhafte Anpassungen und Veränderungen im eigenen Leben zu vermeiden, wird die Verantwortlichkeit für den Erfolg oder Misserfolg der Behandlung ausschließlich an die Therapeuten abgegeben: „Machen Sie meine Frau gesund, dann ist doch alles in Ordnung!".
- Erschwert wird die Angehörigenarbeit auch dann, wenn die Angst vor weiteren Katastrophen oder die Angst, mit weiteren Problemen, Sorgen oder Auseinandersetzungen belastet zu werden, vorherrscht.
- Manchmal bedroht die Therapie auch die Rollenverteilung, die sich in der Folge der Erkrankung oder Verletzung neu eingestellt hat und in dieser Form so beibehalten werden soll. Dann können Verbesserungen in der Selbstständigkeit und in der Teilhabe am sozialen Leben Konflikte auslösen und bei den Patienten Ängste schüren: „Mein Mann will nicht, dass ich in die Reha-Institution komme".

Literatur

Bäuml J, Pitschel-Walz G (Hrsg.) Psychoedukation bei schizophrenen Erkrankungen. Stuttgart: Schattauer; 2003.
Bundesarbeitsgemeinschaft für Rehabilitation, Frankfurt. Empfehlungen zur Neurologischen Rehabilitation von Patienten mit schweren und schwersten Hirnschädigungen in den Phasen B und C; 1995.
Clark MS, Rubenach S, Winsor A. A randomized controlled trial of an education and counselling intervention for families after stroke. Clin Rehabil. 2003;17:703–12.
Ergh TC, Rapport LJ, Coleman RD, Hanks RA. Predictors of caregiver and family functioning following traumatic brain injury: social support moderates caregiver distress. Journal of Head Trauma Rehabilitation. 2002;17:155–74.
Fries W, Anreiter B, Seiler S. Ambulante neuropsychologische Rehabilitation in einer interdisziplinären Praxis. In Fries W. (Hrsg.) Ambulante und teilstationäre Rehabilitation von Hirnverletzten. München: Zuckschwerdt Verlag; 1996:S. 8–14.
Gründel IA, von Cramon DY, Wilz G. „Ich hoffe, dass es wieder wird wie vorher...". Prospektive Annahmen von Patienten und Angehörigen über die Folgen des Schlaganfalls zu Beginn der Rehabilitation. Praxis Klinische Verhaltenmedizin und Rehabilitation. 2003;62,:157–70.
Kalra L, Evans A, Perez I, Melbourn A, Patel A, Knapp M, Donaldson N. Training care givers of stroke patients: randomised controlled trial. BMJ. 2004;328:1099–103.
Kolakowsky-Hayner SA, Miner KD, Kreutzer JS. Long-term life quality and family needs after traumatic brain injury. Journal of Head Trauma Rehabilitation. 2001;16:374–85.
Kreutzer JS, Gervasio AH, Camplair PS. Primary caregivers' psychological status and family functioning after traumatic brain injury. Brain Injury. 1994;8: 197–210.
Kreutzer JS, Kolakowsky-Hayner SA, Demm SR, Meade MA. A structured approach to family intervention after brain injury. Journal of Head Trauma Rehabilitation. 2002;17:349–67.
Lincoln NB, Francis VM, Lilley SA, Sharma JC, Summerfield M. Evaluation of a stroke support organiser: a randomised controlled trial. Stroke. 2003;34:116–21.
Lippert-Grüner M, Terhaag D. Selbsthilfegruppen als Bestandteil der ambulanten wohnortnahen Rehabilitation nach erworbener Hirnschädigung. Rehabilitation. 2001; 40:50–3.
Lutz L. Das Schweigen verstehen. Berlin, Heidelberg, New York: Springer; 1992:S.356–64.
Patel A, Knapp M, Evans A, Perez I, Kalra L. Training care givers of stroke patients: economic evaluation. BMJ. 2004;328:1102–8.
Pössl J, Mai N. Rehabilitation im Alltag – Gespräche mit Angehörigen hirngeschädigter Menschen. Dortmund: Borgmann; 1996.
Rotondi AJ, Sinkule J, Spring, M. An interactive web-based intervention for persons with TBI and their families. Journal of Head Trauma Rehabilitation. 2005;20:173–85.
Scholte op Reimer WJM, de Haan RJ, Rijnders PT, Limburg M, van den Bos GAM. The burden of

caregiving in partners of long-term stroke survivors. Stroke. 1998;29:1605–11.

Trexler, LE, Fordyce DJ. Psychological Perspectives on Rehabilitation: Contemporary Assessment and Intervention Strategies. Chapter 4 in: RL Braddom (Ed.), Physical Medicine and Rehabilitation, Second Edition. New York: WB Saunders; 2000.

Wendel C. Kontextualisierung und Rückversicherung: Über die Arbeit mit Angehörigen in der Neuropsychologie. In Wendel C, Heel S, Lucius-Hoene G, Fries W. (Hrsg) Zukunftswerksatt Klinische Neuropsychologie. Therapeutische Verortungen und Visionen. Regensburg: Roderern; 2005:155–68.

Wood RL, Yurdakul LK. Change in relationship status following traumatic brain injury. Brain Injury. 1997;11:491–502.

13 Zurück ins Erwerbsleben:
Strategien für die berufliche Wiedereingliederung

Wolfgang Fries, Karin Schwenk-Eschenlohr

*Arbeit gibt uns mehr als den Lebensunterhalt,
sie gibt uns das Leben*
(Henry Ford)

In diesem Kapitel werden die rechtlichen und die rehabilitativen Voraussetzungen der beruflichen Wiedereingliederung in das Erwerbsleben beschrieben und Grundzüge ihrer Durchführung dargelegt, aber auch deren Grenzen aufgezeigt.

13.1 Worum geht es?

Nach einer erworbenen Hinschädigung ist berufliche Wiedereingliederung für Menschen, die vor der Erkrankung oder Verletzung noch im Erwerbsleben standen, ein vorrangiges Ziel für die Teilhabe. Dabei geht es zum einen um die Sicherung der wirtschaftlichen Existenz, zum anderen aber auch um die Bedeutung der Arbeit für den Selbstwert und die Selbstachtung des Menschen, kurz für seine Identität. Um eine berufliche Wiedereingliederung vorzubereiten und erfolgreich abzuschließen, müssen die medizinischen und rehabilitativen Voraussetzungen gegeben sein, es sind aber auch die gesetzlichen Rahmenbedingungen zu berücksichtigen. Nicht zuletzt entscheidet über Verlauf und Erfolg der Wiedereingliederung auch der allgemeine Arbeitsmarkt, die wirtschaftliche Situation des Unternehmens, in das wiedereingegliedert werden soll und dessen generelle Sozial- und Personalpolitik.

13.1.1 Gesetzliche Rahmenbedingungen

Um die Frage, wer als Kostenträger für die berufliche Wiedereingliederung zuständig ist, entsteht im klinischen Alltag häufig Streit. Oft wird quasi automatisch die gesetzliche Rentenversicherung (GRV) für verantwortlich gehalten. Deshalb sollen hier kurz die gesetzlichen Rahmenbedingungen dargelegt werden. Personen, die aufgrund schwerer Krankheit über längere Zeit arbeitsunfähig und deshalb aus dem Arbeitsprozess ausgegliedert waren, sollen entsprechend § 28 SGB IX durch eine stufenweise Wiedereingliederung in das Erwerbsleben eingegliedert werden, wenn sie nach Abschluss der Rehabilitation ihre bisherige Tätigkeit wieder ausführen können. Der arbeitsunfähige Arbeitnehmer soll dabei die Möglichkeit erhalten, seine berufliche Belastbarkeit zu erproben, Selbstsicherheit zurück zu gewinnen, Angst vor Überforderung abzubauen und einer erneuten Erkrankung oder einem Rückfall durch schrittweises Heranführen an die Arbeitsbelastung vorzubeugen. Durch die stufenweise Wiedereingliederung kann erreicht werden, dass eine dauerhafte Rückkehr an den bisherigen Arbeitsplatz besser gelingt.

§ 28 SGB IX: Können arbeitsunfähige Leistungsberechtigte nach ärztlicher Feststellung ihre bisherige Tätigkeit teilweise verrichten und können sie durch eine stufenweise Wiederaufnahme ihrer Tätigkeit voraussichtlich besser wieder in das Erwerbsleben eingegliedert werden, sollen die medizinischen und die sie ergänzenden Leistungen entsprechend dieser Zielsetzung erbracht werden.

Diese Vorschrift zur stufenweisen Wiedereingliederung aus dem Sozialgesetzbuch IX ist dem Recht der gesetzlichen Krankenversicherung entnommen, und zwar § 74 SGB V.

§ 74 SGB V: Können arbeitsunfähige Versicherte nach ärztlicher Feststellung ihre bisherige Tätigkeit teilweise verrichten und können sie durch eine stufenweise Wiederaufnahme in ihrer Tätigkeit voraussichtlich besser wieder in das Erwerbsleben eingegliedert werden, soll der Arzt auf der Bescheinigung über die Arbeitsunfähigkeit Art und Umfang der möglichen Tätigkeiten angeben und dabei in geeigneten Fällen eine Stellungnahme des Betriebsarztes oder mit Zustimmung der Krankenkasse die Stellungnahme des Medizinischen Dienstes (§ 275 SGB V) einholen.

Diese gesetzliche Vorschrift (§ 74 SGB V) war in den 70er-Jahren unter dem Begriff „Hamburger Modell" von den gesetzlichen Krankenkassen eingeführt worden. Deshalb gehört die stufenweise berufliche Wiedereingliederung in den Zuständigkeitsbereich der gesetzlichen Krankenversicherung (GKV). Denn der Versicherte bezieht in dieser Phase weiterhin Krankengeld und ist „arbeitsunfähig" geschrieben. Folgerichtig hat der „Gemeinsame Bundesausschuss" (der Ärzte und Krankenkassen) eine „Empfehlung zur Umsetzung der stufenweisen beruflichen Wiedereingliederung" abgegeben, die als Anlage 1 in die Richtlinien über die Beurteilung der Arbeitsunfähigkeit (Arbeitsunfähigkeits-Richtlinien) in der Fassung vom 1. Dezember 2003 (BKK intern Nr. 434/2003) aufgenommen wurde. Diese Richtlinien traten am 1. Januar 2004 in Kraft.

Anlage 1 der Arbeitsunfähigkeits-Richtlinien
„Empfehlung zur Umsetzung der stufenweisen beruflichen Wiedereingliederung"
1. Bei Arbeitsunfähigkeit kann eine Rückkehr an den Arbeitsplatz auch bei weiterhin notwendiger Behandlung sowohl betrieblich möglich als auch aus therapeutischen Gründen angezeigt sein. Über den Weg der „stufenweisen Wiedereingliederung" wird der Arbeitnehmer individuell, das heißt je nach Krankheit und bisheriger Arbeitsunfähigkeitsdauer schonend, aber kontinuierlich bei fortbestehender Arbeitsunfähigkeit an die Belastungen seines Arbeitsplatzes herangeführt. Der Arbeitnehmer erhält damit die Möglichkeit, seine Belastbarkeit entsprechend dem Stand der wiedererreichten körperlichen, geistigen und seelischen Leistungsfähigkeit zu steigern. Dabei sollte die Wiedereingliederungsphase in der Regel einen Zeitraum von sechs Monaten nicht überschreiten.
2. Die stufenweise Wiedereingliederung erfordert eine vertrauensvolle Zusammenarbeit zwischen Versichertem, behandelndem Arzt, Arbeitgeber, Arbeitnehmervertretung, Betriebsarzt, Krankenkasse sowie ggf. dem MDK und dem Rehabilitationsträger auf der Basis der von dem behandelnden Arzt unter Beachtung der Schweigepflicht gegebenen Empfehlung zur vorübergehenden Einschränkung der quantitativen und qualitativen Belastung des Versicherten durch die in der Wiedereingliederungsphase ausgeübte berufliche Tätigkeit. Eine standardisierte Betrachtungsweise ist nicht möglich, sodass der zwischen allen Beteiligten einvernehmlich zu findenden Lösung unter angemessener Berücksichtigung der Umstände im Einzelfall maßgebliche Bedeutung zukommt. Der Vertragsarzt kann – mit Zustimmung des Versicherten – vom Betriebsarzt, vom Betrieb oder über die Krankenkasse eine Beschreibung über die Anforderungen der Tätigkeit des Versicherten anfordern.
3. Die in Folge der krankheitsbedingten Einschränkungen der Leistungsfähigkeit zu vermeidenden arbeitsbedingten Belastungen sind vom behandelnden Arzt zu definieren. Der Vertragsarzt kann der Krankenkasse einen Vorschlag unterbreiten, der die quantitativen und qualitativen Anforderungen einer Tätigkeit beschreibt, die auf Grund der krankheitsbedingten Leistungseinschränkungen noch möglich sind. ...
4. ...
5. Während der Phase der stufenweisen Wiedereingliederung ist der Versicherte in regelmäßigen Abständen vom behandelnden Arzt auf die gesundheitlichen Auswirkungen zu untersuchen. Ergeben die regelmäßigen Untersuchungen eine Steigerung der Belastbarkeit, ist eine Anpassung der stufenweisen Wiedereingliederung vorzunehmen. Stellt sich während der Phase der Wiedereingliederung heraus, dass für den Versicherten nachteilige gesundheitliche Folgen erwachsen können, ist eine Anpassung der Belastungseinschränkung vorzunehmen oder die Wiedereingliederung abzubrechen. Ergibt sich während der stufenweisen Wiedereingliederung, dass die bisherige Tätigkeit auf Dauer krankheitsbedingt nicht mehr in dem Umfang wie vor der Arbeitsunfähigkeit aufgenommen werden kann, so ist hierüber die Krankenkasse unverzüglich schriftlich zu informieren.
6. Erklärt der Arbeitgeber, dass es nicht möglich ist, den Versicherten zu beschäftigen, ist die stufenweise Wiedereingliederung nicht durchführbar.
7. Alle Änderungen des vereinbarten Ablaufs der Wiedereingliederung sind den Beteiligten unverzüglich mitzuteilen.
8. Voraussetzung für die stufenweise Wiedereingliederung ist die Einverständniserklärung des Versicherten auf dem vereinbarten Vordruck.

Auf diesem hat der Arzt die tägliche Arbeitszeit und diejenigen Tätigkeiten anzugeben, die der Versicherte während der Phase der Wiedereingliederung ausüben kann bzw. denen er nicht ausgesetzt werden darf. Der Arbeitgeber soll eine ablehnende Stellungnahme nach Nr. 6 der Anlage 1 dieser Richtlinien ebenfalls auf dem Vordruck bescheinigen.

Erst durch die Gesetzesänderungen vom 1. Juli 2004 ist es möglich, dass auch die gesetzliche Rentenversicherung (GRV) als Kostenträger für die berufliche Wiedereingliederung eintreten kann. Dies gilt jedoch nur für den Fall, wenn sich die berufliche Wiedereingliederung innerhalb von 14 Tagen an eine Rehabilitationsmaßnahme der GRV – sei sie stationär oder ambulant – anschließt. Andernfalls ist, wenn der Patient nicht ausgesteuert ist, die GKV zuständig, es sei denn, es handelt sich um einen Berufs- oder Wegeunfall. Hier sind die gesetzlichen Unfallversicherer, d. h. die Berufsgenossenschaften, zuständig.

Die Bundesarbeitsgemeinschaft für Rehabilitation (BAR) hat als Dachorganisation aller Rehabilitationsträger ebenfalls Rahmenempfehlungen mit einer „Arbeitshilfe für die stufenweise Wiedereingliederung in den Arbeitsprozess" herausgegeben (BAR, 2000).

Leitsätze aus der **Arbeitshilfe für die stufenweise Wiedereingliederung in den Arbeitsprozess** (BAR 2000):
- *Die stufenweise Wiedereingliederung erfolgt aus therapeutischen Gründen.*
- *Sie dient der Erprobung und dem Training der Leistungsfähigkeit des arbeitsunfähigen Versicherten an seinem bisherigen Arbeitsplatz.*
- *Die stufenweise Wiedereingliederung muss in Abhängigkeit vom Fortschritt der Leistungsfähigkeit des Arbeitnehmers und von den Belastungen am Arbeitsplatz individuell geplant, flexibel gestaltet und durchgeführt werden*
- *Wiedereingliederungspläne sind laufend medizinisch zu überprüfen und im Bedarfsfall an die individuellen gesundheitlichen Erfordernisse eines Arbeitnehmers anzupassen:*
- *Bei der Abstufung der schrittweisen Arbeitsaufnahme sind auch betriebliche Bedingungen und Anfahrtswege zur Arbeitsstätte zu berücksichtigen*
- *In der Regel dauert eine stufenweise Wiedereingliederung zwischen 6 Wochen und 6 Monaten.*
- *Alle Beteiligten sollen bei Einleitung und Durchführung einer stufenweisen Wiedergliederung vertrauensvoll zusammen arbeiten.*
- *Während der stufenweisen Wiedereingliederung muss die ärztliche bzw. betriebsärztliche Begleitung und Überwachung des Arbeitnehmers sichergestellt sein.*
- *Bei der Planung der stufenweisen Wiedereingliederung ist die vertrauensvolle Zusammenarbeit zwischen dem behandelnden Arzt und Betriebsarzt von besonders großer Bedeutung!*
- *Der Ablauf der stufenweisen Wiedereingliederung des weiterhin arbeitsunfähigen Versicherten ist in Absprache mit dem Betriebsarzt laufend medizinisch zu überprüfen.*
- *Im Bedarfsfall ist der Wiedereingliederungsplan an die individuellen gesundheitlichen Erfordernisse des Versicherten anzupassen.*

! Es gibt keine rechtlich bindende Verpflichtung für den Arbeitgeber, einer beruflichen Wiedereingliederung nach diesem Modell zuzustimmen.

Im Rahmen der beruflichen Wiedereingliederung ist es Aufgabe des Arztes und der beteiligten Therapeuten, die Leistungsfähigkeit des Rehabilitanden sorgfältig zu beurteilen, aber auch die notwendigen Informationen über die Bedingungen am Arbeitsplatz, gegebenenfalls durch einen entsprechenden Arbeitsplatzbesuch einzuholen. Mit dem Arbeitgeber, dem betriebsärztlichen Dienst und dem Schwerbehindertenbeauftragten des Betriebes, gegebenenfalls auch dem Medizinischen Dienst und den Krankenkassen müssen Kontakte aufgenommen werden, um den Ablauf der Wiedereingliederung festzulegen. Im Verlauf muss der Versicherte hinsichtlich des Fortgangs der beruflichen Wiedereingliederung regelmäßig untersucht werden und zwar in Abständen von nicht mehr als *10 Tagen*, um den Leistungsfortschritt zu dokumentieren. Die weiterhin notwendige Therapie zur Wiedererlangung der vollständigen Arbeitsfähigkeit muss fortgeführt werden.

13.1.2 Medizinische Besonderheiten in der stufenweisen beruflichen Wiedereingliederung

Die Ausführungsbestimmungen zu den gesetzlichen Regelungen nach § 28 SGB IX und § 74 SGB V umzusetzen, stellt für die Patientengruppe der Menschen mit erworbenen Hirnschädigungen eine besondere therapeutische Herausforderung dar. Dies betrifft sowohl die medizinische Einschätzung, inwieweit der Versicherte seine Erwerbstätigkeit wieder aufnehmen kann, als auch die Vorbereitung und die therapeutische Begleitung der stufenweisen beruflichen Wiedereingliederung. Wiedereingliederungsverfahren für diese Patientengruppe lassen sich mit denen anderer Erkrankungsfolgen, wie z. B. nach koronarer Herzkrankheit und Myokardinfarkt oder nach orthopädisch-traumatologischen Schädigungen, nicht vergleichen, weder in der häufig notwendigen langen Dauer noch in der Komplexität des Verfahrens. Es geht auch nicht nur um längere Abwesenheit vom Arbeitsplatz und damit Entwöhnung von den Arbeitsprozessen oder um eine reduzierte allgemeine körperliche Belastbarkeit. Die Besonderheit in der Wiedereingliederung hirnverletzter Menschen liegt darin, dass im Rahmen dieser Erkrankungen die geistigen und/oder körperlichen Voraussetzungen für die Arbeitsfähigkeit beeinträchtigt sein können (**Tab. 13.1**).

Wenn im Rahmen der Akutbehandlung und der Rehabilitationsverfahren die beeinträchtigten oder verloren gegangenen Fertigkeiten wieder erlernt und eingeübt werden können, ist dadurch noch nicht gesichert, dass sie den spezifischen Anforderungen am Arbeitsplatz auch tatsächlich genügen. Hierüber liegen weder für den Patienten selber noch für den behandelnden Arzt am Ende der stationären Rehabilitation gesicherte Erkenntnisse vor. Wenn die „sozialmedizinische Beurteilung" im Reha-Entlassungsbericht Arbeitsfähigkeit (oder Arbeitsunfähigkeit) feststellt, so kann das in vielen Fällen nur eine begründete Vermutung sein – mit jedoch weitreichenden sozialrechtlichen Folgen. Nur ein entsprechendes „Erproben" am Arbeitsplatz, kann zu einer gesicherten Einschätzung der Prognose über dauerhafte Arbeitsfähigkeit führen.

Die Aufgabe in der beruflichen Wiedereingliederung hirnverletzter Menschen besteht daher in der Wiederanpassung der kognitiven und funktionellen motorischen Fertigkeiten an die geforderte Leistungsfähigkeit, aber auch in der Wiedererlangung der notwendigen sozialen Kompetenz, um in dem sozialen Gefüge am Arbeitsplatz bestehen zu können. Die oben zitierten Ausführungsbestimmungen zum Gesetzestext verlangen vom therapeutischen Team, die Fähigkeiten, die Belastbarkeit und auch die soziale Kompetenz des Rehabilitanden einschätzen zu können, um die Wiedereingliederung in Absprache mit dem Arbeitgeber und gegebenenfalls dem betriebsärztlichen Dienst vorzubereiten. Dazu gehört, herauszufinden, ob eine Umgestaltung/Modifizierung des Arbeitsplatzes und/oder der Arbeitsaufgaben nötig oder möglich ist. Im Verlauf der Wiedereingliederung müssen die Rückmeldungen sowohl des Rehabilitanden als auch des Arbeitgebers über Arbeitserfolg, Belastbarkeit und Konflikte am Arbeitsplatz entsprechend beurteilt werden. Wenn sich Leistungsschwächen zeigen, muss versucht werden, diese durch gezieltes Training auszugleichen. Gelegentlich wird es auch notwendig, in Konflikten über die Beurteilung von Leistungsfähigkeit oder Arbeitsverhalten zwischen Arbeitgeber und Arbeitnehmer zu vermitteln. Ohne eine derartige kompetente Begleitung wird die berufliche Wiedereingliederung erfahrungsgemäß scheitern.

Tabelle 13.1 Relevante Leistungsbereiche für die berufliche Wiedereingliederung

Teilhabe (ICF)	Aktivität	Funktion	Funktionsbereich
d850 bezahlte Tätigkeit	Mobilität (d450-d469) Tragen, Manipulieren von Gegenständen (d430-d449)	Gehen auf Gerüste/Leitern steigen und arbeiten halten, greifen, manipulieren, schreiben, Maus bedienen	motorisch
d8500 selbstständige Tätigkeit	Wissenserwerb und -anwendung (d160, d129, d198, d175, d177, d172, d220)	Aufmerksamkeit, Konzentration, Wahrnehmung, Gedächtnis, Merkfähigkeit, planen und Problem lösen, rechnen und logisches Denken	kognitiv
d8508 bezahlte Tätigkeit – anders bezeichnet	Kommunikation (d310-d369, d166, d170)	sprechen, verstehen, lesen, schreiben, Textverständnis	sprachlich
	soziale Beziehungen, soziale Kompetenz (d710-d7209, d730, d740-d7409)	Kritikfähigkeit, adäquate Selbstwahrnehmung, Selbstkontrolle, Selbstregulation, Anpassungsfähigkeit, Flexibilität, Antrieb und Motivation	emotional, sozial, psychosozial

13.1.3 Berufliche Wiedereingliederung in der wissenschaftlichen Literatur

Wegen der besonderen gesundheitspolitischen und ökonomischen Bedeutung sind die Bedingungen für Erfolg oder Misslingen von beruflicher Wiedereingliederung umfangreich wissenschaftlich erforscht worden (zur Übersicht siehe Yasuda et al. 2001; Wozniak et al. 2002; Wendel 2003). Nicht zuletzt gilt die Rückkehr an den Arbeitsplatz („return to work", RTW) als ein relativ „objektiver" Gradmesser für Rehabilitationserfolg (siehe Wendel 2003). Als wichtiger Faktor für eine erfolgreiche berufliche Wiedereingliederung gilt der Schweregrad der erlittenen Hirnschädigung (Uzell et al. 1987; Godfrey et al., 1993; Wehman et al. 1995). Allerdings konnte der negative Zusammenhang zwischen Schweregrad der Verletzung und Wiederaufnahme der Arbeit nicht in allen Untersuchungen belegt werden (Crepéau und Scherzer, 1993; Ip et al. 1995; Teasdale et al. 1997). Ebenso ungeklärt ist die Frage, ob Art und Ausmaß kognitiver, sprachlicher oder sensomotorischer Einschränkungen den beruflichen Wiedereingliederungserfolg bestimmen. In einigen Studien konnten deutliche Zusammenhänge zwischen dem Ausmaß der neuropsychologischen Defizite und dem Wiedereingliederungserfolg oder Misserfolg berichtet werden (Gonser 1992; Ruff et al. 1993; Vilkki et al. 1994; Ip et al. 1995). Insgesamt aber ragt kein spezifischer Funktionsbereich heraus, der einen Wiedereingliederungserfolg vorhersagen ließe. Auch aus der medizinischen Diagnose lässt sich keine sichere Vorhersage treffen (Drechsler et al. 1995; Fries und Seiler 1998). Häufig wird berichtet, dass höheres Alter die Chance, an den Arbeitsplatz zurückzukehren verringert (Ruff et al. 1993; Vilkki et al. 1994; Ponsford et al. 1995; Teasdale et al. 1997). Einige Untersuchungen konnten aber diesen Zusammenhang nicht feststellen (Wehman et al. 1995; Fries und Seiler 1998).

Als wesentlicher Anteil am Erfolg beruflicher Wiedereingliederung haben sich in neuerer Zeit die Akzeptanz der Erkrankung, die Anpassungsfähigkeit und die soziale Kompetenz der von einer Hirnschädigung betroffenen Menschen herausgestellt (Ezrachi et al. 1991; Prigatano et al. 1994; Fries und Wendel 2005). In einer Meta-Analyse wird als zentraler prognostischer Faktor für eine erfolgreiche berufliche Wiedereingliederung von Patienten nach Schlaganfall die emotionale Akzeptanz vorrangig vor motorischen und kognitiven Funktionsstörungen genannt: „Chances for implementing work capacity are poor without emotional acceptance of disability" (Saeki 2000).

13.2 Pragmatisches Vorgehen

13.2.1 Vorbereitung und Einleitung der stufenweisen beruflichen Wiedereingliederung

Im Verlauf der ambulanten Rehabilitationsbehandlung erfassen der Primärtherapeut und/oder die Sozialtherapeutin möglichst bald das spezifische Anforderungsprofil am Arbeitsplatz und stellen das gegenwärtige Leistungsvermögen des Patienten demgegenüber. Hierzu ist es erforderlich, dass eine Arbeitsplatz- oder Tätigkeitsbeschreibung von der Arbeitsstelle des Patienten vorliegt. Im Vergleich damit werden die spezifischen Kenntnisse und Fertigkeiten, die für die Ausübung dieser Tätigkeit erforderlich sind, erfasst und überprüft, und zwar für alle relevanten Leistungsbereiche (siehe **Tab. 13.1**). Dies erfolgt ähnlich wie bei dem Assessmentverfahren von MELBA (Lange und Müller 2006; www.miro-gmbh.de) und wird im Therapieverlauf ständig durch die Beobachtungen und Einschätzungen aller Therapeuten über Grundarbeitsfähigkeiten wie Pünktlichkeit, Instruktionsverständnis, Arbeitstempo, Konzentrationsfähigkeit, Ausdauer und Belastbarkeit modifiziert und ergänzt. Ebenso werden spezielle Fähigkeiten erfasst wie z. B. Führungsqualitäten, eigenverantwortliches Arbeiten, realistische Einschätzung von Arbeitsergebnissen, Entwickeln von Routinen und soziale Kompetenzen wie Kontaktfähigkeit oder Umgang mit Kritik. Zusätzlich werden Informationen eingeholt über die am Arbeitsplatz bestehenden Arbeitsbedingungen wie z. B. Arbeitszeit, Schichtarbeit, Stress- und Lärmbelastung. Zu klären ist weiterhin, ob Publikumsverkehr zu bewältigen ist und ob das Büro alleine oder zu mehreren genutzt wird. Als sehr hilfreich hat sich erwiesen, die individuellen Anforderungen eines typischen Arbeitstages vom Rehabilitanden detailliert beschreiben zu lassen, um einschätzen zu können, welche Probleme ihn erwarteten. Nicht zuletzt ist es wichtig zu erfahren, wie das Verhältnis zu Kollegen und Vorgesetzten *vor* der Erkrankung war.

Während der Rehabilitationsbehandlung wird im Rahmen der Projektarbeit bereits intern eine Belastungserprobung durchgeführt (s. Kap. 12). Hierbei werden möglichst Materialien aus dem Aufgabengebiet oder Tätigkeitsbereich des Rehabilitanden verwendet. Um Diskrepanzen zwischen dem Anforderungsprofil und dem aktuellen Leistungsstand zu verringern, werden schwerpunktmäßig berufsrelevante Tätigkeiten trainiert, die in der vorliegenden Arbeitsplatzbeschreibung aufgeführt sind. Zusätzlich werden Kompensationsstrategien erarbeitet und deren Einsatz trainiert.

Die Entscheidung über die Einleitung der beruflichen Wiedereingliederung treffen der Rehabilitand und der Primärtherapeut (s. Kap. 2) gemeinsam, nachdem im interdisziplinären Team die Voraussetzungen am Arbeitsplatz und die Erwerbsprognose besprochen wurden (siehe „Entscheidungskriterien").

Entscheidungskriterien für die Einleitung der stufenweisen beruflichen Wiedereingliederung:
- Die Zustimmung für eine abgestufte Belastungserprobung ist von Arbeitgeberseite gegeben.
- Die Erwerbsprognose ist positiv. Die Diskrepanz zwischen Arbeitsplatzanforderungen und dem aktuellen Leistungsstand des Rehabilitanden erscheint überwindbar, die noch vorhandenen Leistungsdefizite können voraussichtlich durch Kompensationsstrategien, gezieltes Training, Pausenmanagement überwunden werden.
- Die Erwerbsprognose erscheint unsicher. Es besteht Unklarheit darüber, ob der Rehabilitand den Anforderungen gewachsen ist oder ob sich die Erwerbsprognose durch eine Umgestaltung des Arbeitsplatzes und/oder des Aufgabengebietes verbessern lässt. Auch wenn die Diskrepanz zwischen den Anforderungen am Arbeitsplatz und dem aktuellen Leistungsstand des Rehabilitanden als groß erscheint, sollte ein Arbeitsversuch unternommen werden.
- Die Erwerbsprognose ist negativ. Dennoch wird eine Wiedereingliederung eingeleitet, wenn der Rehabilitand aufgrund einer unrealistischen Selbsteinschätzung oder mangelnden Störungswahrnehmung darauf besteht – als Strategie des „kontrollierten Scheiterns".
- Die Erwerbsprognose ist negativ. Die Diskrepanz zwischen Arbeitsplatzanforderungen und dem aktuellen Leistungsstand des Rehabilitanden ist zu groß. Bei ausreichendem Potenzial wird eine Weiterbildung/Umschulung oder eine berufliche Reha-Maßnahme als Leistung zur Teilhabe am Arbeitsleben eingeleitet.
- Die Erwerbsprognose ist negativ. Die Diskrepanz zwischen Arbeitsplatzanforderungen und dem aktuellen Leistungsstand des Rehabilitanden erscheint unüberbrückbar. Wenn eine Umschulung oder berufliche Weiterbildung wegen fehlender Leistungsfähigkeit oder aus Altersgründen nicht möglich ist, wird ein Rentenverfahren eingeleitet.

Im positiven Fall vereinbaren die Sozialtherapeutin und der Primärtherapeut (s. Kap. 2) ein erstes Arbeitsplatzgespräch als „Wiedereingliederungsteam", gegebenenfalls zusammen mit dem leitenden Arzt. Neben dem Rehabilitanden nehmen in der Regel die direkten Vorgesetzten, Vertreter der Personalabteilung, Vertreter der Personalvertretung (Betriebsrat), der Schwerbehindertenbeauftragte und der Betriebsarzt teil. Folgende Themen sind zu erörtern:
- Es werden die Möglichkeiten einer stufenweisen beruflichen Wiedereingliederung besprochen und die betrieblichen und sozialrechtlichen Voraussetzungen geklärt.
- Es wird ein Wiedereingliederungsplan auf der Basis des gegenwärtigen Leistungsvermögens erstellt, in dem sowohl die zeitlichen als auch die inhaltlichen Belastungssteigerungen gemeinsam festgelegt werden. Dabei ist wichtig zu beachten, dass der Rehabilitand während der Maßnahme formal „arbeitsunfähig" (AU) ist, die Maßnahme also seiner Rehabilitation dient und nicht dazu, Personalengpässe der Firma auszugleichen. Auf der anderen Seite müssen klare Zielvereinbarungen getroffen und Leistungen gefordert werden, um das Leistungsvermögen zu trainieren und um die geforderten Fähigkeiten wieder zu erreichen.
- Falls erforderlich, werden Vereinbarungen über eine behindertengerechte Arbeitsplatzanpassung getroffen.
- Nach Möglichkeit wird ein Kollege/Vorgesetzter des Rehabilitanden am Arbeitsplatz als Ansprechpartner/Coach bestimmt.
- Weiterhin wird festgelegt, wie dem Rehabilitanden und dem Wiedereingliederungsteam adäquat Rückmeldung über den Leistungsstand gegeben werden soll, damit der Verlauf realistisch eingeschätzt werden kann.
- Es werden Vereinbarungen für weitere regelmäßige Arbeitsplatzbesuche des Wiedereingliederungsteams getroffen.
- Wenn möglich, wird erfragt, wie das Verhältnis zu Kollegen und Vorgesetzten vor der Erkrankung war und ob der Mitarbeiter geschätzt wurde.

- Das Wiedereingliederungsteam erstellt über die getroffenen Vereinbarungen ein Protokoll, das alle Beteiligten erhalten.

Unter dem Eindruck des Arbeitsplatzbesuches und mit dem Wissen um die konkreten Arbeitsplatzbedingungen und -anforderungen dienen die verbleibenden Behandlungstage bis zum Beginn der beruflichen Wiedereingliederung dem gezielten Training entsprechend der spezifischen Anforderungen am Arbeitsplatz. Ein besonderes Augenmerk wird auf eine realistische Selbsteinschätzung des Rehabilitanden hinsichtlich seiner Fertigkeiten und seiner Belastbarkeit gelegt.

13.2.2 Absprachen mit dem Rehabilitanden

Für das Gelingen einer beruflichen Wiedereingliederung ist es unerlässlich, dass der Rehabilitand über die sozialrechtlichen Voraussetzungen und die mit dem Arbeitgeber getroffenen Vereinbarungen umfassend informiert ist und diese mitträgt. Die folgenden Punkte müssen daher vor Beginn der Maßnahme explizit mit dem Rehabilitanden besprochen werden:
- Das Ziel der beruflichen Wiedereingliederung, nämlich ob volle Arbeitsfähigkeit oder Teilzeittätigkeit angestrebt wird, muss vorab abgesprochen sein.
- Der Rehabilitand muss sich darüber im Klaren sein, dass die Rückkehr an den Arbeitsplatz in der stufenweisen Form nur möglich ist, wenn sein Arbeitgeber diesem Verfahren zustimmt und dass es keine gesetzliche Verpflichtung dazu gibt.
- Die getroffenen Absprachen sind für alle Beteiligten verbindlich und können nur nach erneuter Absprache verändert werden.
- Regelmäßige Rückmeldungen des Arbeitgebers und die enge therapeutische Begleitung des Rehabilitanden sollen sicherstellen, dass der Verlauf von allen Beteiligten realistisch eingeschätzt werden kann und Veränderungen der Arbeitsinhalte und/oder des zeitlichen Belastungsumfangs möglichst zeitnah vorgenommen werden können.
- Der Rehabilitand wird dazu ermuntert, sich selbst regelmäßig von Vorgesetzten und Kollegen Rückmeldung zu holen, Probleme möglichst offen anzusprechen und diese Offenheit als Unterstützung für eine realistische Selbsteinschätzung zu nutzen.
- Da für die gesamte Dauer der Maßnahme Arbeitsunfähigkeit attestiert wird, besteht zwar keine Verpflichtung zu einer bestimmten Arbeitsleistung, von therapeutischer Seite wird jedoch erwartet, dass der Rehabilitand diese Phase als Möglichkeit nutzt, schrittweise voranzukommen und seine Grenzen auszutesten. Hierzu gehört auch, dass während der gesamten Wiedereingliederungsphase kein Urlaub genommen werden kann (es können also keine möglicherweise noch bestehenden Resturlaubstage abgebaut werden).

13.2.3 Therapeutische Unterstützung während der Wiedereingliederungsphase

Hilfreich für die realistische Einschätzung der tatsächlichen Leistungsfähigkeit in der Wiedereingliederung ist es, wenn der Rehabilitand ein Protokoll („Selbstbeobachtungsprotokoll für die berufliche Wiedereingliederung") über die von ihm geleisteten Tätigkeiten, über auftretende Schwierigkeiten und über seine Befindlichkeit, z. B. über auftretende Kopfschmerzen führt. Als Einstiegsbelastung hat sich ein Zeitraum von zwei bis vier Stunden, in der Regel drei Stunden täglich bewährt. Die Steigerung der Belastung von täglich einer oder zwei Stunden mehr, werden individuell nach dem jeweiligen Verlauf, in der Regel in Abständen von vier Wochen vorgenommen. Es kann notwendig sein, dass eine Belastungsstufe über mehr als eine Belastungsphase beibehalten wird, um eine Stabilisierung zu erreichen. Erfahrungsgemäß ist die Steigerung von vier Stunden täglich auf mehr, d. h. der Übergang von einer Halbtagsbelastung zu einer mehr als Halbtagsbelastung, die schwierigste Klippe.

Das Wiedereingliederungsteam steht dem Arbeitgeber für Rückfragen und zur Besprechung des Verlaufs jederzeit zu Verfügung. In regelmäßigen Abständen werden Feedback-Gespräche am Arbeitsplatz mit dem betreuenden Kollegen, dem Vorgesetzen, gegebenenfalls auch mit dem betriebsärztlichen Dienst und der Personalvertretung geführt, um den weiteren Verlauf der Maßnahme festlegen zu können. Bei Bedarf erhält der Rehabilitand Informationen und Anleitung für ein Pausenmanagement und Strategien zur Kompensation bestehender Einschränkungen. Falls diese Maßnahmen nicht ausreichen, müssen Veränderungen im Anforderungsprofil oder dem Tätigkeitsbereich vorgenommen werden. Hierbei ist es unerlässlich, die unmittelbaren Mitarbeiter und Vorgesetzten miteinzubeziehen.

13.2 Pragmatisches Vorgehen

Fallbeispiel: Frau Hobel, eine gelernte Hotelfachfrau, hatte mit 33 Jahren einen Hirninfarkt (Media-Teilinfarkt links) bei Takayasu-Arteriitis erlitten. Seit 1998 ist bei ihr eine Enzephalomyelitis disseminata – derzeit ohne klinische Symptome – gesichert. Seit ca. zwei Jahren war sie als Sekretärin der mittleren Führungsebene bei einem internationalen Elektronikkonzern beschäftigt. Sie musste daher in ihrer Tätigkeit auch fließend auf Englisch telefonieren und korrespondieren. Das Anforderungsprofil war komplex und umfasste unter anderem die Büro-Organisation, Termin-Koordination, Logistik und Allgemeine Organisation von – auch internationalen – Konferenzen.

Nach der Erkrankung lagen die wesentlichen Einschränkungen in einer Sprach- und Sprechstörung bei Aphasie, Sprechapraxie und Dysarthrophonie. Im Rahmen der Aphasie hatte sie ihre Englischkenntnisse weitgehend verloren. Hinzu kamen Störungen in der Wortfindung, beim Lesen und Schreiben und in der Zahlenverarbeitung. Zusätzlich bestand eine Feinmotorikstörung der rechten Hand, die das Schreiben am PC, aber auch handschriftlich stark erschwerte. Ihre Ziele lagen darin, ihre sprachlichen Fähigkeiten, sowie das Lesen und Schreiben zu verbessern, um in ihre berufliche Tätigkeit zurückkehren zu können. Sie hatte bereits mit ihrem Arbeitgeber die Möglichkeit einer beruflichen Wiedereingliederung, allerdings in einem anderen, weniger anspruchsvollen Tätigkeitsbereich besprochen.

Im Verlauf der Therapie konnte sie ihre Lese- und Schreibleistung sehr verbessern. Sie war am Ende aber noch immer verlangsamt, die Zahlenverarbeitung war – vor allem für größere Zahlen – noch immer beeinträchtigt. Ihre Ressourcen lagen in ihrer hohen sozialen Kompetenz. Wegen ihres freundlichen Wesens war sie bei ihren Kollegen und Vorgesetzten eine beliebte und geschätzte Mitarbeiterin.

Die berufliche Wiedereingliederung konnte bereits mit einer Belastungszeit von vier Stunden täglich eingeleitet werden. Zu ihren neuen Tätigkeiten – ohne Zeitdruck und Störreize – gehörten Team-Assistenz-Aufgaben und Aktualisierung des Intranetauftritts der Abteilung. Der neue Vorgesetzte erwies sich als sehr entgegenkommend und kümmerte sich kompetent um die Aufgabenverteilung. Im Verlauf konnte die zeitliche Belastung zügig gesteigert werden. Frau Hobel konnte bereits zu Beginn an 2-stündigen Besprechungen teilnehmen. Sie konnte ihren Tätigkeitsbereich kontinuierlich erweitern. Sie übernahm wieder die Aufgabe, telefonisch Reisen zu buchen. Der Umgang mit Zahlen gelang ihr, da sie Gesprächspartner auf ihre Zahlenverarbeitungsstörung hinweisen; gegen Ende konnte sie auch Reisekosten erfassen und abrechnen. Zuletzt hatte sie keine Probleme mehr mit Störreizen und Ablenkbarkeit. Allerdings war sie sprachlich noch immer beeinträchtigt. Sie brauchte z. B. mehr Zeit, um E-Mails zu verfassen. Nach der Wiedereingliederungsphase von etwas mehr als 3 Monaten wurde sie wieder in ihr vertragliches Arbeitsverhältnis übernommen.

Die rasche berufliche Wiedereingliederung von Frau Hobel gelang trotz ausgeprägter Beeinträchtigungen in der Kommunikation und in der Wissensanwendung bei gestörter Zahlenverarbeitung vor allem aufgrund ihrer Persönlichkeit, ihrer positiven Lebenseinstellung und der enormen Energie, mit der sie ihre Ziele verfolgte. Ihr gelang es unter guter Störungswahrnehmung und Krankheitsbewältigung, die Erkrankungsfolgen zu akzeptieren und konstruktive Bewältigungsstrategien zu entwickeln. Dabei fand sie große Unterstützung bei Kollegen und Vorgesetzten.

Sollte es zu einer ständigen Überforderung kommen (mit der Gefahr der Dekompensation) oder absehbar sein, dass die volle Belastbarkeit oder die früheren Fertigkeiten nicht wiedererreicht werden können, muss geprüft werden, ob

- ein Teilzeitarbeitsplatz vom Arbeitgeber eingerichtet werden kann,
- eine Umschulung/berufliche Weiterbildung eingeleitet werden kann/soll,
- Antrag auf Erwerbsminderungsrente gestellt werden muss.

Bei erfolgreichem Abschluss der Wiedereingliederung werden in einer Abschlussbesprechung mit allen Beteiligten die konkreten Bedingungen der Wiederaufnahme der Erwerbstätigkeit noch einmal festgelegt. Mit dem Wiedereintritt in die arbeitsvertragliche Tätigkeit endet die therapeutische Begleitung.

Während der gesamten Phase der Wiedereingliederung werden die Rehabilitanden therapeutisch begleitet. Zum einen bespricht der Primärtherapeut den Verlauf, den Stand der Leistungsfähigkeit, sowie die Erfahrungen des Gelingens oder Scheiterns in den Aufgaben der beruflichen Tätigkeit. Weiterhin geht es um die Möglichkeiten zu Korrekturen. Zum anderen nimmt der Rehabilitand an einer „Wiedereingliederungsgruppe" teil.

Diese Gruppe findet im Abstand von 14 Tagen zweistündig an einem Nachmittag statt und wird von der Sozialtherapeutin geleitet, die die Rehabilitanden bereits von der Therapiezeit her kennt. Sie ist aktiv in die Vorbereitung und den Verlauf der beruflichen Wiedereingliederung eingebunden und hält während der gesamten Wiedereingliederungsmaßnahme telefonischen und/oder persönlichen Kontakt zu allen am Wiedereingliederungsprozess Beteiligten (Arbeitgeber/Vorgesetzten, Kollegen und Primärtherapeuten). Auf die Regelmäßigkeit und Kontinuität der Teilnahme wird großen Wert gelegt. Sie stellt für den Rehabilitanden eine Verbindlichkeit dar, die aber auch Sicherheit gibt und Voraussetzung dafür ist, dass der Verlauf der Wiedereingliederungsmaßnahme realistisch eingeschätzt werden kann.

Für den Rehabilitanden bietet die Gruppe nicht nur die Möglichkeit zum Erfahrungsaustausch, sondern eine Fortführung des therapeutischen Prozesses vor allem im Bereich der Krankheitsbewältigung. Denn der Wiedereintritt in die berufliche Tätigkeit bedeutet für den Betroffenen oft eine unerwartete Konfrontation mit den noch bestehenden Beeinträchtigungen, wie er sie im beschützten therapeutischen Rahmen und innerhalb der Familie bisher noch nicht erlebt hatte. Ein beachtlicher Teil der Rehabilitanden äußert zu diesem Zeitpunkt große Unzufriedenheit über die noch nicht wiedererlangten Fähigkeiten und die reduzierte Belastbarkeit und wirkt enttäuscht darüber, an der Teilhabe am Arbeitsleben noch so massiv beeinträchtigt zu sein. Oft zeigt sich, dass die Selbsteinschätzung nach einer sehr erfolgreich verlaufenen medizinischen Rehabilitationsphase, in deren Verlauf die Rehabilitanden meist ein ganztägiges Therapieprogramm gut absolvieren konnten, doch noch nicht realistisch ist. Denn sie hatten nicht erwartet, mit Aufnahme der stufenweisen Wiedereingliederung trotz des noch sehr reduzierten Arbeitsumfangs Probleme zu haben. Dieser Konflikt macht ihnen zu schaffen und muss therapeutisch bearbeitet werden.

Themenbeispiele der Wiedereingliederungsgruppe:
- Reflexion über den Verlauf der Wiedereingliederung, Erfassen des aktuellen Leistungsstandes der Rehabilitanden, Überlegungen und Konsequenzen für das weitere Vorgehen
- Pausenmanagement
- Veränderungen/Neuerungen/Umstrukturierungen … und ihre Folgen
- Belastungsgrenzen wahrnehmen und damit umgehen
- Grenzen setzen können – „Nein"-Sagen
- Enttäuschung über den Verlauf, v. a. bei Leistungseinbrüchen, stark schwankender Tagesform oder wenn keine konstante Belastbarkeit möglich ist
- Probleme mit Mitarbeitern oder Vorgesetzten
- Umgang mit erhöhter Ablenkbarkeit/Lärmempfindlichkeit
- Kompensationsstrategien
- emotionale Unausgeglichenheit
- Ungeduld
- fehlende Freizeitaktivitäten, keine Energie mehr für Ausgleich, keine erfüllte Freizeit
- (sozial-)rechtliche Fragen/Probleme

Die Wiedereingliederungsgruppe kann in ihrer Gruppenstruktur ein großes Unterstützungspotenzial bieten (s. Kap. 2), da sich die Teilnehmer in unterschiedlichen Stadien im Wiedereingliederungsverlauf befinden und immer ein oder mehrere Teilnehmer über ähnliche Erfahrungen und erfolgreiche Bewältigungsstrategien berichten können. Es hat sich gezeigt, dass in der Regel gegenüber ebenfalls Betroffenen die Hemmschwelle, Schwierigkeiten zu thematisieren, niedriger ist und es auch eher zurückhaltenden Teilnehmern leicht macht, Ratschläge anzunehmen und für sie ungewohnte Bewältigungsstrategien oder völlig neue Verhaltensweisen auszuprobieren (Schellhorn et al. 2005). Jedoch muss auch mit zum Teil extremen Reaktionen einzelner Teilnehmer gerechnet werden vor allem dann, wenn deren Wahrnehmung für die tatsächlich vorhandene Leistungsfähigkeit unrealistisch und damit die Selbsteinschätzung inadäquat ist. Auch große Unterschiede im Bildungsstand und der beruflichen Stellung der Gruppenmitglieder können dazu führen, dass einzelne Teilnehmer versuchen, eine Fassade aufrecht zu erhalten und tatsächlich vorhandene Probleme zu bagatellisieren.

In der Gruppe zeigen sich meist deutlich die Stärken und Schwächen im Bereich der „Sozialen Kompetenzen". Wegen deren besonderen Bedeutung für den Erfolg der beruflichen Wiedereingliederung (siehe oben) ergibt sich hier nochmals die Möglichkeit der therapeutischen Intervention, um aufzuzeigen, wie ein Fehlen die Wiedereingliederung erschweren, umgekehrt deren Vorhandensein als Ressource genutzt werden kann.

Der schematische Ablauf der Wiedereingliederung ist in dem Diagramm (**Abb. 13.1**) zusammengefasst.

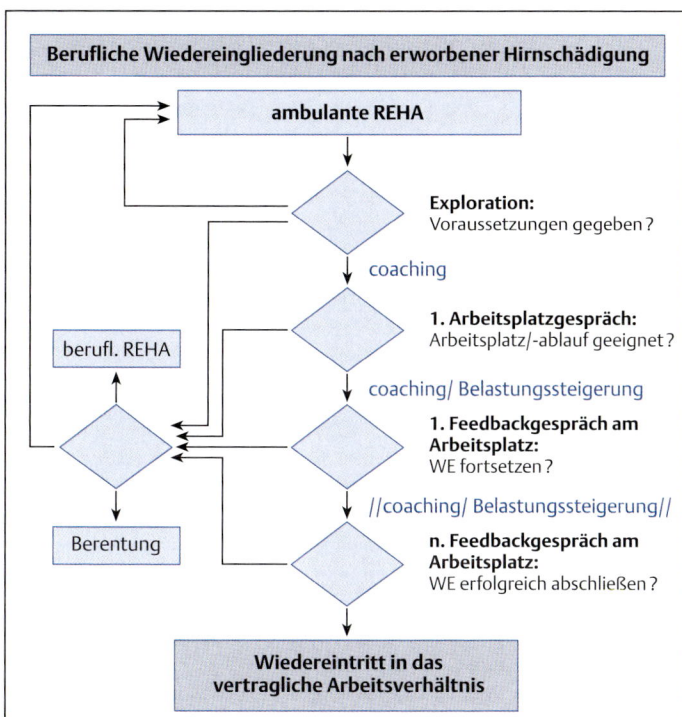

Abb. 13.1 Berufliche Wiedereingliederung (WE) nach erworbener Hirnschädigung.

13.3 Grenzen

Berufliche Wiedereingliederungen können scheitern, wenn die Voraussetzungen zur Bewältigung der beruflichen Aufgaben nicht erreicht werden oder innere und äußere Kontextfaktoren zu stark behindern. Hierfür gibt es wiederum eine Reihe von Gründen.

Schwierig gestalten sich Wiedereingliederungen, wenn bereits vor der Erkrankung psychische Störungen, wie z. B. Depression, Angst oder eine schwere Selbstwertproblematik vorlagen oder wenn die sozialen Beziehungen zu Arbeitskollegen und Vorgesetzten beeinträchtigt waren. Oft zeigt sich, dass solche Schwierigkeiten nun nicht mehr ausreichend kompensiert werden können, was vor der Erkrankung noch gut gelang. Auch eine unrealistische Einschätzung der Fähigkeiten des Rehabilitanden, sei es durch ihn selbst oder durch die begleitenden Therapeuten, kann die Wiedereingliederung erschweren oder unmöglich machen. Wenn keine angemessene Störungswahrnehmung (s. Kap. 4) vorliegt, können bei Leistungsmängeln oder fehlender Belastbarkeit entsprechende Kompensationsstrategien nicht oder nur unzureichend entwickelt, erprobt und kritisch bewertet werden.

Fallbeispiel: Herr Knurzer hatte mit 59 Jahren einen Schlaganfall erlitten (Posterior-Teilinfarkt links). Er war gelernter Schlosser und Schweißer und arbeitete seit 1988 als Facharbeiter in der Metallindustrie. Seine Aufgaben lagen in der Montage, in der Regel im 2-Schicht-Betrieb. Nach der Erkrankung bestanden als funktionelle Einschränkungen eine Gesichtsfeldfeldeinschränkung nach rechts sowie Sensibilitätsstörungen der rechten Seite, vor allem im Arm. Zusätzlich ergab die neuropsychologische Diagnostik deutliche Gedächtniseinschränkungen, er hatte nach eigener Einschätzung jedoch alle Arbeitsabläufe „im Kopf". Sein Ziel lag darin, wieder in die Arbeit zu gehen und wieder Autofahren zu können. Er traute sich zu, trotz der Sensibilitätsstörungen des Armes seine Arbeit zu bewältigen. Für die kognitiven Einschränkungen bestand nur wenig Einsicht.

Die Wiedereingliederung am alten Arbeitsplatz – jedoch zunächst ohne Zeitvorgaben – musste nach 6-wöchigem Verlauf abgebrochen werden. Die Sensibilitätsstörungen des rechten Armes verursachten Probleme, die für Herrn Knurzer unerwartet und bereits bei einer Belastung von 3 Stunden täglich auftraten. Er berichtete, der betroffene Arm fühle sich unter der körperlichen Belastung an „wie aufgepumpt" und hindere ihn in seiner Arbeit. Auch Zeitdruck führe zu diesem Effekt. Die Belastungszeit ließ sich deshalb kaum auf 4 Stunden steigern. Er stellte einen Antrag auf volle Erwerbsminderungsrente, dem stattgegeben wurde.

Im Rückblick erwiesen sich die unzutreffende Selbsteinschätzung und die fehlende Wahrnehmung für die kognitiven Defizite als die wesentlichen Gründe für das Scheitern der Wiedereingliederung. Es war im Verlauf der Rehabilitation nicht gelungen, die Auswirkungen der Funktionseinschränkungen auf seine Arbeitsfähigkeit zu besprechen und bewusst zu machen.

Manche Rehabilitanden fühlen sich durch die Erwartungen von Angehörigen oder Freunden zurück in die Arbeit gedrängt, obwohl sie sich selbst nicht dazu in der Lage fühlen und eigentlich große Angst vor einem Rückfall oder erneuter Erkrankung haben. Gründe hierfür können Angst oder ein Gefühl der Beschämung sein, ohne Arbeit nicht mehr als „vollwertig" zu gelten. Häufig führen auch wirtschaftliche Zwänge wie z. B. ein Eigenheim abzubezahlen oder die Ausbildung der Kinder finanzieren zu müssen, zu großem psychischen Druck. Massive Leistungseinbrüche und Dekompensation können die Folge sein und den Abbruch der beruflichen Wiedereingliederung aus medizinischen Gründen erforderlich machen. Oft ist es dem Rehabilitanden erst dann, wenn der Druck von ihm genommen ist, möglich, zu thematisieren, dass sein Wunsch eigentlich schon vorher war, sich berenten zu lassen.

Unerlässlich für das Gelingen sind Unterstützung und Entgegenkommen von Arbeitgeberseite. Nicht nur die Betriebsleitung, auch der/die direkte Vorgesetzte und die Kollegen sollten den Sinn einer Wiedereingliederungsmaßnahme verstehen und die Bemühungen des Wiedereingliederungsteams, das informierend, vermittelnd und unterstützend tätig sein muss, aufgreifen und als Hilfestellung erleben können. Sehr hilfreich ist es hierbei, wenn ein gutes Betriebsklima herrscht und der betroffene Arbeitnehmer vor der Erkrankung ein gutes Verhältnis zu Kollegen und Vorgesetzten hatte. Auch strukturelle Rahmenbedingungen wie die Größe einer Firma, ihre wirtschaftliche Lage, Umstrukturierung, Rationalisierungsmaßnahmen oder Fusion können eine Wiedereingliederung unmöglich machen.

Fallbeispiel: Herr Huber, ein gelernter Elektromeister, stürzte 35-jährig als Montageleiter für die Installation von Schweißanlagen bei Montagearbeiten von einem Gerüst und zog sich neben multiplen Frakturen ein schweres Schädel-Hirn-Trauma zu. In der Folge dieses Arbeitsunfalls litt er unter schwersten kognitiven und motorischen Beeinträchtigungen. Darüber hinaus bestand eine schwere Störung der Verhaltensregulation mit vorschnellem, aggressivem distanzlosem Verhalten. Die Verhaltensstörung führte zu mehrfachen Unterbringungen in psychiatrischen Krankenhäusern. Zuletzt war er für fast drei Jahre in einer Einrichtung der Langzeitpflege untergebracht. Eine Verletztenrente mit einer MdE von 100 % und eine volle Erwerbsminderungsrente wurden anerkannt.

Bei der Aufnahme in die ambulante Rehabilitationsbehandlung bestanden noch kognitive Defizite in den Bereichen von Aufmerksamkeit, Gedächtnis und Problemlösen. Im sozialen Umgang zeigte er sich noch immer impulsiv und tangential: Er redete viel, ohne Punkt und Komma, und kam „von Hütchen auf Stöckchen". Zusätzlich bestanden noch leichte Beeinträchtigungen der Feinmotorik. Sein erklärtes Ziel war, durch kognitives Training und durch Verbesserung der Verhaltensregulation die Voraussetzungen zu schaffen, wieder in die Arbeit zurückkehren zu können. Dabei war er bereit, auch einen veränderten Tätigkeitsbereich mit weniger komplexen Aufgaben zu akzeptieren. Er hatte mit seinem Arbeitgeber bereits darüber gesprochen.

Im insgesamt 16-wöchigen Therapieverlauf konnte er seine Verhaltensregulation verbessern, eine bessere Selbstwahrnehmung und Störungseinsicht erzielen und sein vorschnelles Handeln besser kontrollieren. Er zog in dieser Phase in eine eigene Wohnung und konnte sich selber versorgen. Die gesetzliche Betreuung wurde aufgehoben. Seine Ressourcen lagen in einer hohen Kontaktfreudigkeit. Er war als guter Kumpel bei Freunden und Kollegen gleichermaßen geschätzt.

Eine von der Berufsgenossenschaft geförderte Belastungserprobung begann mit 4 Stunden an 4 Tagen pro Woche, wobei Herr Huber einfache Tätigkeiten als Elektriker in der Vormontage übernahm. Dabei suchte er Herausforderungen und Übungsaufgaben, um Routine zu erarbeiten (z. B. Training mit Kabelbindern) und zeigte sich sehr ehrgeizig. Komplexere Aufgaben zu übernehmen erwies sich jedoch im Verlauf als zu schwierig und der Betreuungsaufwand war hierfür zu hoch. Herr Huber wurde in Überforderungssituationen rasch ungeduldig und nervös, wenn etwas nicht klappte oder Teile und Werkzeuge nicht am gewohnten Platz lagen. Für einfache Routineaufgaben konnte dagegen eine stabile Arbeitsleistung erreicht werden. Deshalb wurde Herr Huber nach 10-monatiger Belastungserprobung als Hilfskraft in der Elektrik mit einer reduzierten, 50 %igen Arbeitszeit wieder in das vertragliche Arbeitsverhältnis übernommen. Der Erfolg dieser gelungenen Wiedereingliederung liegt darin begründet, dass Herr Huber trotz seiner schweren Beeinträchtigungen eine gewisse Selbstwahrnehmung entwickeln konnte und außerordentlich motiviert und zielstrebig auf seine Wiedereingliederung hinarbeitete. Hinzu kam, dass er in seiner Firma sowohl bei der Firmenleitung als auch bei seinen Arbeitskollegen außerordentlich geschätzt wurde. Die Firmenleitung investierte einen ungewöhnlich hohen Betreuungsaufwand während der gesamten Wiedereingliederungsphase. Nicht zuletzt wurde der günstige Rehabilitationsausgang auch durch die kontinuierliche Unterstützung durch die Berufsgenossenschaft ermöglicht.

Letztendlich muss der berufliche Wiedereinstieg des Betroffenen durch die sozialrechtlichen Rahmenbedingungen – also von Kostenträgerseite – mitgetragen werden. Hinderlich kann z. B. sein, wenn ein Rentenfeststellungsverfahren bereits frühzeitig von der stationären Rehabilitationseinrichtung eingeleitet wurde. Dies ist häufig dann der Fall, wenn durch die stationäre Maßnahme die Wiederherstellung der Erwerbsfähigkeit noch nicht erreicht werden konnte und die Prognose für die Wiederherstellung als ungünstig eingeschätzt wird. Ebenfalls ungünstig für eine Wiedereingliederungsmaßnahme ist es, wenn die Arbeitsunfähigkeit des Rehabilitanden wegen Art und Schwere der Erkrankung bereits sehr lange andauert, z. B. weil mehrere und lange Rehabilitationsmaßnahmen erforderlich waren. Wenn die gesetzliche Krankenversicherung, die eigentlich für die berufliche Wiedereingliederung zuständig ist, den Versicherten dann aussteuert, wird ein Kostenträgerwechsel erforderlich. Dies führt, bis die Zuständigkeitsfrage geklärt ist, häufig zu erheblichen Verzögerungen und erschwert den Ablauf der Wiedereingliederung. Oft deutet der Rentenversicherungsträger den dann notwendigen Antrag auf Leistungen zur Rehabilitation in einen Rentenantrag um und erteilt einen entsprechenden Rentenbescheid, obwohl der Betroffene wieder zurück in die Arbeit wollte.

Interne und externe Kontextfaktoren, die die Wiedereingliederung behindern:

- prämorbide Störungen (vor allem psychische/soziale Störungen)
- Selbstüberschätzung des Rehabilitanden
- Überschätzung durch Therapeuten
- fehlende Belastbarkeit und Ausdauer
- fehlende spezifische Fertigkeiten
- inadäquate Störungs- und Selbstwahrnehmung
- unsichere Motivation durch Ambivalenz (Versagensangst, uneingestandener Rentenwunsch, Angehörigenwünsche)
- beeinträchtigte soziale Kompetenz
- mangelnde Bereitschaft des Arbeitgebers zur Reintegration des Rehabilitanden („... der Mitarbeiter soll wiederkommen, wenn er 100% gesund ist")
- fehlende Unterstützung durch Vorgesetzte und/oder Arbeitskollegen, die Sinn und Struktur der Wiedereingliederung nicht verstehen
- strukturelle Rahmenbedingungen des Arbeitgebers (Wirtschaftlichkeit, Umstrukturierung, Rationalisierung, Firmenfusion/-verkauf)
- sozialrechtliche Rahmenbedingungen (z. B. Kostenträgerwechsel bei Aussteuerung durch die Krankenkasse nach 78 Wochen Arbeitsunfähigkeit; primär offene Zuständigkeitsfrage).

Unserer Erfahrung nach gibt es über die medizinisch/rehabilitativen Gesichtspunkte hinaus eine Reihe günstiger, aber auch ungünstiger prognosti-

Tabelle 13.2

Günstige WE-Prognose	Ungünstige WE-Prognose
- Humane Firmenkultur und gutes Betriebsklima	- Geringe Akzeptanz/Beliebtheit im Kollegenkreis vor der Erkrankung
- Langjährige Betriebszugehörigkeit und hohe Akzeptanz/Beliebtheit bei den Kollegen vor der Erkrankung	- Geringe soziale Kompetenz des Rehabilitanden
- Größe und wirtschaftliche Lage des Betriebs (gute Ertragslage des Betriebs; mittelständische Betriebe oft sozialer als Großkonzerne)	- fehlende Störungs- und Selbstwahrnehmung
- Motivation des Rehabilitanden zur Arbeit	- Kaltes soziales Betriebsklima
- Soziales Verantwortungsgefühl der Vorgesetzten	- schlechte wirtschaftliche Lage des Betriebs
	- Ambivalenz/Rentenwunsch („eigentlich würde ich lieber in Rente gehen"/„Rentenabschläge")
	- Geringe Identifikation mit der Arbeit/mit dem Arbeitgeber

scher Faktoren (s. **Tab. 13.2**). Die Komplexität der beruflichen Tätigkeit des Rehabilitanden hat dabei keinen erkennbaren systematischen Einfluss auf das Ergebnis der beruflichen Wiedereingliederung.

Literatur

BAR Arbeitshilfe für die stufenweise Wiedereingliederung in den Arbeitsprozess Schriftenreihe der Bundesarbeitsgemeinschaft für Rehabilitation. 2004; Heft 8.

Crépeau F, Scherzer P. Predictors and indicators of work status after traumatic brain injury: A Meta-analysis. Neuropsychological Rehabil. 1993;3:5–35.

Drechsler R, Padovan F, Di Stefano G, Conti FM. Ein integriertes Konzept zur beruflichen Wiedereingliederung von hirnverletzten Patienten – eine Katamnesestudie zum beruflichen Outcome 1 bis 2 Jahre später. Rehabilitation. 1995;34:193–202.

Ezrachi O, Ben-Yishay Y, Kay T, Diller L, Rattok J. Predicting employment in traumatic brain injury following neuropsychological rehabilitation. J Head Traum Rehabil. 1991;6:71–84.

Fries W, Seiler S. Erfolg ambulanter neurologisch/neuropsychologischer Rehabilitation: Berufliche Wiedereingliederung nach erworbener Hirnschädigung. Neurologie und Rehabilitation. 1998;4:141–7.

Fries W, Wendel C. Teilhabe am sozialen und beruflichen Leben nach Hirnschädigung: Neue Beiträge zu Prognose und Therapie. In C. Dettmers & C. Weiller (Hrsg.) Update Neurologische Rehabilitation. Bad Honnef: Hippocampus; 2005: S.101–12.

Godfrey HP, Bishara SN, Partridge FM, Knight RG. Neuropsychological impairment and return to work following severe closed head injury: Implications for clinical management. New Zealand Med J. 1993;106:301–3.

Gonser A Prognose, Langzeitfolgen und berufliche Reintegration 2–4 Jahre nach schwerem Schädel-Hirn-Trauma. Nervenarzt. 1992;63:426–33.

Ip RY, Dornan J, Schentag C. Traumatic brain injury: Factors predicting return to work or school. Brain Injury. 1995;9: 517–32.

Lange G, Müller M. Das Profilvergleichverfahren MELBA, not 2006;2:74–5.

MELBA, www.miro-gmbh.de

Ponsford JL, Olver JH, Curran C, Ng K. Prediction of employment status 2 years after traumatic brain injury. Brain Injury. 1995;9:11–20.

Prigatano GP, Klonoff PS, O'Brian KP, Altman IM, Amin K, Chiapello D, et al. Productivity after neuropsychologically oriented milieu rehabilitation. J Head Trauma Rehabil. 1994;9:91–102.

Ruff RM, Marshall LF, Crouch J, Klauber MR, Levin HS, Barth J et al. Predictors of outcome following severe head trauma: Follow-up data from the traumatic coma data bank. Brain Injury. 1993;7:101–11

Saeki, S. Disability management after stroke: its medical aspects for workplace accommodation. Disabil Rehabil. 2000;22:578–82.

Schellhorn A, Pössl J, Kursawe U, Goldenberg G. Therapeutische Supervision während der beruflichen Wiedereingliederung nach erworbener Hirnschädigung, Neurologie & Rehabilitation. 2005;2:57–64.

Teasdale TW, Skovdahl H, Gade A, Christensen AL Neuropsychological test scores before and after brain injury rehabilitation in relation to return to employment. Neuropsychological Rehabil. 1997;7: 23–42.

Uzzell BP, Langfit TW, Dolinskas CA. Influence of injury severity on quality of survival after head injury. Surgery and Neurology. 1987;27:419–29.

Vilkki J, Ahola K, Holst P, Öhman J, Servo A, Heiskanen O. Prediction of psychosocial recovery after head injury with cognitive tests and neurobehavioral ratings. J of Clinical and Experimental Neuropsychology. 1994;16:325–38.

Wehman PH, West MD, Kregel J, Sherron P, Kreutzer JS. Return to work for persons with severe traumatic brain injury: A data-based approach to program development. J Head Trauma Rehabil. 1995; 10:27–39.

Wendel C. Berufliche Reintegration nach Hirnschädigung. Dissertationsschrift. 2003; http://elib.suub.uni-bremen.de/publications/dissertations/E-Diss531_wendel.pdf

Wozniak MA, Kittner SJ. Return to Work after Ischemic Stroke: A Methodological Review. Neuroepidemiology. 2002;4:159–66.

Yasuda S, Wehman P, Targett P, Cifu, D, West M. Return to Work for Persons with Traumatic Brain Injury. American Journal of Physical Medicine and Rehabilitation. 2001;80:852–64.

14 Das Soziale Netz II: Therapieende – Was dann?

Claudia Pott

Alles Gelingen hat sein Geheimnis,
alles Misslingen seine Gründe.
(Joachim Kaiser)

In diesem Kapitel geht es darum, wie der Übergang aus der Therapie in den häuslichen Alltag organisiert werden kann. Denn auch wenn die Therapie zu Ende ist, geht das Leben – auch mit Behinderungen – weiter. Dafür stehen jedoch eine Reihe von Möglichkeiten flankierender Maßnahmen zur Verfügung. Hierüber müssen die Patienten informiert werden.

14.1 Worum geht es?

Wenn die stationäre oder ambulante Rehabilitation endet, gilt es zu gewährleisten, die erlernten Fähigkeiten und Ressourcen auch in „das Leben danach" zu transferieren. Während der Rehabilitation waren sowohl der Tagesablauf als auch die Inhalte des Tuns durch die Therapie hochgradig strukturiert. Wenn diese Struktur und die Inhalte plötzlich wegfallen, muss der Tag mit eigenen Aktivitäten ausgefüllt werden. Dies kann durch die Folgen der Erkrankung erschwert sein und zusätzlich ein Problem werden, wenn dadurch unerwartet auch die Berufstätigkeit verloren gegangen ist. Häufige Folgen sind Inaktivität, sozialer Rückzug und Depression (Trexler und Fordyce 2000; Man et al. 2004), wenn es nicht gelingt, in das Berufsleben zurückzukehren. Nach einem Schlaganfall kommt es, wie eine österreichische Studie belegt, bei der Hälfte der Betroffenen und bei 20 % der betreuenden Angehörigen zu einem Austritt aus dem Berufsleben. Dann stellt das Therapieende einen deutlichen Bruch dar. Die Patienten fühlen sich unsicher, wie der Tagesablauf strukturiert werden kann, die Freizeit gestaltet und die sozialen Kontakte aufrechterhalten werden können. „Keine Struktur mehr haben", „Planlos sein", „Kontakte vermissen", „Langeweile haben" sind die häufigsten Befürchtungen. Ein Drittel der Betroffenen berichtet über Schlaflosigkeit, Depression und Nervosität. Finanzielle Belastungen, Verzicht auf Urlaub und Einschränkung ihres gesellschaftlichen Lebens stehen im Vordergrund der Einschränkungen (Nowotny et al. 2004). Untersuchungen bei Teilnehmern von Selbsthilfegruppen zeigen, dass es durch die gegenseitige Unterstützung (Peer-Support) zu Verbesserungen sowohl der Lebensqualität der Betroffenen als auch der Angehörigen kommen kann. Die Teilnahme am Programm der Selbsthilfegruppe erweiterte das Wissen über die Diagnose „Schädel-Hirn-Trauma" und verbesserte die Fähigkeit, mit Depressionen umgehen zu können (Hibbard et al. 2002). Es ist deshalb wichtig, sich rechtzeitig vor dem Therapieende damit auseinander zu setzen, wie es weiter geht und welche Möglichkeiten der Unterstützung zur Verfügung stehen.

Den Übergang in das selbstständige häusliche Leben zu organisieren stellt daher eine ganz besondere Aufgabe für die Rehabilitation dar. Von der Frage, wie gut er gelingt, hängt es oft ab, ob die in der Rehabilitation erworbenen Fertigkeiten genutzt werden, oder wieder „versickern". Dieser Übergang wird im Fachjargon als Schnittstelle bezeichnet: „Schnittstellen bezeichnen in komplexen Sozialsystemen die Übergangsstellen, an denen organisatorische Zuständigkeiten, berufliche Fachkompetenzen und erbrachte Dienstleistungen enden und der kooperativen Ergänzung und Weiterführung bedürfen" (Slesina et al. 1998).

Für die Unterstützung in der Gestaltung des Lebens *nach* der Rehabilitation und der Suche nach geeigneten Einrichtungen stehen Wünsche, Interessen und Fähigkeiten der Patienten im Vordergrund. Das Spektrum der Möglichkeiten reicht von ambulanter Nachbehandlung bis zu ehrenamtlichen Tätigkeiten und Engagement in Selbsthilfegruppen. Wenn das Therapieende absehbar ist, muss sondiert werden, welche dieser Möglichkeiten in Betracht kommen. Denn es bedarf zeitlicher und personeller Ressourcen auf Seiten der Therapeuten, um ein stabiles Netz an sozialer Einbindung und Aktivitäten zu knüpfen. Nicht zuletzt braucht es auch Zeit, wenn die Patienten selbst finanzielle Unterstützung durch Bund und Länder für ehrenamtliche Tätigkeiten oder für Selbsthilfegruppen aktivieren wollen.

14.2 Möglichkeiten von Aktivitäten nach dem Ende der Rehabilitation

Nach der Rehabilitation soll die Teilhabe stehen. Für Patienten, die vor der Erkrankung berufstätig waren und deren Erwerbsfähigkeit sich wiederherstellen ließ, schließt sich an das Ende der Rehabilitation die Einleitung einer stufenweisen beruflichen Wiedereingliederung an (s. Kap. 13). Wenn dies nicht möglich oder relevant ist, müssen gemeinsam mit den Betroffenen Wege gesucht werden, wie sie wieder ihren Neigungen und Lebensumständen entsprechend am Leben in der Gesellschaft teilhaben können.

14.2.1 Ambulante Nachbehandlung

In der Regel ist die Rehabilitation bei chronisch Erkrankten nie abgeschlossen. Um Therapieerfolge zu sichern und Sekundärkomplikationen wie Schmerzen, Bewegungseinschränkungen, Depressionen vorzubeugen, kann es notwendig sein, weitere ambulante Therapien in Anspruch zu nehmen. Es ist nicht immer einfach, an geeignete Adressen für ärztliche und/oder psychotherapeutische Behandlung zu verweisen und physiotherapeutische, ergotherapeutische oder logopädische Praxen zu finden, die einen *alltagsorientierten* Ansatz verfolgen. Die Berufsverbände der Physiotherapeuten, Ergotherapeuten und Logopäden erstellen jährlich ein aktuelles Adressenverzeichnis. Psychotherapie können auch Angehörige in Anspruch nehmen. Die gesetzlichen Krankenkassen übernehmen die Kosten.

14.2.2 Selbstständiges Training

Der Teilhabe-orientierte Therapieansatz fördert die Eigenverantwortung des Patienten – weg vom „Behandelt-werden" hin zum „Handeln". Dazu gehört auch eigenständiges Üben. In der Physio- und Ergotherapie bekommen die Patienten ein so genanntes „Heimprogramm". Damit lernen sie, wie sie ihre motorischen Fähigkeiten mit Dehnung, Kräftigung und Körperwahrnehmung selbstständig trainieren können. Eine Reihe von technischen Hilfsmitteln oder Apparaten, die das motorische Üben auf Funktionsebene fördern, können das Training unterstützen. Sie werden während der Therapie erprobt und können zum Teil für das Üben zu Hause ärztlich verordnet werden. Auch für kognitive Einschränkungen gibt es Computerprogramme, um Aufmerksamkeit oder Gedächtnis zu Hause zu üben. Unter Umständen übernehmen die gesetzlichen Krankenkassen – auf begründeten Antrag – die Kosten. Die grundsätzliche Empfehlung lautet jedoch, die Anforderungen des Alltags *im Alltag* zu üben. Dies bedeutet, z. B. bei Gedächtnisstörungen selbstständig einkaufen zu gehen und zu versuchen, sich die Liste der benötigten Dinge zu merken.

14.2.3 Freizeitgestaltung

Bereits während der Therapie können Möglichkeiten zur individuellen Freizeitgestaltung erprobt werden. Im Rahmen der Projektarbeit (s. Kap. 11) können z. B. Besuche im Museum geplant und auch konkret ausgeführt werden. Solche Aktivitäten werden in der Regel in Gruppen ausgeführt und fördern deshalb die soziale Integration. Soziale Kontakte ergeben sich auch in anderen Gruppentherapien und in der gemeinsamen Mittagspause.

Für das Leben nach der Rehabilitation bieten Sportverbände, Volkshochschulen, Alten- und Service-Zentren ein breites Spektrum an Möglichkeiten zur Freizeitaktivität auch für behinderte Menschen an. Die Angebote umfassen z. B. auch Entspannung und Gedächtnistraining sowie Reha- oder Behindertensport, der zum Teil von den Krankenkassen gefördert wird. Informationen hierüber lassen sich im Internet recherchieren. Broschüren, die in Büchereien, sozialen Einrichtungen auslegen oder Auskunftsstellen städtischer Ämter geben weitere Informationen. Viele Selbsthilfegruppen von Menschen mit Behinderung organisieren selber gemeinsame Freizeitaktivitäten und Veranstaltungen oder können an solche verweisen. Es lohnt sich deshalb, mit diesen Gruppen Kontakt aufzunehmen. In großen Städten gibt es Selbsthilfezentren, die weiterhelfen. Sie lassen sich im Internet leicht finden. Um Hemmungen zu überwinden und Ängste abzubauen, kann es schon während der Therapie hilfreich sein, Kontakte mit solchen Gruppen bereits beim Hausbesuch (s. Kap. 10) zu vereinbaren oder in die Projektarbeit (s. Kap. 11) aufzunehmen.

Viele Patienten entdecken während der Rehabilitation das Malen als wichtige Ressource und Möglichkeit zur Freizeitgestaltung (s. Kap. 7). Es kann hilfreich sein, nach Abschluss der Therapie eine Institution oder Initiative zu suchen, in der das Gestalten weiter gefördert wird. Angebote dazu lassen sich in der Regel bei den Volkshochschulen oder privaten Malschulen finden. In München z. B. hat sich die „Malwerkstatt" als private Initiative etabliert, die sich als Ateliergemeinschaft von interessierten ehemaligen Patienten der neurologischen Rehabilitation versteht.

14.2.4 Ehrenamt

Wenn Hobbys und Freizeitaktivitäten Menschen nicht genug ausfüllen, bezahlte Erwerbstätigkeit aber z. B. wegen des Alters nicht mehr in Betracht kommt, bietet es sich an, ein Ehrenamt zu übernehmen. Es kann das Gefühl zurückgeben, im jetzigen Lebensabschnitt eine sinnvolle Aufgabe zu erfüllen. Als Ehrenamt gilt ein öffentliches unbezahltes Amt, das als Pflicht (traditionelles Ehrenamt, z. B. als Schöffe) oder auf freiwilliger Basis (Freiwilligenarbeit) ausgeübt werden kann. Es wird dann häufig als „bürgerschaftliches Engagement" bezeichnet.

Um eine passende, den Interessen und dem Leistungsvermögen entsprechende ehrenamtliche Tätigkeit zu finden, können bereits während der Therapie Kontakte zu regionalen Initiativen oder Freiwilligen-Agenturen, die ehrenamtliche Tätigkeiten koordinieren, aufgenommen werden. Solche Einrichtungen bieten häufig Seminare oder Schulungen an, in denen gemeinsam Wunschvorstellungen, Fähigkeiten und Neigungen, Einsatzmöglichkeiten und Anforderungsprofile geklärt werden können. Informationen zu diesem Thema finden sich im Internet z. B. unter www.ehrenamt.de oder www.b-b-e.de, dem Bundesnetzwerk Bürgerschaftliches Engagement.

14.2.5 Selbsthilfegruppen

Das Ende der Rehabilitation bedeutet für die meisten Patienten nicht nur das Ende von externer Tagesstrukturierung und Aufgabenstellung. Es fehlen nun auch die Möglichkeiten, Informationen über Krankheitsverlauf, Therapie oder sozialrechtliche Fragen zu erhalten. Deshalb ist es wichtig, Kontakt zu Selbsthilfegruppen aufzunehmen, die hier Beratung, Unterstützung und Rückhalt geben können. Selbsthilfegruppen sind definiert als „Zusammenschlüsse von Selbstbetroffenen und ihren Familien, zum Teil auch unter Einschluss von Fachleuten, mit dem Anliegen, chronische Krankheiten und/oder psychosoziale Lebensprobleme der Betroffenen durch gegenseitige Hilfe gemeinsam zu bewältigen" (Barolin 1985, Bauer 1992). Hier werden hilfreiche Informationen und persönliche Erfahrungen zusammengetragen und weitergegeben. Selbsthilfegruppen vermitteln Fachinformationen, indem sie externe Referenten zu spezifischen Themen einladen. Wichtig sind auch der soziale Zusammenhalt und eine gemeinsame Freizeitgestaltung. Das Gefühl, mit den Belastungen und Einschränkungen nicht allein zu sein, erleben die meisten Betroffenen als große Unterstützung. Viele Patienten fühlen sich zunächst gehemmt, eine „fremde" Gruppe zu besuchen, oft bestehen auch diffuse Ängste und Vorbehalte. Deshalb ist es notwendig, bereits während der Therapie über Selbsthilfegruppen zu informieren, z. B. indem Vertreter solcher Gruppen zu Informationsveranstaltungen eingeladen werden. Besuche bei Selbsthilfegruppen können schon während der Therapiezeit geplant und durchgeführt werden. Insgesamt hat die Zusammenarbeit mit Selbsthilfegruppen einen großen Stellenwert in der ambulanten wohnortnahen Rehabilitation (Lippert-Grüner und Terhaag 2001). Selbsthilfegruppen für Angehörige erweisen sich als zunehmend wichtig. Denn eine chronische Erkrankung betrifft nicht nur die Betroffenen selber, sondern auch das gesamte familiäre Umfeld (s. Kap. 12). Deshalb sollte die Anbindung an eine Angehörigen-Selbsthilfegruppe frühzeitig initiiert werden.

Weitere Informationen finden sich natürlich im Internet, allerdings erscheinen bei Google unter dem Suchbegriff „Selbsthilfegruppe" 663 000 Einträge. Konkrete Informationen bietet www.selbsthilfe-online.de mit dem Verweis auf weiterführende Links. Die bundesweite Aufklärungs-, Service- und Netzwerkeinrichtung für Selbsthilfe und Selbsthilfeunterstützung in Deutschland heißt NAKOS (= Nationale Kontakt- und Informationsstelle zur Anregung und Unterstützung von Selbsthilfegruppen). An NAKOS (www.nakos.de) können sich Betroffene und Professionelle wenden. NAKOS arbeitet überregional und themenübergreifend zu grundsätzlichen Fragen der Selbsthilfearbeit.

14.3 Pragmatisches Vorgehen zum Therapieende

Die Vorbereitung auf das Leben im Alltag gehört zu den zentralen Aufgaben der Rehabilitation. Deshalb werden Themen wie aktive Freizeitgestaltung und die Förderung sozialer Kontakte frühzeitig in die Therapien aufgenommen. Wichtig ist, genügend Information zusammenzutragen und im individuellen Fall zu prüfen, welche Möglichkeiten offen stehen. Wir haben eine umfangreiche Sammlung von Adressen, Broschüren und Programmen zu den Bereichen
- Freizeit
- Ehrenamt
- Selbsthilfe

zusammengetragen, die den Patienten zu Verfügung steht. Es genügt jedoch nicht, wenn sie sich lediglich informieren. Selber aktiv Freizeit zu planen und zu gestalten kann im Rahmen der Projektarbeit erprobt werden. In regelmäßigen Abständen laden wir Vertreter von Selbsthilfegruppen ein, die in Vorträgen über die Aktivitäten ihrer Gruppen berichten. Auch hier gilt es, die Patienten darin zu unterstützen, selber Kontakte mit Selbsthilfe-Organisationen aufzunehmen.

Auch die Angehörigen werden in gleicher Weise einbezogen. Hierzu bieten Angehörigengespräche, Informationstage und eine Angehörigen-Selbsthilfegruppe angemessenen Platz.

14.4 Grenzen

Der Übergang aus der Rehabilitation in das alltägliche Leben kann auch *nicht* gelingen. Grenzen zeigen sich dann, wenn es Patienten und/oder Angehörigen nicht gelingt, die Unterstützungsangebote anzunehmen oder zu nutzen. Gründe hierfür können darin liegen, dass die Notwendigkeit, das Leben zu ändern, (noch) nicht akzeptiert werden kann, z.B. aus der Hoffnung, dass sich eines Tages wieder volle Gesundheit einstellt. Aber auch ein Übermaß an Beschämung über die Behinderung oder die Befürchtung, wegen der Behinderung diskriminiert zu werden, können verhindern, wieder aktiv am Leben teilzuhaben. Es muss jedoch nicht nur die Befürchtung sein. Bedauerlicherweise findet in der Tat auch Diskriminierung von Behinderten in der Gesellschaft statt. Eine reale Grenze für die Möglichkeit, aktiv die Freizeit zu gestalten und Unterstützung durch Selbsthilfegruppen zu finden, kann sich auch aus einem ländlichen Umfeld ohne ausreichende Verkehrsanbindung und mit nur spärlichen Angeboten öffentlicher Einrichtungen ergeben.

Literatur

Barolin GS. Zur Frage der Selbsthilfegruppen in der Rehabilitation. In: Zwanglose Schriften des Rehabilitations-Arbeitskreises im deutschen Sprachraum, Rehabilitation. Wien: 1985;2:19–25.

Bauer R. Definitionen von Selbsthilfe und Selbsthilfegruppen. In: Lexikon des Sozial- und Gesundheitswesens. München, Wien: 1992

Hibbard MR, Cantor J, Charatz H, Rosenthal R, Ashman T, Gundersen N et al. Peer support in the community: initial findings of a mentoring program for individuals with traumatic brain injury and their families. J Head Trauma Rehabil. 2002;17:112–31.

Lippert-Grüner M, Terhaag D. Selbsthilfegruppen als Bestandteil der ambulanten wohnortnahen Rehabilitation nach erworbener Hirnschädigung. Die Rehabilitation. 2001;40:50–3.

Man DW, Lee EW, Tong EC, Yip SC, Lui WF, Lam CS. Health services needs and quality of life assessment of individuals with brain injuries: a pilot cross-sectional study. Brain Injury 2004;18:577–91.

Nowotny M, Dachenhausen A, Stastny, P, Zidek, T, Brainin, M. Die Lebensqualität und Partizipation in der neurologischen Rehabilitation. Eine empirische Studie an Schlaganfallpatienten und Angehörigen. Wien Med Wochenschr. 2004;154:577–83.

Slesina W, Fikentscher E, Haerting J, Kühn A, Matschke MJ, Robra BP et al. Forschungsverbund Rehabilitationswissenschaften Sachsen-Anhalt/Mecklenburg-Vorpommern. Rehabilitationswissenschaften 1998; 2:122–8.

Trexler LE, Fordyce DJ. Psychological Perspectives on Rehabilitation: Contemporary Assessment and Intervention Strategies. Chapter 4 in: RL Braddom (Ed.), Physical Medicine and Rehabilitation, Second Edition. New York: WB Saunders; 2000.

Glossar

Bottom-Up-Modell: Englisch: von unten nach oben. In der Rehabilitation steht dieses Modell für ein Konzept, demzufolge sich komplexe Leistungen aus der linearen Addition von einfachen Funktionen erklären lassen. Gegenteil des → „Top-down"-Modells.

Aktivität: In der Sprache der ICF ist damit gemeint das Ergebnis eines komplexen, in der Regel immer erlernten Zusammenspiels von Funktionen, die der Bewältigung/Lösung einer/s Aufgabe/Problems dienen. Auch oft synonym mit dem Begriff „Fertigkeit" und „Fähigkeit"

Anosognosie: Begriff aus der Neurologie; meint das neuronal bedingte Fehlen jeglicher Störungswahrnehmung, z.B. für eine Halbseitenlähmung, zerebrale Blindheit bei bilateraler homonymer Hemianopsie oder schwersten Gedächtnisstörungen.

Anpassung: Fachübergreifender Begriff; meint in seiner allgemeinen Definition die Veränderungen des Menschen und seines Handelns entsprechend der wechselnden Bedingungen der Umwelt im biologischen, psychologischen und sozialen Bereich.

Awareness: Begriff aus der Neuropsychologie; meint die Fähigkeit des Betroffenen, Funktionseinschränkungen nach Erkrankung oder Verletzung realistisch einschätzen zu können.

BAR (Bundesarbeitsgemeinschaft für Rehabilitation): Dachorganisation, in der alle Rehabilitationsträger (gesetzliche Krankenkassen, gesetzliche Rentenversicherung; Berufsgenossenschaften, Arbeitsverwaltung, Sozialämter) sowie Gewerkschaften, Kirchen und politische Parteien zusammengeschlossen sind. Sie berät die Gesundheitspolitik und erarbeitet → Rahmenempfehlungen für die praktische Durchführung der Rehabilitation.

Barthel Index (B.I.): Weit verbreitetes, von Kostenträgern häufig verlangtes Messinstrument zur Erfassung von Aktivitäten des täglichen Lebens (ADL's). Es hat große methodische Schwächen, weil die abgefragten Leistungen ganz unterschiedlichen Bereichen entstammen, wie z.B. pflegerischen Aspekten, Körperfunktionen und Aktivitäten aus den Selbsthilfebereichen. Kognitive oder kommunikative Störungen werden kaum erfasst. Wegen der weltweiten Verbreitung und der leichten Durchführbarkeit wird der B.I. immer noch eingesetzt.

Behinderung: Wird im Sozialrecht (§ 2 Abs. 1 SGB IX) definiert als regelwidriger körperlicher, geistiger oder seelischer Zustand, der den Menschen davon abhält, das Leben eines normalen Menschen zu führen, d.h. wenn körperliche Funktionen, geistige Fähigkeiten oder seelische Gesundheit mit hoher Wahrscheinlichkeit länger als sechs Monate von dem für das Lebensalter typischen Zustand abweichen und daher die Teilhabe am Leben in der Gesellschaft beeinträchtigen. Dabei wird der Begriff der Behinderung im Sozialrecht enger gefasst als in der → ICF.

Betätigung: Begriff aus der Ergotherapie, der weitgehend dem der → „Teilhabe" entspricht. Er bezeichnet jede zielgerichtete → Aktivität in den Bereichen Selbstversorgung, Produktivität und Freizeit, die für den Menschen von Bedeutung ist und sich aus individuellen Fertigkeiten und individuellen und gesellschaftlichen Werten zusammensetzt.

Clinical Reasoning: Fachübergreifender Begriff; meint ein Verfahren, therapeutische Entscheidungen auf der Basis genauer Befunderhebung, exakter klinischer Beobachtung und unter Einbeziehung klinischer Erfahrung und des fachbezogenen Expertenwissens zu treffen.

CIMT (Constraint Induced Movement Therapy): Englisch: durch die Fixierung induzierte Bewegungstherapie. Es bezeichnet ein repetitives, aufgabenorientiertes Hand-Arm-Funktionstraining, bei dem der Einsatz der gelähmten Extremität im Alltag durch Immobilisierung der gesunden Seite erzwungen wird. Der Therapieansatz beruht auf der Hypothese des „gelernten Nichtgebrauchs". Die Begriffe „Taub'sches Training" oder „Forced-used-Therapie (englisch: erzwungener Gebrauch)" werden synonym verwendet.

CMOP (Canadian Model of Occupational Performance): Das kanadische Modell der „Occupational Performance" beschreibt den Zusammenhang zwischen Personen, den Betätigungen, die sie täglich ausführen und der Umwelt, in der sie leben, arbeiten und spielen.

COPM (Canadian Occupation Performance Measure): Kanadisches Erfassungs- und Messinstrument, mit dem die Betätigungsausübung unter dem Gesichtspunkt der Zufriedenheit, Wichtigkeit und Qualität erfasst wird.

Fertigkeit: auch oft synonym mit dem Wort „Fähigkeit" verwendet, entspricht dem englischen „skill" und ist das Ergebnis eines komplexen, in der Regel immer erlernten Zusammenspiels von Funktionen, die der Bewältigung/Lösung einer Aufgabe dienen. In der Sprache der ICF bildet sich Fertigkeit/Fähigkeit in dem Begriff „Aktivität" ab.

Funktion: Aus dem Englischen „Function". Meint in der Sprache der ICF die Ebene von Körperfunktion und ist die positive Korrespondenz zu „Impairment", d.h. zu Funktionsstörung.

Hemianopsie: Begriff aus der Neurologie; beschreibt den Ausfall aller bewussten Sehfunktionen in der Gesichtsfeldhälfte kontralateral zur Schädigung der Sehbahn oder des visuellen Kortex.

ICF (International Classification of Functioning): Bezeichnet das Klassifikationssystem der Weltgesundheitsbehörde (WHO), mit dem die Folgen von Erkrankung oder Verletzung auf der Ebene von Körperstrukturen und -funktionen, auf der Ebene von Aktivitäten und auf der Ebene von Teilhabe am Leben in der Gesellschaft erfasst werden. Die ICF stellt darüber hinaus ein Modell für die komplexen wechselseitigen Zusammenhänge zwischen einem Gesundheitsproblem einer Person und ihren → Kontextfaktoren in Bezug auf Person und Umwelt zur Verfügung. Diese Konzeption der komplexen Bedingung von Teilhabe ist als verbindlich in die Sozialgesetzgebung, vorrangig in das Sozialgesetzbuch IX, aufgenommen worden. Als Klassifikationssystem ist die ICF kein Messinstrument zur Erfassung von Störungen von Funktionen, Aktivitäten oder Teilhabe.

Kompensation: Fachübergreifender Begriff; heißt, Funktionen, Fähigkeiten oder Fertigkeiten, die sich nicht durch Üben allein wieder herstellen lassen, durch Hilfsmittel oder Umgehungsstrategien zu ersetzen, auszugleichen oder zu umgehen.

Kontextfaktoren: Stellen den gesamten Lebenshintergrund eines Menschen dar. Sie umfassen zwei Komponenten: Umweltfaktoren („äußere Kontextfaktoren") und personenbezogene („innere") Faktoren. Sie können auf die Aktivitäten und Teilhabe fördernden oder hemmenden Einfluss nehmen, unabhängig von dem Erkrankungsprozess. Zu den „äußeren" hemmenden Kontextfaktoren gehören physikalische Barrieren wie z.B. Treppenhäuser oder U-Bahn-Stationen ohne Lift, gesellschaftliche Vorurteile gegenüber Behinderung, aber auch z.B. unangemessene Überfürsorglichkeit von Angehörigen. Die inneren, „personenbezogenen" Kontextfaktoren ergeben sich aus dem Lebensstil und den Lebensgewohnheiten eines Menschen; sie sind bislang noch nicht klassifiziert. In der Rehabilitation haben sich vor allem Motivation, Antrieb, Flexibilität und Umstellungsfähigkeit, sowie das Ausmaß an Depression als relevant erwiesen.

Leitlinien: Medizinische Leitlinien sind in der Definition der WHO „systematisch entwickelte Feststellungen (Statements) zur Unterstützung der Entscheidungen von Ärzten und Patienten für eine angemessene Gesundheitsversorgung unter klinischen Umständen (Situations)". Sie gelten nicht als definitive Festlegungen, sondern geben die aktuell gültigen Rahmenbedingungen an, ohne die ärztliche Therapiefreiheit infrage zu stellen. Eine rechtlich bindende Wirkung, wie z.B. die Heilmittelrichtlinien, haben Leitlinien nicht; sie spielen jedoch eine zunehmende Rolle für die medizinische Behandlung, aber auch für die Ausbildung, die Aufstellung von Richtlinien durch Kostenträger der medizinischen Versorgung sowie bei haftungsrechtlichen Fragen.

Multitasking: Englischer Begriff, ursprünglich aus der Computersprache. In der Rehabilitation bezeichnet er das Durchführen mehrerer Aufgaben zur gleichen Zeit. Bei automatisierten Handlungen wie Gehen oder Radfahren sind andere Aktivitäten wie Reden oder Musikhören gleichzeitig möglich. Nach einer Hirnverletzung beanspruchen solche Leistungen vermehrte Konzentration, sodass zwei oder mehrere Aufgaben häufig nicht gleichzeitig bewältigt werden können.

Neglect: Begriff aus der Neurologie. Er bezeichnet das Phänomen der visuellen oder multimodalen Vernachlässigung von Reizen in der Raumhälfte kontralateral zur Seite der geschädigten Hemisphäre, obwohl die physiologischen Wahrnehmungsfunktionen intakt sind. Das Syndrom tritt am häufigsten nach Schädigung der rechten Hirnhälfte auf.

Partizipation: Wird in seiner allgemeinen Definition synonym gebraucht zu → Teilhabe.

Performanz: Begriff aus der Ergotherapie; beschreibt, wie gut eine → Betätigung ausgeführt werden kann.

Posturale Kontrolle: Begriff aus der Physiotherapie; damit ist die Fähigkeit gemeint, den Körperschwerpunkt über einer Unterstützungsfläche zu stabilisieren. Sie verlangt bereits im Stehen eine komplexe neuronale Steuerung. Beim Gehen sind die Anforderungen noch höher, vor allem auf unebenem Untergrund oder wenn Hindernisse überwunden werden müssen. In der ICF wird die posturale Kontrolle als „Wechseln und Aufrechterhalten von Körperpositionen" beschrieben.

Projektarbeit: Projektarbeit stellt eine neue interdisziplinäre Therapieform in Gruppen dar, um individuelle Ziele unter Alltagsbedingungen zu üben. Die Themen der Gruppen richten sich nach den ICF-Domänen. Zeitlich erstreckt sich die Projektarbeit über einen ganzen Therapietag.

Rahmenempfehlungen: In der Rehabilitation sind Rahmenempfehlungen Richtlinien der Kostenträger, mit denen Qualitätsstandards zu Behandlungsstrukturen und -abläufen, zur Dokumentation und zur Begutachtung festgelegt werden. In der Regel werden solche Rahmenempfehlungen von der → BAR erarbeitet und herausgegeben.

Restitution: Fachübergreifender Begriff; meint die Wiederherstellung von → Funktionen nach erworbener Hirnschädigung. Restitution kann durch Üben erreicht werden, aber auch „spontan" eintreten, d.h. ohne therapeutische Intervention.

Schnittstelle: Fachübergreifender Begriff; bezeichnet in komplexen Sozialsystemen die Übergangsstellen, an denen organisatorische Zuständigkeiten, berufliche Fachkompetenzen und erbrachte Dienstleistungen jeweils enden und in neuen Zuständigkeiten weitergeführt werden müssen.

Shaping: Ursprünglich Begriff aus der experimentellen Psychologie. Als „Methode der sukzessiven Annäherung" beschreibt es die Verhaltensausformung durch leistungsangepasste Steigerung der Schwierigkeit einer Aufgabe. Dies entspricht dem lerntheoretischen Prinzip einer Erfolgs-Rückkoppelungs-Verstärkung. Durch die Rückmeldung des Erfolges werden Lernerfolg und Motivation verstärkt.

Teilhabe: In der Definition der → ICF meint Teilhabe das Einbezogensein in eine Lebenssituation. Der Begriff wird synonym mit → Partizipation verwendet. „Teilhabe" umfasst alle Lebensbereiche. Sie wird beschrieben in einer Liste von neun Domänen, die von „Lernen und Wissensanwendung" über „Allgemeine Aufgaben und Anforderungen", „Kommunikation", „Mobilität", „Selbstversorgung", „Häusliche Lebensführung", „Interpersonelle Interaktionen und Beziehungen" und „Bedeutende Lebensbereiche" bis „Gemeinschafts-, soziales und staatsbürgerliches Leben" reicht. Teilhabe wird als multifaktoriell bedingt verstanden; die zugrunde liegenden Faktoren sind Körperstrukturen und -funktionen, Aktivitäten, aber auch externe und personenbezogene → Kontextfaktoren. Eine Beeinträchtigung der Teilhabe liegt vor, wenn ein Mensch ein Problem im Hinblick auf sein Einbezogensein in einer Lebenssituation erlebt. Dabei werden als Beurteilungsmaßstab allgemein akzeptierte Bevölkerungsstandards, d.h. Leistungsfähigkeit und Leistungen von Personen ohne ein vergleichbares Gesundheitsproblem zugrunde gelegt. Eine Beeinträchtigung der Teilhabe entspricht einer → Behinderung. Der Begriff ist zentraler Bestandteil im Sozialrecht (Sozialgesetzbuch IX) für die Gewährung von Leistungen zur Rehabilitation und Teilhabe.

Top-Down-Modell: Englisch: von oben nach unten. In der Rehabilitation steht dieses Modell für ein Konzept, demzufolge die Analyse der Behinderung von der Art und dem Ausmaß der Beeinträchtigung in der Teilhabe ausgeht und nachfolgend die zugrunde liegenden Funktionsstörungen, aber auch vorhandene → Kontextfaktoren erfasst. Gegenteil des → Bottom-Up-Modells.

Unawareness: Begriff aus der Neuropsychologie; meint, dass dem Betroffenen ein Bewusstsein für die vorliegenden Funktionsstörungen weitgehend oder vollständig fehlt. Wird nicht immer scharf gegen → Anosognosie abgegrenzt.

Sachverzeichnis

Halbfette Seitenzahlen verweisen auf Hauptfundstellen.

A

Aktivität   58 f
Akzeptanz   37
Alltagstherapie   115 f, 123 f
– Grenzen   121 f
Angehörige   94, 109
– Belastung   135 f
– Intervention   138 f
– Reaktion, psychische   136
Angehörigenarbeit, Teilhabe-bezogene   139
Angehörigengespräch   139 f
Angehörigengruppe   138
Angehörigenselbsthilfegruppe   141
Angst   58
Angststörung   103
Anosognosie   31 f
Anpassung   7, 17 f, **24 f**
– Grenzen   26
Aphasie   33, 39, 82, **89 f**
– Fallbeispiel   39, 115
– Projektarbeit   126 f
– Wiedereingliederung, berufliche   151
Apraxie   66, 140
Arbeitsbeziehung, therapeutische   38
Arbeitshilfe   146
Arbeitsplatz   148 f
Arbeitsunfähigkeits-Richtlinie   145 f
Aufmerksamkeit   21
– Verbesserung   75
Aufmerksamkeitsstörung   5, 39, 66
– Auswirkung   101
Ausdauer   47
Autofahren   50

B

Behandlung   1 f, 8
– neuropsychologische   13
– Zeitumfang   14
Behinderung   8
Betätigung   67, 71

Betätigungsanalyse   68
Betätigungsliste   116 f
Betätigungsverhalten   66
Bewältigungsprozess   36
Bewältigungsstrategie bei Angst   58
Bewegungsverhalten, Automatisierung   71
Beziehung, soziale   112
Broca-Aphasie   89, 93
Bundesarbeitsgemeinschaft für Rehabilitation (BAR)   7, 10, 146

C

Clinical Reasoning   15, 17, **18**, **26 f**
– – Behandlungsplanung   67 f
COPM (Canadian Model of Occupational performance)   66 f, 116

D

Defizit
– kognitives   31
– Wahrnehmung   25
Dehnung   50 f
Denial   **32**, 33
Depression   103, 141, 153
Diagnostik, Teilhabe-bezogene   56 f
Dual-Task-Fähigkeit   47 f
Dysarthrophonie   **36**, 89 f
– Projektarbeit   129 f
– Wiedereingliederung, berufliche   151

E

Ehrenamt   159
Einkaufen   76
Einzeltherapie   **57**
– Kommunikation   95
– Lebensführung, häusliche   73
Ergebnisdokumentation   15

Ergotherapie 66
Erwerbsprognose 149
Essgewohnheit 76
Exekutive Funktion 100, 102

F

Fahrrad 49 f, 59 f
Feinmotorikstörung 1, 36, 151, 154
Fertigkeit 1, 3
– Üben, funktionelles 22
– Verbesserung 10
Forced-Use-Therapie 72 f, 129
Freizeitgestaltung 158

G

Ganggeschwindigkeit 46 f, 53
Ganzheitlichkeit 10
Gedächtnis 68, 100
Gedächtnisstörung 31, 39, 66
– Auswirkung 101
– Fallbeispiel 100
– Lebensführung, häusliche 110 f
– Selbstversorgung 109
Gehen 46
– Verbesserung 50
Gehfähigkeit 48, 56
Gruppentherapie 12 f, **57**
– Förderung des Störungsbewusstseins 39 f
– Kompensationsstrategie 24

H

Hamburger Modell 145
Handfunktion 70 f
Handlungsplanung 76
Hausbesuch 116, 119
– Angehörigengespräch 140 f
Haushaltsführung 74
– Projektarbeit 129 f
Haushaltsgruppe 73 f
Hemiparese 2, 5
– Aktivierungsmuster 19
– Fallbeispiel 115, 121
Hilfsmittel 55 f
Hilfsmittelversorgung 24

I

ICF (International Classification of Functioning Disability and Health) **1 f**, 8, 12
– Aktivität 58
– Gehen 46 f
– Handfunktion 70
– kognitive Funktion 100
– Lebensführung, häusliche 65
– Mobilität 49
– posturale Kontrolle 45
– Treppensteigen 48
ICF-Therapiezielliste 116 f
Identität 1, 3, **35**
– Aktivität, soziale 37 f
– Sprache 92
Infotag 141
International Classification of Diseases (ICD) 2

K

Kognitive
– Störung 99 f
– – Behandlung 106, 108
– – Kompensation 108
– – Krankheitsverarbeitung 112
– – Mobilität 111
– – Teilhabe-Beeinträchtigung 107
– – Therapieziel 112
– Therapie, Grenze 112 f
Kommunikation 12, 89 f
– als Behandlungsziel 92
– Komponente 94 f
– offene 39
– Projektarbeit 124, 126 f
– Therapiemethode 95 f
– Wortfindungsstörung 33
Kommunikationspartner 94
Kommunikationsstörung, Fallbeispiel 137
Kommunikationsstrategie, Grenzen 96
Kompensation **23 f**, 57
– externe 31
– Therapiemaßnahme 68 f
Kompensationsstrategie 17, **23**, 24
Kompetenztraining 39 f
Kontextfaktor **2, 4**
– Barriere, physikalische 62
– Bedeutung 126
– externer 26, 37 f, 70
– – hemmender 118 f
– interner 26, 37, 42
– Leben, häusliches 66
– Wiedereingliederung 155 f

Konzentrationsstörung 1
Krafttraining 51 f
Krankheit 8
Krankheitsbewältigung 7, 13, **29 f**, **33 f**
– Anforderung, pragmatische 37 f
– Bedeutung 37
– Fallbeispiel 36, 40 f
– Form, empirische 34 f
– Grenzen 41 f
– Gruppentherapie **39 f**
– Kunsttherapie 79
Kreativität 79 f
Kunsttherapie 79 f
– Gestaltungsprozess 84 f

L

Laufbandtraining 53 f, 57
Leben, häusliches 105
Lebensereignis, kritisches 42
Lebensführung, häusliche 65
– – Behinderung 77
– – bei kognitiver Störung 110 f
– – Therapieerfolg 76
– – Üben, Teilhabe-bezogenes 74 f
Leistungsvorhersage-Methode 33
Leitungsaphasie 89
Lernen 68
Lokomotion 46

M

Maltherapie 80 f
Medikamenteneinnahme 109 f
Medizin, kurative 8
Mobilität 45, 62
– kognitive Störung 106, 111
– Projektarbeit 130 f
– Therapie, evidenzbasierte 50 f
Mobilitätstraining 56 f
Motomed 54 f
Multitasking 19, 60

N

Nachbehandlung, ambulante 158
Neglect-Syndrom 50, 57, 66
– Kunsttherapie 81, 84
Neurotherapie, integrative 39 f, **40 f**

O

Occupational Performance Process Model (OPPM) 66 f
Orthesenversorgung 55 f

P

Performanz 2, 67, 119
Persönlichkeitsfaktor, prämorbider 42
Planungsvermögen 108
Posturale Kontrolle 21, 24, **45**
– – Rolltreppe 49
– – Training 50, 52 f, 60
– – Treppensteigen 48
– – Wahrnehmungsstörung 57
Potenzial, adaptives 25
Primärtherapeut **13**, 58, 149
Projektarbeit 13, **123 f**
– Belastungserprobung 149
– Freizeitgestaltung 129 f
– Grenzen 131 f
– Haushaltsführung 129 f
– Kommunikation 95
– Lebensführung, häusliche 110
– Mobilität 130 f
– Planung 125
– Produktivität 126 f

R

Rahmenbedingung **26 f**, 154 f
– gesetzliche 144 f
RAS (rhythmisch-akustische Stimulation) 55
Realitäts-Orientierungs-Training (ROT) 108
Rehabilitation
– ambulante
– – Hausbesuch 116
– – Leistungsfähigkeit, kognitive 112
– – wohnortnahe 9 f
– Ende 158 f
– Grenzen 15 f
– Handlungsprinzip 10 f
– holistische 12, 39
– Leistung 11
– motorische 18
– neurologische 7, 9
– Phasenmodell 9
– Rahmenbedingung 12
– Teilhabe-orientierte 60 f
– – Grenzen 62
– – Konzept 7 f

Rehabilitation, Teilhabe-orientierte
– – Kunsttherapie 80 f
– – Wirksamkeit 11 f
– Ziel 8 f, 14
Reizbildcollage 82 f
Repetition **19**, 53, 70
Ressourcen 42
Restitution 69
Rolltreppe 49

S

Schlaganfall 1
– Angehörigenbelastung 136
– Angehörigenberatung 138
– Aphasie 91, 93, 96
– Fallbeispiel 2 f, 23, 33
– Funktionsrestitution 22
– Gehfähigkeit 48, 56
– Geh-Test 47
– Kunsttherapie 81 f, 84 f
– Sturz 45
– Übungserfolg 21
– Wiedereingliederung 148, 153 f
Schnittstelle 157
Selbsteinschätzung 13, 32
– Gruppenfeedback 74
– unrealistische 31
– Wiedereingliederung 150, 152
Selbsterhaltungstherapie 108
Selbsthilfegruppe 159
Selbstständigkeit, häusliche 66 f
Selbsttherapie 13, 21, 39, **57**
– Fallbeispiel 58
– Lebensführung, häusliche 73 f
Selbstversorgung 109 f
Selbstvertrauen 94
Selbstwahrnehmung 37
Shaping **20**, 53
Sitz-Stand-Transfer 59
Soziales Netz 135 f, 157 f
Sport 61 f
Sprache 92
Sprachtherapie 91
Sprechapraxie 90, 126
Stimulation, rhythmisch-akustische 55
Störung, emotionale 103 f
– – Teilhabe-Beeinträchtigung 107
Störungsbewusstsein **30 f**
– Bedeutung 37
– Fallbeispiel 40 f
– Gruppentherapie **39 f**
Störungseinsicht 5

Störungswahrnehmung 3
– Hausbesuch 116
– Verbessern 33
– Wiedereingliederung 153 f
Stressbewältigung 35
Sturz 45
Sturzangst 58

T

Task-Fähigkeit 47 f
Taub-Bewegungsinduktionstherapie 72
Team, interdisziplinäres 12, 14
Teamsupervision 15
Teilhabe **1 f**
– Aktivitäten üben 58 f
– Ausdauer 47
– Beeinträchtigung 4, 10
– Erfassung 5
– erfolgreiche 15
– Ganggeschwindigkeit 46 f
– Intervention, therapeutische 37 f
– kognitive Funktion 102, 105 f
– kognitive Störung 107
– Kommunikation 92 f
– Mobilitätstraining 56 f
– Projektarbeit 132
– Rahmenbedingung 4
– Selbstbestimmung 11
– Selbstwahrnehmung 37
– Ziel 8 f
Terraintrainingsgruppe 59
Therapie
– im häuslichen Bereich 119 f
– kognitive 109
– kompetenzorientierte 39
– Nahziel 61
Therapieanpassung 14 f
Therapieende 157
Therapiekonzeption 7
Therapiemaßnahme, Anpassung 38
Therapieplan 5, 66
Therapiestruktur 13 f
Therapieziel 4 f, 14 f, 26 f
Training
– repetitives 19, 21
– selbstständiges 158
Transfer 46
– Sitz-Stand 59
Treppensteigen 48

U

Üben
- funktionelles 18 f
- – Grenzen 21 f
- repetitives 19, 57
- zielorientiertes 20 f

Umweltfaktor 2
Unawareness 31 f

V

Verdrängung **32**
Verhaltensregulation 40
Verlaufsbesprechung 15

W

Wahrnehmung, Verbesserung 75
Wahrnehmungsstörung 102

Wernicke-Aphasie 89, 96
Wiedereingliederung
- berufliche 2, 13
- – Abbruch 154
- – Abschluss 151
- – Absprache 150
- – Einleitung 148 f
- – Erfolg 25
- – gesetzliche Rahmenbedingung 144 f
- – Grenzen 153 f
- – Hindernis 91
- – Kontextfaktor 155 f
- – Leistungsbereich 147
- – Prognose 155
- – Rahmenbedingung 154 f
- – Strategien **144 f**
- – Unterstützung, therapeutische 150 f
- – Vorgehen 148 f
- soziale 138
- stufenweise 145 f

Wiedereingliederungsgruppe 152